卫生适宜技术

主　编　孙　涛
副主编　戴秀英　杨美玲
编　者　（按姓氏笔画排序）
丁　勇　于黎明　马金海
王颖丽　石学宁　田　彤
司　岑　杨立山　杨丽美
杨　桦　张　佐　陈夏平
赵伟明　胡向莲

科学出版社
北　京

内 容 简 介

本书筛选了22项卫生适宜技术供三年制临床医学专业学生教学使用，也可以作为基层医务工作者学习指导用书。全书共22章，上篇为西医篇共11章、下篇为中医篇共11章。每章前面设有“学习目标”，章中根据需要设“知识链接”，章后有“小结”和“测评与训练”，书后附有实验指导和教学大纲。本书内容简明扼要，力求突出实用性，版式设计新颖活泼，图文并茂，最大限度满足学习者的需要。

图书在版编目(CIP)数据

卫生适宜技术 / 孙涛主编．—北京：科学出版社，2012.6

ISBN 978-7-03-034355-0

Ⅰ．卫… Ⅱ．孙… Ⅲ．常见病-防治-教材 Ⅳ．R4

中国版本图书馆CIP数据核字(2012)第098594号

责任编辑：周万灏 / 责任校对：钟 洋

责任印制：徐晓晨 / 封面设计：范璧合

科学出版社 出版

北京东黄城根北街16号

邮政编码：100717

http://www.sciencep.com

北京凌奇印刷有限责任公司 印刷

科学出版社发行 各地新华书店经销

*

2012年6月第 一 版 开本：787×1092 1/16

2022年8月第五次印刷 印张：13 1/4

字数：304 000

定价：69.80元

(如有印装质量问题，我社负责调换)

序　一

医药卫生体制改革是改善民生、造福人民的重大举措，是深入贯彻落实科学发展观的重要实践，也是我国社会领域的一项深刻改革，是惠及13亿人的重大民生工程。医学教育是教育事业发展和医疗卫生事业发展的重要结合点，医学院校作为医学人才培养的基地，必须为医药卫生体制改革提供人力支撑，培养各级各类高水平的医药卫生人才。

医药卫生体制改革，对医学人才培养的结构，质量提出了新的更高的要求，对医学教育改革起到了积极的推动作用。最近，教育部、卫生部联合召开了全国医学教育改革工作会议，对推进医学教育综合改革作了整体设计和全面部署，明确了改革的目标和思路，新一轮医学教育改革的高潮即将到来。在这种形势下，由宁夏医科大学孙涛教授主编的《卫生适宜技术》一书的出版，有着更加重要的意义和特殊的作用。

为实现医药卫生体制改革提出的全民健康的目标，卫生部制定了《健康中国2020》战略规划。规划明确指出："医疗卫生整体水平的提高，不仅需要开发和应用高新技术，更需要开发、推广、应用适宜技术。"规划提出了《社区和农村医疗卫生服务科技行动计划》，其中特别强调"经过临床应用研究，精选出适合不同等级医院、不同对象和不同疾病的适宜诊疗技术，并推广应用。"《卫生适宜技术》一书的出版，对推广应用适宜技术，提高社区和农村医疗卫生服务水平，必将起到重要的促进作用。

医药卫生体制改革强调要加强基层医疗卫生服务，要为基层培养高素质的实用型医学人才。宁夏医科大学十分重视为农村基层培养"下得去，留得住，用得上"的实用型人才，他们在三年制临床医学专业中改革教学内容和教学方法，注重学生实践能力的培养，将卫生适宜技术引入教材。这是我国农村医学教育改革中的新探索，对全国农村医学教育具有借鉴和推广价值。这也是宁夏医科大学服务社会，服务医改的思考与追求的独立表达。我衷心的祝愿这支早春的花蕾，在医学教育改革的春天里开得更加绚丽多彩。

教育部高职高专医学类专业
教学指导委员会　主任委员
文历阳
2012年4月

序　二

宁夏医科大学校长孙涛教授主编的《卫生适宜技术》教材即将由科学出版社出版，供三年制临床医学专业教学用书。这是适应农村卫生人才培养的需求，是为农村基层卫生保健办的实事。“农村卫生适宜技术及产品研究与应用”项目是“十五”和“十一五”期间国家科技部会同卫生部、国家中医药管理局、国家人口和计划生育委员会共同组织实施的重大项目。该项目紧密结合我国农村地区卫生、计划生育服务工作的实际需求，研发了一批适宜农村的小型可移动的检验、治疗仪器设备及产品，优化筛选了基层百姓需要、疗效肯定、价格低廉、群众反映良好、社会效益突出的医疗、保健适宜技术，并建立了有效的推广应用模式。

宁夏医科大学高等卫生职业技术学院实施了三年制临床医学专业的教学改革。教改的一个特色就是首次将“农村卫生适宜技术”纳入到学历教育之中。按照农村卫生岗位需求，结合宁夏地区特点，组织区内外专家、教师共同探讨，有针对性的筛选西医、中医卫生适宜技术，并将其纳入教学内容中，提高学生和农村卫生机构及卫生技术人员的服务能力和农村防病治病的整体技术水平。

我国是一个有13亿多人口的发展中国家，随着经济发展和人民生活水平的提高，城乡居民对提高健康水平的要求越来越高；同时，工业化、城镇化和生态环境变化带来的影响健康因素越来越多，人口老龄化和疾病谱变化也对医疗卫生服务提出新要求。改革开放以来，我国广大农村地区已基本形成了较为完善的医疗卫生和计划生育服务网络，但总体来看，农村卫生和人口工作仍比较薄弱，医疗技术水平还比较低，疾病负担还很重，一些地区农民因病致贫、因病返贫问题突出，2011年国务院公布关于建立全科医生制度的指导意见，其中提出“为群众提供安全、有效、方便、价廉的基本医疗卫生服务。”目前卫生适宜技术在农村初级卫生保健中起着重要的作用。

从全球来看，21世纪初出现了新的问题。国家内部以及国家之间在卫生领域出现了突出的差异和不公平，突显出在公平分享巨大卫生成就方面所存在的失败。全新的卫生挑战开始出现。人口和流行病学形势出现巨大变化，新的传染病、环境和行为风险威胁着所有人的健康安全。卫生体系正变得越来越复杂，成本也越来越高，要使卫生体系适应形势的发展，对卫生工作者提出了新的要求。

现在的卫生职业教育，并没有很好的应对这些挑战。课程相互分离、内容过时和一成不变，培养出的毕业生有明显缺陷。不能应对老龄化、患者人群的变化、文化多元性、慢性病、患者就医行为方式变化以及公众期望值增加所带来的挑战。这其中存在的问题是系统性的，卫生工作者的职业能力与患者和人群需求不匹配；团队合作不佳；存在职业方面的性别差异；狭隘地专注于技术而缺乏全面联系的思维；随机接诊而非持续性的医疗服务；以大医院为重心而忽视初级保健的作用；专业人才资源中数量与质量不平衡；对卫生系统工作缺乏有力的领导。目前的高等医学教育没有应对这些问题而采取相应的强有力的措施。

我国高等医学院校都应当向宁夏医科大学学习，应针对农村人群的特点，调整学科结构、拓宽专业领域探索农村卫生适宜人才培养机制与模式，从学制、培养目标、教学计划、课程设置及教学管理等诸多方面进行全新设计，打破传统模式，优化筛选了农民百姓需要的、疗效肯定、价格低廉、反映良好、社会效益突出的医疗保健适宜技术，并建立了有效的推广应用模式真正培养出为农村基层健康服务的实用型人才。

全国医学教育专业委员会教育科学研究会理事长

孙宝志

2012 年 4 月

前　言

为提高我国农村和基层医疗卫生技术水平和服务质量，卫生部于1991～2010年实施了两轮“面向农村和基层推广适宜技术十年百项计划”即每年向农村和基层推广10项具有先进性、适宜性、操作简单而且费用低廉的医学科技成果，到目前已推广200项。“十五”和“十一五”期间国家科技部会同卫生部、国家中医药管理局、国家人口和计划生育委员会、有关地方政府共同组织实施了国家科技支撑计划“农村卫生适宜技术及产品研究与应用”重大项目。这些卫生适宜技术适合在县级以下的基层卫生机构实施，它的推广减轻了农民的医疗经济负担，使农民“花小钱、治大病”，深受农民的欢迎。但是，卫生适宜技术主要在在职乡村医生中推广，还没有被纳入正规学历教育中。同时卫生适宜技术的推广也面临着人力缺乏的困境。

宁夏医科大学在三年制临床医学专业教学改革中，以农村卫生工作需求为导向，改革人才培养模式，将《卫生适宜技术》作为一门课程纳入教学中，旨在提高学生的基层服务能力。为了顺利实施教学改革和满足教学的需要，特邀请区内外的有关专家、学者参与这本《卫生适宜技术》教材的编写。本教材中所选用的卫生适宜技术是从卫生部“面向农村和基层推广适宜技术十年百项计划”和国家科技支撑计划“农村卫生适宜技术及产品研究与应用”重大项目在宁夏推广的项目中优化筛选出来的。按照农村卫生岗位需求，结合宁夏地区的特点，组织区内外专家、教师有针对性的将22项卫生适宜技术纳入教学中，将这些知识传授给在校学生，提高他们的基层服务能力，也为卫生适宜技术的推广培养后备人才，这对加强基层医疗卫生人才建设，提高农村卫生机构及卫生技术人员的服务能力和技术水平，配合医改，缓解农村地区看病难、看病贵问题，具有重要的现实意义和深远的历史意义，也是医学教育的一项创新与探索。

这次教材编写以基层卫生岗位需求为依据，为农村和基层卫生机构培养“下得去、留得住、用得上”的实用型卫生人才为目标。坚持科学性、先进性和实用性的原则，突出服务学生的编写思想。内容上力求简明扼要，理论知识强调“够用”。每章前面设有“学习目标”，帮助学生了解学习要求、重点内容；每章以案例开始，介绍典型病案，提出问题，引发学生的思考和兴趣。书中根据需要设“知识链接”，帮助学生开阔视野；每章后设“测评与训练”供学生复习与测试所学的知识，掌握教材的重点和难点；每章后有小结，归纳总结本章的重点提纲挈领，帮助学生掌握重点；书后附有实验指导用于指导学生的实验。本教材版式设计新颖活泼，图文并茂，符合学生的认知特点，最大限度满足学生学习上的需求。教材包括西医、中医共22项卫生适宜技术。上篇为西医篇共11章、下篇为中医篇共11章。教材可供三年制临床医学专业教学用，也可以作为基层卫生人员的学习指导用书。

本教材是我校第一次将卫生适宜技术以教材的形式编写，可供参考的资料有限，编者水平有限，书中难免出现不妥之处，恳请广大师生、医务工作者批评指正，并提出宝贵意见。

孙 涛

2011年12月20日

目　　录

西　医　篇

中　医　篇

西 医 篇

第1章 中国农村癫痫防治管理技术

【学习目标】

(1) 掌握苯巴比妥治疗方案;丙戊酸钠治疗方案。

(2) 熟悉癫痫的临床特点、诊断、预防保健及随访管理。

(3) 了解中国农村癫痫防治管理技术背景。

第1节 概 述

案例: 患者,女性,20岁,小学四年级辍学,在家务农。姊妹3人,家住山区农村。患者于3岁时不慎溺水,经抢救脱离危险,但第2d发热38℃左右,同时出现间断性意识丧失,主要表现为突然跌倒,四肢抽搐,小便失禁等。随后经常出现上述症状,发作频率为4~6次/月。曾在当地服中药治疗,病情时好时坏。12岁时病情加重,严重时每月发作10次以上,表现为全身僵硬,头偏向一侧,口吐白沫,四肢抽搐等。多为夜间发作,持续3~5min,常尿床,事后不能回忆,躯体多处有摔伤瘢痕,明显影响生活。2005年加入"宁夏农村癫痫防治管理项目",一直服用苯巴比妥90~150mg/d,病情稳定,生活自理。于2011年5月随访时,患者服用苯巴比妥120mg/d ,约1年没有发作。

一、中国农村癫痫防治管理技术背景

癫痫是一种常见的神经系统疾病,全球大约有5000万癫痫患者,我国至少有800万癫痫患者,而且每年还会出现40万新的癫痫患者。WHO和我国专家制定并实施了"中国农村地区癫痫防治管理示范项目"。已将癫痫列为重点防治的神经精神疾病。国内外临床研究表明,癫痫患者经过正规的抗癫痫药物治疗,约70%的患者其发作是可以得到控制。

2005年卫生部将"中国农村地区癫痫防治管理项目"纳入中央转移地方支付经费资助项目,在黑龙江、山西、河南、江苏、山东、甘肃、湖南、宁夏、陕西和四川10个省、自治区,各选择3个县实施此项目,相继又扩展了云南、安徽、河北、吉林和青海等。2010年,农村癫痫防治项目已经在全国15个省市推广应用。

二、癫痫的分类

癫痫系多种原因引起脑部神经元群阵发性异常放电所致的发作性运动、感觉、意识、精神、植物神经功能异常的一种疾病。

(一) 按病因分类

1. 原发性癫痫 又称真性或特发性或隐源性癫痫。其真正的原因不明。经现代各种

诊查手段检查仍不能明确。

2. 继发性癫痫 又称症状性癫痫，指能找到病因的癫痫。常继发于颅内肿瘤、外伤、感染、寄生虫病、脑血管病、全身代谢性疾病等。

（二）按症状分类

1. 全身发作

（1）全身强直-阵挛发作：全身性发作，半数有先兆症状，如头昏、精神错乱、上腹部不适、视听和嗅觉障碍。发作时（痉挛发作期），突然意识丧失，继之出现强直-阵挛性抽搐。常伴尖叫、面色青紫、尿失禁、舌咬伤、口吐白沫、瞳孔散大。持续数10s或数分钟后痉挛发作自然停止，进入昏睡状态。醒后有短时间的头昏、烦躁、疲乏，对发作过程不能回忆。若发作持续不断，一直处于昏迷状态者称大发作持续状态，常危及生命。

（2）失神发作：突发性精神活动中断，意识丧失2～15s而无全身痉挛现象。每日可有多次发作，有时可有节律性眨眼、低头、两眼直视、上肢抽动。一次发作数秒至10s。脑电图出现3/s棘慢或尖慢波综合。

2. 部分发作

（1）简单部分发作：一般见于大脑皮层有器质性损害的病人，表现为一侧口角、手指或足趾的发作性抽动或感觉异常，可扩散至身体一侧，历时短暂，意识清楚。当发作累及身体两侧，则可表现为大发作。若发作范围沿运动区扩及其他肢体或全身时可伴意识丧失，称杰克森发作。发作后患肢可有暂时性瘫痪，称Todd麻痹。

（2）复杂部分发作：可为精神感觉性、精神运动性及混合性发作。表现为发作突然，意识模糊，有不规则及不协调动作，如吮吸、咀嚼、寻找、叫喊、奔跑、挣扎等。病人的举动无动机、无目标、盲目而有冲动性，发作持续数小时，有时长达数天。

此类发作多有不同程度的意识障碍及明显的思维、知觉、情感和精神运动障碍，对发作经过不能回忆，也可表现为凝视以及自动症如咂嘴、咀嚼、摸索、游走、拨弄、发哼声，喃喃自语或其他症状和体征。可有神游症、夜游症等自动症表现。有时在幻觉、妄想的支配下可发生伤人、自伤等暴力行为。

3. 反射性发作

（1）视觉性癫痫：如光源性、图形性、电视性、色调性癫痫等。

（2）听觉性癫痫：如声源性、音乐性癫痫。

（3）语言性癫痫：如阅读性、书写性或谈话性癫痫等。

（4）躯体感觉性癫痫：如触觉性或沐浴性癫痫等。

4. 特发性癫痫 如腹痛性、头痛性、奔跑性、笑性、进餐性、注视性、计算性、弈棋性、麻将性癫痫等，也有肢痛性，晕厥性或心血管性发作。

三、癫痫的临床特点与诊断

（一）癫痫的临床特点

癫痫是一种疾病和综合征，以脑部神经元反复突然过度放电所致的间歇性中枢神经系统功能失调为特征。癫痫有两个基本特征，即反复性和发作性。反复性是指有第1次发作后，间隔一段时间后，会有第2、3次以至多次发作。发作性是指症状突然出现，也突然中止。

1. 性别、发病年龄及发作类型 本病一般男多于女，以幼儿最多，而且年龄与发作类型也有密切关系，如婴儿痉挛症几乎均在1岁以内，运动性发作发病在6岁以内，失神发作发病多在1～8岁，其他各型癫痫的首发年龄也多在10岁以内。新生儿癫痫往往隐蔽，且呈局灶发作，年长儿抽搐明显且呈全身性。

2. 发作表现　癫痫各发作类型的发生率随年龄而不同，其临床表现与中枢神经系统的成熟程度密切相关。除常见的发生于儿童任何年龄的大发作外，新生儿癫痫其临床表现形式多为刻板的反复性动作，并常伴有异常的眼球运动。

（二）癫痫的诊断

1. 询问病史　首先要根据患者发作时的症状，结合脑电图、CT及磁共振的检查结果，其次确定是原发性或是继发性癫痫。

2. 癫痫辅助检查　脑电图是癫痫诊断最有效的辅助诊断工具，可帮助确定是否患有癫痫，对临床诊断困难的非典型癫痫发作和癫痫分类，脑电图检查有时起着决定性作用。如能结合多种激发方法（过度换气即大喘气，闪光刺激，药物，睡眠等）以及结合特殊电极，至少可在80%患者中发现异常癫痫样波。癫痫发作时脑内5-羟色胺降低、多巴胺含量减少、胆碱酯酶活性增强。钙离子通过活化钙调素能调节众多的细胞生物学过程，钙调素是人体的一种重要的钙结合蛋白，作为钙离子作用的受体，是协助钙离子完成多种生理机能的媒介。研究癫痫与生物化学的关系，对开辟治疗癫痫的新方法、新途径有重要意义。

四、癫痫治疗的常用药物

常用的抗癫痫药物

抗癫痫药物(antiepileptic drugs，AEDs)的种类很多，20世纪80年代之前共有7种，80年代以后国外开发并陆续上市了多种新型AEDs(表1-1)。

表1-1　目前临床使用的AEDs

传统AEDs物	新型AEDs物
卡马西平(carbamazepine-CBZ)	非尔氨酯(felbamate-FBM)
氯硝西泮(clonazepam-CZP)	加巴喷丁(gabapentin-GBP)
乙琥胺(ethosuximide-ESM)	拉莫三嗪(lamotrigine-LTG)
苯巴比妥(phenobarbitone-PB)	左乙拉西坦(levetiracetam-LEV)
苯妥英钠(phenytoin-PHT)	奥卡西平(oxcarbazepine-OXC)
扑痫酮(primidone-PRM)	替加宾(tiagabine-TGB)
丙戊酸钠(sodium valproate-VPA)	托吡酯(topiramate-TPM)
	氨己烯酸(vigabatrin-VGB)
	唑尼沙胺(zonisamide-ZNS)

第2节　农村癫痫的治疗方案

一、苯巴比妥治疗方案

苯巴比妥治疗方案是针对全身强直-阵挛性发作患者的一种单药治疗方法。患者入组标准和治疗方案如下：

(一) 全身强直—阵挛性发作患者的入组标准

1. 诊断标准 ①意识丧失;②四肢僵硬;③全身强直,阵挛运动;④尿便失禁;⑤咬破舌头或摔伤;⑥发作后疲劳、嗜睡、头痛、肌肉疼痛。

具备以上前 3 条标准中的 2 条和后 3 条中的 1 条,可确定为惊厥性癫痫发作。

2. 入选和排除标准

(1) 入选标准:就诊前 12 个月内至少有过 2 次全身强直-阵挛发作(包括部分性发作、继发性全身强直-阵挛发作)。

(2) 排除标准:①仅在妊娠期发作;②发作仅与酒精或药物减量有关;③患者年龄<2周岁,(或体重<10kg);④有多动症病史者;⑤对苯巴比妥有过敏史;⑥存在进行性神经系统疾患;⑦伴有心、肝、肾疾病或严重高血压(舒张压>110mmHg 或 收缩压>180mmHg);⑧有过 1 次或以上癫痫持续状态史;⑨入组前一周正在接受正规抗癫痫药物治疗患者;⑩伴有活动性精神病患者。

(二) 苯巴比妥给药方案

1. 基本原则 治疗从小剂量开始,缓慢增加剂量,最后达到最适剂量。建议选用苯巴比妥 30mg/片,每晚睡前一次服药,苯巴比妥体内半衰期长,连续服药 14~21d 才能达到稳态浓度。因此,在此期间仍有发作,并不代表治疗失败。治疗过程病人仍有发作,只要病人未出现不良反应按后述使用方法逐渐增加剂量,首次剂量、维持剂量和最大剂量(表 1-2)。当病人要求停止治疗时,应该缓慢减少剂量,最好每月减少 30mg。

表 1-2 苯巴比妥给药参考剂量

年龄	2~5 岁	6~10 岁	11~15 岁	>15 岁
体重	<15kg	15~20kg	20~30kg	>30kg
首次剂量	15mg	30mg	60mg	60mg
维持剂量	30mg	60mg	75mg	90~120mg
最大剂量	60mg	75mg	90mg	180~240mg

2. 成人苯巴比妥使用方法 用于 15 岁以上,体重>30kg 者(图 1-1)。

(1) 开始时每晚睡前服药 2 片,此剂量持续使用两周。

(2) 两周后第 1 次随访时如仍有发作(≥1 次),剂量增加到 3 片;如无发作,维持原剂量。

(3) 观察 4 周,如果仍没有发作,维持此剂量。

(4) 如果病人在 2~4 周内又有发作,剂量增加至 4 片。

(5) 以后每次随访如病人这段时间没有发作,继续维持此剂量。

(6) 随访时若仍有发作,剂量增加 1 片。

(7) 成年人最大剂量可增至每晚服用 7 片。

(8) 如果仍有发作,按以下逐条检查、处理:①检查病人体重,重新按体重 3mg/(kg · d)计算方法增加剂量;②密切观察病人有无不良反应,若病人无不良反应,剂量可以增至 7 片;③检查病人对服药的依从性;④如果病人依从性差,按后面的说明劝说病人增强依从性。

(9) 原则上成人最大剂量不要超过 210mg,如仍然不能控制发作,可以根据病人情况如:病人体重,有无不良反应以及病人的耐受性等再增加剂量至 8 片。必须密切观察病情,

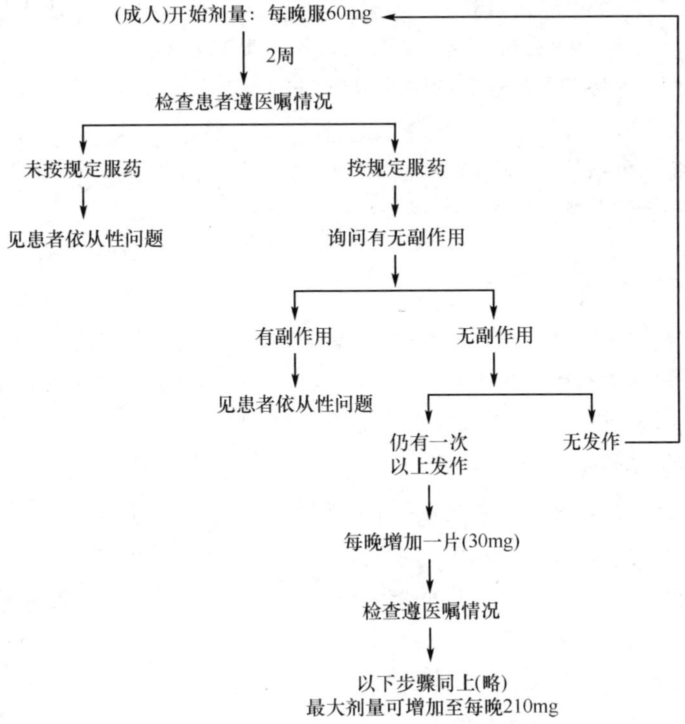

图 1-1　苯巴比妥给药方法流程图

注意患者有无不良反应；有条件的地方可以测定血药浓度情况。

3. 14 岁以下儿童(体重＜30kg)**苯巴比妥使用方法**

(1) 首次剂量按年龄给药，开始时多数儿童每晚睡前服 30～60mg[2kg/(mg · d)]。

(2) 两周后第 1 次随访时如无发作，剂量不变；如有发作，剂量增加到体重 3mg/(kg · d)。大多数病儿服药 2 片到 2 片半；如果病人 2～4 周没有发作，维持此剂量。若病人在 2～4 周期间仍有发作，剂量增至体重 4mg/(kg · d)。以后每次随访时病人没有发作，仍维持此剂量。

如果有发作，按以下逐条检查：①病儿无不良反应，剂量可以增至体重 5mg/(kg · d)，密切观察病人有无不良反应；②检查病人服药的依从性；如果病人依从性差，劝其按时服药。

原则上儿童最大剂量不要超过体重 5mg/(kg · d)，如仍然不能控制发作，可以根据病人情况如病人体重，有无不良反应以及病人的耐受性等再增加一次剂量。必须密切观察病情，有无不良反应，有条件的地方可以检查病人血药浓度。

(三) 检查患者遵从医嘱程度

复诊时要求病人将药瓶带来，检查剩余的药片数，估计遵医嘱程度。因为每次需多给病人 4d 的药量，随访时数一下所剩余药片数，如果剩余药片正好是病人 4d 的药量，表示病人遵从医嘱服药很好。如果所剩药片数多于或少于 4d 的药量，表明病人少服或多服了药。2 周内多服或少服 1d 以上药量，视为不遵从医嘱服药；4 周内多服或少服 2d 以上的药量，视为不遵从医嘱服药。

(四) 苯巴比妥的不良反应

有些病人用苯巴比妥控制发作可能出现一些不良反应。通常仅在治疗开始阶段出现一些问题，随后这些反应一般会逐渐消失，病人继续服苯巴比妥不会有任何不适。因此，如果病人开始服苯巴比妥有些不适反应，应该鼓励病人坚持服药数日，而不要轻易停药。

1. 困倦、嗜睡 困倦、嗜睡是苯巴比妥最常见的不良反应，有20%～30%的病人会有此反应。

2. 头晕、头痛 少数病人服用本品后感到头晕、头昏或者头痛。在排除其他原因引起的头昏、头痛后才能确认为苯巴比妥引起的不良反应。

3. 共济失调 服本品前要了解病人手的活动是否灵活，步行情况走路是否平稳，以便与服苯巴比妥后进行比较。

4. 多动 本品能引起多动，不安定，特别是小孩，应该询问家长，孩子在家、在学校玩或者吃东西时行为上与过去有什么不同。

5. 其他 少数患者有过敏反应和消化系统反应。

（五）患者的依从性问题

依从性是指病人是否遵从医嘱服药，可按以下方法进行评估：

1. 依从性的评估

(1) 询问病人是否每天吃了当天的全部药片，忘记服药的日子是否补服了一天的剂量。

(2) 病人是否每次按时复诊。

(3) 服药方法如每晚餐后或睡前服药。

(4) 有条件时可以监测病人血药浓度。

2. 强调遵从医嘱的重要性 病人接受苯巴比妥治疗后，为了强调病人的依从性，获得满意效果，负责医师应该告诉病人按时服药的原因和重要性，包括以下几方面：①强调癫痫发作不仅影响病人正常生活和工作，还会给病人带来一定的危险性；②让病人相信现行的治疗方案是有效合理的；③治疗的目标是将发作次数减少到最少或完全没有发作；④让病人知道，服苯巴比妥后要经过一段时间，一般需要2～4周，血中药物浓度达到一定水平后，才会出现疗效；⑤药物副作用是暂时的，与预期效益相比是可以耐受的；⑥向病人和家属说明，处方的剂量未经医师同意不能随意改动，突然中断治疗会引起严重的并发症。

3. 对依从性不好病人的处理办法

(1) 反复强调遵照医嘱服药的重要性。

(2) 说服家庭成员提醒病人服药。

(3) 如果病人没有服药或者对临床随访不重视，应该分析病人依从性不好或引起治疗失败的原因。如病人是否相信药物的疗效、对医师是否信任、对治疗是否有信心等。

(4) 告诉病人发作可能带来的危险性，如摔倒、头部外伤、烫伤、溺水等。必须强调指出：只要有规律的服药，病人就能避免这些严重的问题。

(5) 每次复诊应告诉病人下次复诊时间，若下次不能按时复诊，与病人协商适宜复诊时间。

4. 终止苯巴比妥治疗的情况 出现下列一种或多种情况的病人应该撤出苯巴比妥治疗观察：①服药后出现过敏反应（皮疹），不论轻重都应立即停药；②上级医生发现治疗后没有效果；③病情恶化，发作难以控制（即发作次数增加50%以上或发生癫痫持续状态）；④病人或监护人反对继续治疗；⑤治疗过程连续3次不遵从医嘱服药；⑥3次不按时接受随访和取药；⑦有进行性神经系统疾患；⑧有心、肝、肾疾患；⑨上级医生确定病人对苯巴比妥有较严重（不能耐受）的副作用。

（六）患者疗效评估

病人达到维持剂量后，继续观察12个月。在第12个月末时，对苯巴比妥一年的疗效做出评估。建议用以下三个指标确定治疗效果：

1. 以发作次数为标准　苯巴比妥剂量达到维持剂量后，病人1年内发作次数与以前12个月相比，分为：

（1）显效：观察期内无发作或发作次数减少75％以上。

（2）有效：发作次数减少在74％～50％之间。

（3）无效：发作次数没有减少或减少50％以下。

（4）恶化：发作次数增加25％以上。

2. 以随访医师角度　随访医师根据自己的随访记录和观察与以前的12个月比较，判定病人是好转，没有变化或是加重。

3. 以病人或监护人角度　病人或监护人对病情变化的感觉与以前12个月比较，是否好转、没有变化或是加重。

（七）减药、停药原则和再发因素

现有证据显示，60％～70％的癫痫患者经药物治疗后发作得到控制，其中超过60％的患者在撤掉药物后仍然无发作，癫痫得到治愈。

1. 减药　苯巴比妥撤药按每月减半片为准。因此，服3片苯巴比妥的患者需要6个月的撤药时间；服4片苯巴比妥的患者需要8个月的撤药时间。因此，患者撤药期间必须按时随访，每月1次直至完全停止服用苯巴比妥。如果撤药过程再次发作，应重新将苯巴比妥剂量加上去，继续治疗。需要说明的是，有不少癫痫患者需要终身服药，才能控制发作。

2. 停药　停药过程应缓慢进行，可能持续数月甚至1年。苯巴比妥撤药期间除了有再次发作的风险，还可能出现戒断综合征（焦虑、惊恐、不安、出汗等），故停药过程应缓慢。

3. 再发　一般认为，发作停止2～4年可尝试撤除抗癫痫药。撤药后复发问题一直受到临床医师关注。大量文献报道，撤药后复发的几率因随访病人的病情、发作类型、停止发作时间以及随访时间长短各不相同。故各家报告出入很大，复发率一般在30％左右，撤药早期特别是3～6个月内复发率较高。绝大部分发作出现在开始减药的最初9个月内。停药后再发的危险因素包括：有神经功能缺损如肢体瘫痪、脑瘫、精神发育迟滞；有明确病因的迟发症状性癫痫；在缓解前有长期癫痫发作史；具有多种癫痫发作类型；需要多种抗癫痫药控制发作者以及停药前脑电图异常者不要轻易停药。因此，有上述因素之一者，即使已经3年没有发作，最好也不要停药。有条件的地方建议停药前给病人做一次脑电图检查。

二、丙戊酸钠治疗方案

为了使更多的癫痫患者得到合理的治疗，对不适合苯巴比妥治疗的全身强直-阵挛发作患者，可选用丙戊酸钠（valproic acid，VPA）治疗方案。

（一）治疗对象

1. 入组标准　标准包括：①成人患者苯巴比妥用量达210mg/d，儿童患者5mg/kg体重，且治疗已满3个月，但发作仍未得到有效控制；②对苯巴比妥有较为严重的不良反应；③经县级或以上医院神经科医生确诊的活动性癫痫，不适合用苯巴比妥治疗。

2. 排除标准　①有药源性黄疸史或家族史者，有肝病或明显肝功能损害者；②患有血液病、肾功能损害及高血压者；③丙戊酸类抗癫痫药有过敏史者；④年龄<4岁的儿童；⑤存在进行性神经系统疾患者；⑥正在接受其他抗癫痫药物规范治疗者；⑦伴有活动性精神病的患者；⑧依从性不好的患者。

（二）丙戊酸钠的用法和用量

1. 适应证 对全身性强直-阵挛发作和失神发作效果最好。对简单部分性发作、复杂部分性发作和肌阵挛也有效。

2. 剂量和用法

（1）儿童：丙戊酸钠一般从20mg/(kg·d)开始，如无发作维持此剂量，发作逐渐增加剂量，最大剂量<40mg/(kg·d)，分2次服。

（2）成人：初始剂量600mg/d，如无发作维持此剂量，如仍有发作可以比较快的增加剂量。一般剂量<1500mg/d，分2次服。

3. 不良反应

（1）消化系统反应：常见不良反应表现为腹泻、消化不良、恶心、呕吐、胃肠道痉挛等。

（2）对肝功能影响：据报告丙戊酸会引起儿童肝损害，一般见于治疗之初3个月。丙戊酸钠可能引起丙氨酸氨基转移酶(ALT)升高。服药后1个月检查肝功。如转氨酶轻度增高继续服药，2～4周后复查。如增高超过正常范围上限一倍，应该终止丙戊酸钠治疗。也有因服丙戊酸引起急性胰腺炎、胃炎、高血氨症的报告，一般停药后恢复正常。

（3）血液系统反应：引起血小板减少、白细胞减少。

（4）神经系统反应：困倦、嗜睡，特别是与苯巴比妥合用时容易出现。少数病人会出现头痛、震颤和共济失调。

（5）体重增加：有15%病人服丙戊酸钠体重增加。

4. 停药指征 肝功能受损者、服药后出现过敏反应者、患者或监护人不同意继续治疗、连续3次随诊依从性不好者、患者对丙戊酸钠有较严重的不良反应。

（三）入组患者的管理

1. 随诊 为及时评估治疗效果、调整药量，随诊至少3个月。开始治疗后第2周末、1个月末应各随诊1次，以后每月随诊1次。3个月后视情况决定是否在县医院癫痫门诊随诊，或转至患者所在地的乡镇卫生院随诊。乡镇卫生院医生在随诊过程中如有问题，应及时与上级医生联系。

2. 实验室检查 患者接受丙戊酸钠治疗1年内(含入组前)应接受4次肝功(丙氨酸氨基转氨酶)和血常规检测(分别为入组治疗前、服药第1、3和12个月末)以后每年复查1次。

3. 用药原则 服用苯巴比妥每日剂量已达规定上限，但仍不能较好控制者，在确定采用丙戊酸钠治疗时不能突然停掉苯巴比妥，应逐渐增加丙戊酸钠药量的同时逐步减少苯巴比妥的药量，直至停药。对于少数单药治疗效果不佳的患者，可以同时使用两种抗癫痫药物进行治疗。

三、注意事项

（一）患者日常生活注意事项

1. 避免意外伤害 癫痫发作往往非常突然，容易发生意外事故如摔伤、溺水、烫伤、交通事故等。应该注意工作场所和生活环境的安全性。癫痫病人不宜从事高空作业、近水作业、接触有害或有危险性的工作。

2. 保证充足的睡眠　睡眠不足，熬夜是常见的癫痫发作诱发因素。不要长时间看电视、玩电子游戏。

3. 合理饮食　不喝酒，不暴饮暴食，避免过度疲劳。

4. 保持乐观态度，保持丰富业余生活　积极参加各种社会活动和适当的体育锻炼，充分调动自己的主观能动性消除内心的焦虑、紧张、悲观失望的情绪，克服心理障碍，有利于身心的康复。

5. 家属应该记录发作的情况　如发作的日期、具体时间、发作时的表现、持续时间、严重程度以及其他情况。发作情况的详实记录和描述对医生明确诊断、掌握病情进展和观察药物治疗效果都有重要参考价值。

6. 外出和独立生活的患者　对于这样的情况，患者不要过分隐瞒自己病情。

（二）癫痫发作时应该采取的措施

癫痫发作是自限性的，短时间发作后会自动停止。应保持平静心态，采取以下措施：

1. 合理体位　为了防止患者气管阻塞，将患者侧卧，解开上衣纽扣，保持呼吸道通畅。

2. 患者抽搐时　抽搐时不要强行限制患者的抽动，否则会导致骨折或损伤。

3. 不要将任何东西放入患者口中，患者抽搐时不要撬开其牙齿　这往往会引起损伤或牙齿断裂，断牙可能引起窒息或吸入继发肺部感染。

4. 患者神志不清时　当患者出现一些不正常的肢体活动或咂唇、撅嘴或出现精神错乱，应该和患者待在一起，观察病情，患者醒后，给予安慰。

5. 癫痫发作持续10min以上不缓解时　此时应立即将患者送附近医院救治。

第3节　癫痫的管理

一、预 防 保 健

癫痫的预防保健一直备受医生和患者的关注，对某些癫痫来说具有一定意义，特别是对已患癫痫者有阻止或减少其发作的作用，这项工作的积极开展，可以促进患者的康复，大大提高患者的生活质量。

1. 提倡优生优育　"优生优育"是我国多年的号召，只有做到这一点，才能减少各种疾病发生。癫痫患者择偶时，应避免与有癫痫家族史的人结婚，癫痫患者所生第1胎为癫痫患儿，不要生第2胎，女性患者若有明确遗传史，禁止生育，做到上述几点会使癫痫发病率大大降低。

2. 孕期保健　患癫痫的妇女怀孕后，如果有发作，一定要在医生的指导下谨慎用药。分娩时尽量减少胎儿缺氧、窒息、产伤，尽量避免使用产钳、胎儿吸引器，这些助产器常会导致婴儿颅内出血、脑损伤，遗留导致癫痫的隐患。

3. 预防小儿高热性惊厥　高热惊厥反复发作，可造成脑组织缺氧，产生继发性脑损伤，这是癫痫发生的病理基础。国内报道，高热性惊厥转为癫痫的发生率为3.8%～20%，所以，小儿发热体温超过38.0℃时，家长一定注意及时处理就医。

4. 防治各种感染及颅脑外伤

(1) 各种脑炎、脑膜炎等可以导致大脑皮层炎症和水肿，脑实质内瘢痕形成和脑膜粘连，也能导致癫痫发作。所以颅内感染应早期诊断，积极治疗，减少并发症的发生。

(2) 防止颅脑外伤导致癫痫。外伤后癫痫的发生率为0.5%～50%，昏迷时间越长，脑实质损伤越重，发生率越高。如急性期颅内血肿压迫，脑实质损伤后水肿导致的颅内高压。

二、随访管理

（一）苯巴比妥治疗的随访管理

1. 确定病人的药量 按以下方法计算下次病人就诊前给病人的药片数：①计算日剂量的药片数，如每天服 90mg，即 3 片/d；②为了保证病人不断药，每次需多给 4d 的药量；③如果病人 2 周后来复诊，所需药片数为：(14＋4)×3＝54(片)；④如果病人 4 周后来复诊，所需药片数为：(28＋4)×3＝96(片)。

2. 检查患者遵从医嘱程度 复诊时要求病人将药瓶带来，检查剩余的药片数，估计遵医嘱程度。因为每次需多给病人 4d 的药量，随访时数一下所剩余药片数，如果剩余药片正好是病人 4d 的药量，表示病人遵从医嘱服药很好。如果所剩药片数多于或少于 4d 的药量，表明病人少服或多服了药。2 周内多服或少服 1d 以上药量，视为不遵从医嘱服药；4 周内多服或少服 2d 以上的药量，视为不遵从医嘱服药。苯巴比妥给药参考剂量(表 1-2)。

3. 每次发药数量和剩余药片计数法

(1) 间隔 2 周随访：为了保证病人不断药，每次多给 4d 的药量，总计给 18d 药量。按病人用药剂量，给病人的药片数和预计剩余药片数(表 1-3)。

表 1-3 间隔两周随访，应给病人的药片数和预计剩余药片数

苯巴比妥每日剂量 mg(片)	所给药片数(18d 的药)	预计剩余药片数(允许范围)
30mg (1)	18	4 片(3～5)
45mg (1.5)	27	6 片(4.5～7.5)
60mg (2)	36	8 片(6～10)
75mg (2.5)	45	10 片(7.5～12.5)
90mg (3)	54	12 片(9～15)
120mg (4)	72	16 片(12～20)
150mg (5)	90	20 片(15～25)
180mg (6)	108	24 片(18～30)

(2) 间隔 4 周随访：为了保证病人不断药，每次多给 4d 的药量，总计给 32d 药量。按病人用药剂量，给病人的药片数和预计剩余药片数(表 1-4)。

表 1-4 间隔四周随访，应给病人的药片数和预计剩余药片数

苯巴比妥每日剂量 mg(片)	所给药片数(32d 的药)	预计剩余药片数(允许范围)
30mg (1)	32	4 片(2～6)
45mg (1.5)	48	6 片(3～9)
60mg (2)	64	8 片(4～12)
75mg (2.5)	80	10 片(5～15)
90mg (3)	96	12 片(6～18)
120mg (4)	128	16 片(8～24)
150mg (5)	160	20 片(10～30)
180mg (6)	192	24 片(12～36)
210mg (7)	224	28 片(14～42)
240mg (8)	256	32 片(16～48)

（二）丙戊酸钠治疗的随访管理

1. 定期随访、为病人提供服务　每月随访 1 次，按（非苯巴比妥组）癫痫患者随访记录表填写。每周 1～2 次固定时间为病人提供服务，评估疗效和不良反应。

2. 定期化验、检查　每月抽血化验肝功能和血常规 1 次，亦可根据患者的具体情况酌情调整。

三、癫痫患者的自我保健方法

1. 自我心理调适　癫痫患者一旦确诊，必定会给他带来很大的心理压力，应积极应对，及时自我疏导，趋“利”避“害”，树立战胜病魔的信心，持之以恒，必要时求助于医生。

2. 自我行为纠正　通过松弛技术（relaxing techniques）减轻焦虑，坐在椅子、或躺在床上，半闭着眼睛，全神贯注身体的各部分肌肉，并且按次指挥自己紧张着的肌肉松弛下来，以便达到全身松弛的状态。

3. 自我监查保护　有些癫痫患者发作前出现一些征兆，如头晕、头痛、唇麻等，患者要注意观察。出现这些征兆后，患者应立即采取措施，就近坐下或躺下，避开锐器，以免跌伤或撞伤。

4. 坚持服药治疗　癫痫的治疗是一个较长的过程，患者应该持之以恒坚持治疗，应严格在医生指导下科学治疗，坚持服药。

本 章 小 结

本章介绍了中国农村癫痫防治管理技术的实施背景，要求学生熟练掌握“两个方案”的应用，即苯巴比妥治疗方案和丙戊酸钠治疗方案。熟悉癫痫的临床特点、诊断、预防保健及随访管理，尤其注意在随访管理中患者的依从性，强调规律服药的重要性，以保证临床疗效和不良反应的监测。

测评与训练

一、简答题

1. 简述全身强直-阵挛发作（大发作）的临床特点及诊断要点。

2. 简述丙戊酸钠治疗方案的入组标准和排除标准。

二、案例分析

某男，40 岁，文盲，农民。已婚，育两子，1 男 1 女，体健。于 23 岁遭遇车祸，据家属反映当时头部受伤，昏迷 1d，送当地医院抢救，经输液治疗 1 周，好转出院（未做头颅 CT）。出院后 2 个月，患者在田里干活时突然跌倒，口吐白沫，四肢抽搐，小便失禁，5min 后自行好转，以后每月发作 1～2 次，症状类似，不规律服用多种药物治疗，效果较差。36 岁时加入“宁夏农村癫痫防治管理项目”，一直服用苯巴比妥，每日量达 210mg，症状控制不明显，仍每月发作 1～2 次，有时甚至更多。请问此患者能加入丙戊酸钠治疗组吗？应注意哪些事项？

（王颖丽）

第2章　急性有机磷农药中毒的诊疗技术

【学习目标】

(1) 掌握有机磷农药中毒的临床表现，救治原则。

(2) 熟悉有机磷农药中毒的酶复活剂及抗胆碱药。

(3) 了解全血乙酰胆碱酯酶的活力测定。

第1节　概　　述

案例：患者，女性，20岁，主因"流涎气促并意识不清1h"入院。患者因与其父母争吵后自闭房内，约1h后被家人发现卧倒于地面，神志不清，呼唤无反应，出汗，大量流涎，气促，呕吐，大小便失禁。查体：体温37℃，心率100次/min，呼吸30次/min，血压80/50mmHg，意识不清，烦躁，呼吸及呕吐物有大蒜臭味，全身皮肤多汗、湿冷，双侧瞳孔等大等圆、直径1.5mm。对光反射弱，口唇甲床轻度发绀，口、鼻腔周围见大量白色泡沫样分泌物，呼吸浅促，双肺可闻及大量大、中水泡音。心率100次/min，心音低顿，心律规整，未闻杂音。腹部平软，肝肾肋下未及，肠鸣音活跃。全身肌肉细颤，以胸部肌肉为著。生理反射存在，病理反射未引出。该患者可疑的诊断？该如何处理？

一、病　　因

有机磷农药(organophosphorus pesticides，OP)因其具有毒力大、用药量小、杀虫谱广、价格低廉等特点，目前在中国依然是使用最多的一种农药，约占所有农药使用的1/3。急性有机磷农药中毒(acute organophosphorus pesticides poisoning，AOPP)是指在有机磷农药的生产、使用过程中，因防护不当经皮肤、呼吸道吸收，误服或食用被污染的粮食、水、瓜果或蔬菜等经消化道吸收，引起全身重要器官功能紊乱甚至衰竭，从而出现一系列中毒综合征。有机磷农药毒性大，作用快，中毒后如急救不及时或不当，可在短时间内致死。据不完全统计，中国每年发生的农药中毒病人约10万人，其中有机磷农药中毒的占一半左右，死亡率在一些医疗不发达地区仍高达10%。在中国，急性有机磷农药中毒的原因主要是由于生活性中毒如自杀、误服及滥用农药引起，少部分是生产性中毒和使用性中毒，有机磷农药中毒原因(图2-1)。有机磷农药可以通过消化道、呼吸道、皮肤黏膜吸收进入人体。

【知识链接】　　有机磷农药中毒事件

有机磷化合物也称有机磷酸酯类化合物，在这些化合物中间，无色、无味有剧毒的化合物，被用于战争毒剂，例如：沙林、塔崩、梭曼和维埃克斯等神经性毒剂。1995年3月20日东京地铁发生的沙林毒气恐怖袭击事件造成12人死亡，约5500人中毒，1036人住院治疗。

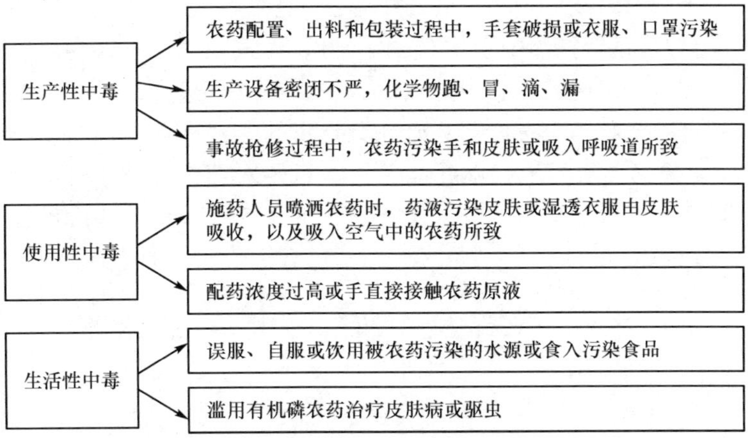

图 2-1　有机磷农药中毒原因

二、有机磷农药的分类

有机磷农药有百余种，大多为油状液体，淡黄色至棕色，稍有挥发性，有特征性的大蒜臭味，在碱性环境中易分解。各种有机磷农药的毒性差异很大，按大鼠经口服的半数致死量，可将我国生产的有机磷农药的毒性分为以下四类(表 2-1)：

1. 剧毒类　大鼠口服后半数致死量 LD_{50}＜50mg/kg。

2. 高毒类　LD_{50}值为 50～100mg/kg。

3. 中毒类　LD_{50}值为 100～500mg/kg。

4. 低毒类　LD_{50}值＞500mg/kg。

表 2-1　有机磷农药分类举例

分类	农药举例
剧毒类	甲拌磷(3911)、内吸磷(1059)、对硫磷(1605)、丙氟磷、治螟磷、速灭磷、甲胺硫磷、磷胺等
高毒类	氧化乐果、敌敌畏(DDVP)、久效磷、甲基对硫磷、水胺硫磷、稻瘟净、亚枫磷、磷铵、甲基内吸磷、三唑硫磷等
中毒类	乐果、倍硫磷、乙硫磷、杀螟松、二萘农、除草磷、除线磷、乙酰甲胺磷、敌匹硫磷、大亚仙农等
低毒类	美曲磷脂(敌百虫)、马拉硫磷、双硫磷、辛硫磷、氯硫磷、独效磷、矮形磷、碘硫磷、溴硫磷、乙酰胺磷等

三、有机磷农药中毒的机制

进入人体内的有机磷农药与乙酰胆碱酯酶(AChE)结合，形成磷酰化胆碱酯酶，造化了乙酰胆碱不能水解，引起乙酰胆碱蓄积，使胆碱能神经受到冲动，导致先兴奋后抑制的一系列毒蕈碱样、烟碱样和中枢神经系统症状，严重患者可因昏迷和呼吸衰竭而死亡。由于磷酰化胆碱酯酶结构比较稳定，需要新的乙酰胆碱酯酶再生后，乙酰胆碱酯酶活性才会恢复，故其毒性作用较重，症状恢复较慢。

四、有机磷农药中毒诊疗技术背景

有机磷农药中毒的治疗一般包括洗胃、使用特效解毒药、血液净化等，其中特效解毒药包括胆碱酯酶复活剂和抗胆碱酯药。20 世纪国内外在救治有机磷农药的中毒时普遍在使用以阿托品为主，胆碱酯酶复活剂为副的传统疗法，副作用大、病程长、护理负担重，而且治愈率低、死亡率高；特别是阿托品的用法和过量使用，导致死亡率高。为了改进有机磷农药的中毒抢救方法，提高有机磷农药的中毒救治水平，减少中毒病人的死亡，北京军事医学科学院附属医院、军事医学科学院毒物药物研究所推出的急性有机磷农药中毒致周围呼吸肌麻痹治疗方案和盐酸戊乙奎醚取代阿托品救治有机磷农药中毒技术先后在 2002 年、2006 年获得了卫生部"面向农村和基层推广适宜技术十年百项计划"。这两项技术的使用和在全国的普及，极大地降低了中国，特别是农村和基层有机磷农药的中毒病人的死亡率。

第 2 节　有机磷农药中毒的诊断

一、临床表现

急性中毒的发病时间与毒物种类、剂量、吸收途径和患者的状态，如空腹、饭后、酒后等有关。中毒症状口服多在 10～120min 内出现，呼吸道吸入者约 30min 内，皮肤吸收者在 2～6h 出现；慢者最多 12h 左右，极少有超过 24h 者。一旦中毒症状出现后，病情迅速发展。病人的呼气中可闻到大蒜味，重者很快出现急性胆碱能危象。

1. 急性胆碱能危象(acute cholinergic crisis，ACC)　ACC 期毒性表现主要基于有机磷农药对乙酰胆碱酯酶的抑制，所产生的中枢和外周神经系统的胆碱能症状、体征，以及受累器官功能失常的表现，主要有 3 种症状，即 M 样症状、N 样症状和中枢神经系统表现。

(1) 毒蕈碱样症状(muscarinic symptoms)：又称 M 样症状，出现最早，因类似毒蕈碱作用而得名。主要由于堆积的乙酰胆碱使副交感神经末梢过度兴奋，引起体内腺体分泌增加和大多数平滑肌收缩增强。临床表现为：全身湿冷、流泪、流涎、恶心、呕吐、瞳孔缩小(严重时呈针尖样缩小)、心动迟缓、血压下降、呼吸困难，严重者可出现肺水肿。

(2) 烟碱样(nicotinic symptoms)；又称 N 样症状，由于乙酰胆碱在骨骼肌神经肌肉接头处过度蓄积，持续刺激突触后膜上烟碱受体所致。临床表现为：颜面、眼睑、舌、四肢和全身横纹肌发生肌纤维颤动，后期出现肌力减退和瘫痪，严重时出现呼吸衰竭。

(3) 中枢神经系统表现：乙酰胆碱在脑内蓄积出现的症状。临床表现为：头晕、头痛、共济失调、烦躁不安、谵妄、抽搐和昏迷。

2. 反跳　反跳指急性有机磷农药中毒，特别是乐果和马拉硫磷口服中毒者，经积极抢救临床症状好转，达稳定期数天至 1 周后病情突然急剧恶化，再次出现胆碱能危象，甚至发生昏迷、肺水肿或突然死亡。这种现象可能与皮肤、毛发和胃肠道内残留的有机磷农药被重新吸收以及解毒药减量过快或停用过早等因素有关。

3. 中间型综合征(intermediate syndrome，IMS)　IMS 指急性有机磷农药中毒所引起的一组以肌无力为突出表现的综合征。因其发生时间介于胆碱能危象与迟发性多发性神经病之间，故被称为中间型综合征。该综合征多发于中毒后 2～4d，少数在 6～7d。表现为：睁眼困难、眼球运动受限、声音嘶哑，吞咽困难，复视，抬头无力咀嚼无力、面部表情呆板，呼吸困难等。病变累及呼吸肌时，呼吸肌麻痹，出现呼吸衰竭，如不及时处理死亡率很高。

4. 迟发性多发性神经病(organophophate induced delayed polyneuropathy，OPID)　急性中毒个别患者在重度中毒症状消失后 2～3 周后可发生迟发型神经损害，出现感觉、运动型多发性神经病变表现，主要累及肢体末端，可以发生下肢瘫痪、四肢肌肉萎缩等。

5. 其他特异器官的损害与功能失常

（1）脑组织：血-脑屏障和脑血管壁通透性改变及有机磷农药引起的、集聚的全血胆碱酯酶对脑细胞的直接损伤。表现为抑郁、焦虑、记忆缺失、精神分裂等。

（2）心脏：对心肌细胞有毒性损伤，导致心肌收缩力减弱、中毒性心肌炎。临床表现为：心悸、胸闷、心音低顿、急性心脏扩大、心律不齐，心电图可表现出各种心律失常，含Q—T间期延长并扭转型室性心动过速等，导致心跳骤停。在急性中毒初期有心律改变者，在以后（含出院后）易发生猝死。

（3）胰腺：对胰腺有直接损伤，可有胰腺炎发生。临床表现为：一过性高血糖和糖尿，其发生率、严重程度与消失时间相关。一过性血糖升高，可能与皮质激素，儿茶酚胺和高血糖水平的升高，胰岛素分泌下降有关。

（4）肌肉：横纹肌（含膈肌、肋间肌）可受到OP直接损伤，是急性中毒导致肌无力的原因之一，如出现肌麻痹，特别是呼吸机麻痹，应注意及时发现和治疗。

二、实验室检查——全血乙酰胆碱酯酶（AChE）活力测定

（一）全血乙酰胆碱酯酶活力测定的意义及结果判断

全血胆碱酯酶活性测定不仅是诊断有机磷农药中毒的一项可靠检查，而且是判断中毒程度、指导用药、观察疗效和判断愈后的重要参考指标。急性有机磷农药中毒程度和临床表现与ChE活性有相对平行关系。基层医院可用全血胆碱酯酶活力纸片测定法来测定其活力水平，以正常人血全乙酰胆碱酯酶活力值作为100%，有机磷农药中毒时：

1. 轻度中毒　全血乙酰胆碱酯酶活力值为70%～50%。

2. 中度中毒　全血乙酰胆碱酯酶活力值为50%～30%。

3. 重度中毒　全血乙酰胆碱酯酶活力值为30%以下。

（二）全血乙酰胆碱酯酶活力测定应用范围

1. 诊断及鉴别诊断　帮助诊断和鉴别诊断有机磷农药中毒。

2. 指导给药　在急性中毒后48h内，可根据全血乙酰胆碱酯酶活力被抑制情况重复使用复活剂，AChE活力低是给予复活剂的重要指标。

3. 判断病情　全血乙酰胆碱酯酶活力由低到高，表示病情在好转；反之，酶活力由高转向低，表示病情加重。要及时查明原因，并重复给予复活剂（无论中毒后多久）；全血乙酰胆碱酯酶活力始终保持极低水平，指示由于复活剂用量不足，中毒酶已“老化”，但是不能排除有极少量的功能全血乙酰胆碱酯酶活力已恢复；全血乙酰胆碱酯酶活力如能维持正常值的50%～60%，提示病人已脱离危险。

4. 提供出院参考指标　如果中毒症状、体征消失，全血乙酰胆碱酯酶活力已恢复到正常值的50%～60%，并维持了一定时间，可以考虑让病人出院。

三、诊断与鉴别诊断

（一）急性中毒分级

1. 轻度中毒　以M样症状为主，全血乙酰胆碱酯酶活力70%～50%。

2. 中度中毒　在M样症状加重的基础上，又出现了明显的N样症状，全血乙酰胆碱酯酶活力50%～30%。

3. 重度中毒 除M样、N样症状外，合并肺水肿、抽搐、昏迷、呼吸肌麻痹和脑水肿，血AChE活力的30%以下。

表 2-2 有机磷农药与氨基甲酸酯农药中毒的鉴别

项目	有机磷农药中毒	氨基甲酸酯农药中毒
农药接触史	接触有机磷农药	接触氨基甲酸酯类农药
体表或呕吐物	有蒜臭味	无蒜臭味
胆碱酯酶活力	降低且恢复慢	降低但恢复快
病程	长	短
阿托品用量	大	小
复活剂的疗效	好	差

（二）诊断与鉴别诊断

根据有机磷农药接触史，结合特征性的临床表现，如呼出气多有蒜味，瞳孔针尖样缩小，大汗淋漓，腺体分泌增多，肌颤及意识障碍等，如有胆碱酯酶活力降低的测定，则更可确诊。根据以上特点是比较容易与急性胃肠炎、脑炎、中暑及其他种类农药中毒相鉴别（表2-2）。

第3节　有机磷农药中毒常见抗毒药的药理机制

临床上常见的有机磷农药中毒抗毒药主要为两大类，一大类为胆碱酯酶复活剂，目前国内最多使用的复活剂有氯解磷定。另一大类为抗胆碱酯能药，一类是中枢型抗胆碱药，另一类是外周型抗胆碱药如阿托品，而作为新型中枢型抗胆碱能药盐酸戊己奎醚（长托宁），对中枢M受体和外周M、N受体均有作用，正在被推广和使用。

一、有机磷农药中毒酶复活剂——氯解磷定

1. 有机磷农药中毒酶复活剂的药理机制 肟类化合物能使被抑制的胆碱酯酶恢复活性。常用的药物是氯解磷定（pyraloxime methylchloride，PAM-CI）。其原理是肟类化合物吡啶环中季铵氮带正电荷，能被磷酰化胆碱酯酶的阴离子部位吸引，其肟基与磷酰化胆碱酯酶中的磷形成结合物，使胆碱酯酶酯恢复活性，能有效解除烟碱样毒性作用，对M样症状和中枢呼吸抑制作用无明显影响。

2. 氯解磷定的用法及不良反应 氯解磷定口服吸收较差，且不规则，在急性中毒救治时多采用肌内注射或静脉注射（不宜采取静滴），肌内注射后3～5min就可产生药效。氯解磷定500mg、肌内注射后5min后就可达到有效血药浓度（4μg/ml血），而且有效时间比静脉注射长。半衰期为77min。大部分由肾脏排除。胆碱酯酶复活药对不同种类有机磷农药疗效并不完全相同，氯解磷定对甲拌磷、内吸磷、对硫磷等中毒疗效较好。对敌百虫，敌敌畏疗效差，对乐果和马拉硫磷中毒疗效不明显。胆碱酯酶复活药的不良反应有短暂眩晕、视力模糊、复视、血压升高等，用量过大可引起癫痫样发作。

肟类复活剂在急性中毒的救治中，可以使磷酰化胆碱酯酶恢复水解胆碱酯酶能力，迅速消除体内积聚的乙酰胆碱，中毒症状很快改善，是治“本”的抗毒药，抗胆碱药是治“标”的药，急救时，两类药兼用，以期达到“标、本”兼治的效果；两类药的使用原则是以复活剂为主，抗胆碱药为辅；两类药要尽早足量给予。

二、抗胆碱药

抗胆碱药又称胆碱受体阻断药（cholinoceptor blocking drugs）胆碱受体分为M和N两类。M有3个亚型：M_1、M_2和M_3。肺组织有M_1受体，心肌为M_2受体，平滑肌和腺体上主要有M_3受体。N受体有N_1和N_2 2个亚型，神经节和节后神经元为N_1受体，骨骼肌上为

N_2受体。抗胆碱药能与乙酰胆碱争夺胆碱受体，起到阻断乙酰胆碱的作用(表2-3)。一类是对外周神经起主要作用的外周型抗胆碱药，又称M胆碱受体阻断药，如阿托品；另一类是可进入中枢起主要作用的中枢型抗胆碱药，又称N胆碱受体阻断药，如东莨菪碱。

表2-3　胆碱能受体各亚型在体内的分布

受体名称	受体亚型	分布
毒蕈碱(M)型受体	M_1	脑、腺体、胃黏膜
	M_2	心脏、中枢和外周神经元突触前膜
	M_3	腺体、平滑肌、脑
烟碱(N)型受体	N_1(神经元型)	神经节后神经元胞体上、中枢神经
	N_2(肌肉型)	运动终板(神经肌肉接头)突触前后膜

1. M胆碱受体阻断药　又称外周性抗胆碱药如阿托品(atropine)，作用于M受体，缓解M样症状，对N受体无明显作用。

(1) 阿托品的解毒机制：阿托品具有阻断乙酰胆碱对副交感神经和中枢神经系统毒蕈碱受体(M受体)的作用，能有效解除毒蕈碱样症状(M样症状)及呼吸中枢抑制。因其不能阻断烟碱受体(N受体)，故对N样症状和呼吸肌麻痹所致的周围性呼吸衰竭无效，对胆碱酯酶复活亦无帮助。因此可以看出阿托品虽然是急性有机磷农药中毒的解毒药之一，但是它是治“标”而不是治“标”的药，使用时一定要与胆碱酯酶复活药联合使用。

(2) 阿托品的用法及副反应：阿托品口服、肌注。肌内注射后2～5min内起效，生物半衰期为3.7～4.3h。成人致死量为80～120mg，儿童为10～20mg。阿托品治疗时，应根据中毒程度轻重选用适当剂量、给药途径及间隔时间，同时严密观察效果及副作用，及时调整用药，患者尽快达到和维持阿托品化，避免发生阿托品中毒。

(3) 阿托品化(atropinization)：指应用阿托品后，患者瞳孔较前扩大，出现口干、皮肤干燥、颜面潮红、心率加快、肺部啰音消失等表现，此时应逐步减少阿托品用量。如患者瞳孔明显扩大，出现神志模糊、烦躁不安、谵妄、惊厥、昏迷及尿潴留等情况，则提示阿托品中毒，立即停用阿托品。

2. N胆碱受体阻断药　又称中枢性抗胆碱药。

(1) 东莨菪碱解毒机制：东莨菪碱对中枢M和N受体作用强，对外周M受体作用弱。有显著的镇静和兴奋呼吸中枢作用，但对N受体无作用，中枢抗胆碱作用强于阿托品。

(2) 东莨菪碱的副反应：其副反应基本类似阿托品，只是在中枢反应有不同，东莨菪碱过量后可有嗜睡、眩晕、思维阻断、肢体发沉；严重者也可出现各种幻觉、躁狂和谵妄等。静注血药浓度达峰在0.5～1.0h，血浆半衰期为1.35h，2h后由尿中排出76%；成人的致死量为100mg，儿童为10mg。

第4节　有机磷农药中毒的急救治疗

一、急救原则

(一) 切断毒源，脱离中毒环境

在生产劳动或搬运过程中，接触了有机磷农药中毒，立即离开现场，脱去污染的衣服

(包括内衣、内裤)放入塑料袋中待处理,对身体污染部分用肥皂水清洗后换衣。

(二) 清除毒物,阻止毒物继续吸收

1. 催吐 清醒者现场用筷子压舌根部,引起反射呕吐,并清理口腔和鼻腔分泌物,立即送往有条件的医院。

2. 洗胃 洗胃是预防毒物吸收的关键措施,做到早期、彻底,洗胃液用 20～25℃清水,每次注入 200～250ml,总液量为 10 000～30 000ml,洗胃中按摩上腹部和变换体位,利于全面清洗,洗至回抽液清亮为止;洗胃末用活性炭 20～30g 加水 200 ml 由胃管注入(可反复使用)。对昏迷、呼吸衰竭的病人有条件者,在气管插管及氧疗的条件下进行洗胃;对服毒量大者可保留胃管 24h,不时地抽取胃内容物,如有必要可重复洗胃。

(三) 特效抗毒药的应用

1. 治疗原则

(1) 确诊后尽早、足量、快捷地给予首量。

(2) 以复活剂为主,抗胆碱药为辅;急救时,两种药并用。

(3) 病人清醒后,选用阿托品或氯解磷定等单个药治疗。

(4) 根据病情需要可重复用药,阿托品类药要视病情需要临时给予;口服有机磷农药中毒者,复活剂可下长期医嘱,保持有效血药浓度一段时间。其时间长短,视具体情况而定。

(5) 患者全血乙酰胆碱酯酶活力稳定在 50%～60%,可试停药观察。

2. 用药剂量

(1) 氯解磷定:氯解磷定 500mg;复活作用强、毒性小、水溶性大,可静脉或肌内注射。根据中毒的程度给予不同剂量治疗,但首次剂量要足,之后重复给药。中毒表现消失,全血乙酰胆碱酯酶活性在 50%～60%。

(2) 阿托品:迅速达到阿托品化,延长给药间隔时间。停用阿托品的长期医嘱,改为必要时使用。

(3) 联合用药:①氯解磷定配伍阿托品(表 2-4,表 2-5);②长托宁配伍氯解磷定(表 2-6)。

表 2-4 氯解磷定配伍阿托品用量、用法(成人)

中毒程度	氯解磷定(g)			阿托品(mg)		
	首量	重复量	用法*	首量	重复量	维持量**
轻度	0.5～1.0	1.0	q1h×1→q6h×2d	2～4	首量 1/2	0.5～1.0
中度	1.0～2.0	1.0	q1h×2→q4h×2d	5～10	首量 1/2	1.0～2.0
重度	2.0～3.0	1.0	q1h×3→q4h×3d	10～20	首量 1/2	2.0～3.0

*指口服有机磷农药者而言;经皮肤中毒者,可视肌颤、全血乙酰胆碱酯酶活力而定;剂量的低限量适用于皮肤中毒,高限量适用于口服中毒;复活剂一般肌内注射、静脉注射时要在 8min 以上推完

**采取必要时给药,保持轻度阿托品化 24～48h,可根据病情适当延长

表 2-5 阿托品配伍氯解磷定的用量(儿童)

药物	首量	重复量	维持量
阿托品(mg/kg)	0.1	0.05(间隔 10～30min)	0.02～0.05(对症临时给)
氯解磷定(mg/kg)	20～40	10～20(间隔 1～2h)	20～40(间隔 10～12h)

表 2-6 长托宁配伍氯解磷定用法、用量(成人)

中毒程度	首量(mg)		重复用量(mg)	
	长托宁	氯解磷定	长托宁	氯解磷定
轻度	1～2	0～1000	1	0～500
中度	2～4	1000～1500	1～2	500～1000
重度	4～6	1500～2500	2～3	1000～1500

(四)维持呼吸循环功能

加强生命体征的监护,保持呼吸道畅通,肌无力明显者行预防性气管插管,防治缺氧加重病情。重度中毒者常有不同程度的心脏损害,应用营养心肌、保护心肌药物;呼吸衰竭是死亡的重要原因,病人出现紫绀,严重呼吸困难,甚至呼吸停止,应立即给予携氧人工呼吸;如果心跳微弱或停跳,在人工呼吸的同时,进行胸外心脏按压。

(五)综合治疗

1. 有机磷农药中的苯、甲苯和二甲苯等溶剂中毒者 用还原型谷胱甘肽等保肝解毒药作为常规用药,1200～1800mg,1/d,静脉注射,14～30d,并定期复查肝功。

2. 服有机磷农药量大的重度急性中毒的患者 在救治初始阶段,可输入全血或成分血200～400ml,使血中胆碱酯酶与血内尚存在的游离有机磷农药特异性结合,阻止其毒害作用,起到净化血液的作用。

3. 昏迷持续 3h 以上的中毒者 及时给予利尿、脱水剂和糖皮质激素,以防脑水肿。

4. 有高血糖表现者 输液时避免糖液的应用;必需应用者要按输入 4g 糖加 1U 的胰岛素。

5. 危重患者 条件允许可行血液净化治疗,如血液灌流、血浆置换术等。

6. 注意水、电解质平衡 注意水、电解质平衡,以利于阿托品等抗毒药疗效的发挥

【知识链接】 **血液灌流治疗技术**

血液灌流是通过体外循环,将机体血液引入装有特定吸附剂的容器中,以物理或化学吸附方式在体外清除某些外源性和内源性毒物,然后再把净化过的血液重新输回体内,达到血液净化的一种治疗方式。常用的吸附剂是活性炭和树脂。

7. 迟发性多发性神经病 给予神经营养治疗,如肌内注射大剂量的维生素 B_1、B_{12}、胞二磷胆碱营养神经和适量糖皮质激素,辅以物理治疗及其他支持疗法。

8. 中间综合征 机械通气是唯一有效的急救措施,及时行气管插管或切开,建立人工气道及机械通气,确保足够的通气和氧合,以助患者渡过呼吸衰竭。中间综合征恢复以颅神经支配的肌肉最快,继而颈屈肌及肢体肌肉恢复,最后呼吸肌恢复。机械通气撤离以自主呼吸功能恢复为准,经综合救治后一般于 4～18d 可缓解。本病有很高的自限性,救治成功率较高。

9. 保证每日所需热卡 危重病人能量供给 25～40kcal/(kg · d)。

10. 口服中毒、重度中毒以及洗胃患者 易引上消化道出血,可适当使用胃黏膜保护剂。

二、急性有机磷农药中毒致外周呼吸肌麻痹治疗方案

(一)有效携氧,人工通气

凡病人出现严重紫绀;呼吸达 30～35 次/min;有辅助肌参与呼吸运动;呼吸运动不协

调，甚至出现浅昏迷等项中的 1～2 项，应立即给予气管插管，进行人工通气或机械携氧通气，直至自主呼吸稳定。为保护气道通畅，采取如下措施：

1. 气管湿化剂 组成生理盐水 20ml、α-糜蛋白酶 8000U 和庆大霉素 8 万 U，1/2～4h 由气管导管内滴入 2～4 滴，或超声雾化吸入方式，2～4/d。

2. 及时清理呼吸道 吸痰管要通过气管插管的导管前端，随时夹出气管内的痰痂。一旦发现导管阻塞难以排除，或气管插管通气已超过 3～4d，均应采取气管切开。

（二）氯解磷定突击量

人工通气后给予氯解磷定突击量；第 1 个 24h 内氯解磷定用量为 10g，1g/1h 连用 3 次；接着 1g/2h 连用 3 次；以后 1g/4h 直到 24h；24h 后 1g/4h，用 2～3d 为 1 疗程；以后 1g/4～6h，时间视病情而定。

（三）RMP 期间阿托品用法

停阿托品的长期医嘱，改为必要时给 1～3mg，阿托品作为对症治疗选用；有大汗，气管分泌物阻塞；在无心衰的前提下，心率＜80 次/min，血压＜120/80mmHg，可以酌情应用。

（四）肝太乐的应用

肝太乐 0.5g 静脉滴注 2/d，或 1.0g/d，一次性静脉滴注，用以对抗农药中一些有机溶剂苯、甲苯、二甲苯等所致毒性。

（五）辅助治疗

维生素 C 2.0g 静脉滴注 2/d；呋塞米“速尿”(20～40)mg/(6～12)h，肌内注射或静脉注射；适当给予能量合剂；昏迷者甘露醇 200mg 静脉滴注，2～3/d；地塞米松 10mg，1/6h 静脉滴注。

（六）注意事项

(1) 在挤压气囊或机械通气下，再给予突击量氯解磷定。其给法可根据病人情况灵活应用，但开始时要达到相对突击量。

(2) 氯解磷定等复活剂给予后，不能立即阻止 RMP 的形成和发展，它们的对抗 RMP 作用是逐渐产生的。

三、长托宁(盐酸戊乙奎醚)取代阿托品救治有机磷农药中毒技术

（一）长托宁的特点

长托宁是由中国军事医学科学院毒物药物研究所研发的新型抗胆碱药，于 1999 年获得了国家药品监督管理局颁发的第一类新药证书，2002 年获国家技术发明奖二等奖。

长托宁能拮抗中枢和外周 M、N 受体，为选择性作用于脑、腺体、平滑肌等部位 M_1、M_3 型受体，而对心脏和神经元突触前膜 M_2 型受体无明显作用，因此对心率影响小，阿托品等非选择性 M 受体拮抗剂是阻断突触前膜及心脏 M_2 受体，使乙酰胆碱释放增多，窦房结发放冲动加快，常引起心动过速和心律失常。

长托宁经肌内注射清除半衰期为(10.3±1.2)h，阿托品肌内注射清除半衰期为(4.2±0.8)h。在抢救急性有机磷农药中毒时，长托宁较阿托品具有以下优势：①拮抗腺体分泌、平滑肌痉挛等 M 样症状的效应更强；②有较强的拮抗 N 受体作用，可有效解除乙酰胆碱在横纹肌神经肌肉接头处过多蓄积所致的肌纤维颤动或全身肌肉强直性痉挛；③具有中枢和外

周双重抗胆碱效应,且其中枢作用强于外周;④不引起心动过速,避免药物诱发或加重心肌缺血,对合并冠心病和高血压的中毒患者尤为重要;⑤半衰期长,无需频繁给药;⑥所用剂量较小,中毒发生率低。介于上述优点,2006 年长托宁取代阿托品救治有机磷农药中毒技术获得了卫生部面向农村和基层推广适宜技术十年百项计划,目前作为有机磷农药中毒急救的首选抗胆碱药物。

(二) 长托宁的用药方案

长托宁治疗有机磷农药中毒也要求达到阿托品化,其判定标准与阿托品治疗时相似但心率增快不作为判断标准之一(表 2-6)。一般采用肌内注射;首次剂量依中毒程度而定:①轻度中毒 1～2mg,必要时合用氯解磷定 0.5～0.75g;②中度中毒 2～4mg,同时合用氯解磷定 0.75～1.5g;③重度中毒 4～6mg,合用氯解磷定 1.5～2.0g。如无氯解磷定可用碘解磷定代替。首剂 45min 后,仍有 M 样症状,追加 1～2mg;若同时存在 M、N 样症状,应追加首剂半量 1～2 次,达阿托品化后,以 1～2mg 维持,1/8～12h(图 2-2)。

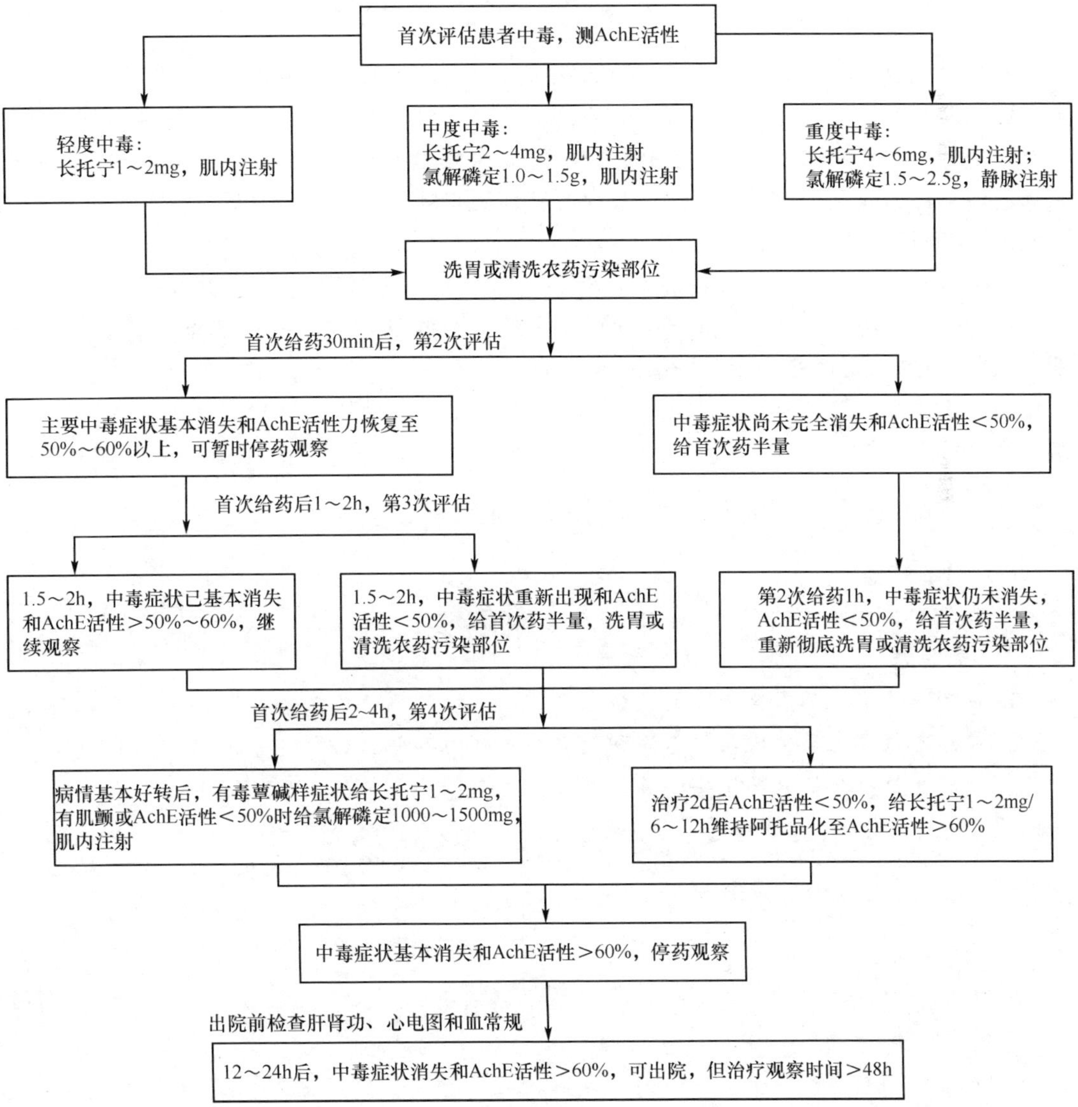

图 2-2　有机磷中毒治疗示意图

四、注意事项

(1) 怀疑有机磷农药中毒者可先按照中毒救治原则进行救治,并尽早明确病因。注意患者自述服药量与临床表现及胆碱酯酶活力是否相对应,不能过分轻信患者口述。

(2) 强调洗胃与解毒并重,洗胃同时给予足量解毒剂,避免中毒症状反跳。

(3) 短时间内出现呼吸衰竭的病人,可行先气管插管后再洗胃,避免洗胃时患者窒息缺氧或呕吐误吸。

(4) 解毒药应用应以复活剂为主,强调早期足量,阿托品为辅。

(5) 阿托品的副作用较多,使用剂量不能有效控制,易出现药物中毒,有条件者可用长托宁替代阿托品作为抗胆碱酯能药使用。

(6) 服毒量较大和危重病人,有条件者建议提早进行血液净化治疗,以清除体内毒物。

(7) 注意与其他农药中毒相鉴别,复合型农药可参考临床表现及实验室检查诊断治疗。

本章小结

有机磷农药进入体内与乙酰胆碱酯酶结合,形成磷酰化胆碱酯酶;磷酰化胆碱酯酶不能水解乙酰胆碱,引起乙酰胆碱蓄积,使胆碱能神经受到冲动,导致一系列毒蕈碱样、烟碱样和中枢神经系统症状。结合血乙酰胆碱酯酶的活力测定即可确诊,同时借此可以进一步判断急性中毒的程度,并指导用药、疗效观察和预后判断的重要价值。因此,基层要掌握纸片测定法来测定全血胆碱酯酶活力。

急性有机磷农药中毒的救治原则:清除毒物,阻止毒物继续吸收;使用特效抗毒药;维持有效呼吸循环功能。如及早洗胃,清除胃肠道未吸收的毒物。特效抗毒药的使用宜早期、联合、足量,以复活剂为主,阿托品为辅,有条件者及早使用长托宁取代阿托品,以减少副作用。急性有机磷农药中毒的后期常出现外周呼吸肌麻痹,应及时进行人工通气,同时给予突击量氯解磷定。

测评与训练

一、名词解释

1. 急性胆碱能危象(ACC)　2. 中间综合征(IMS)

二、简答题

1. 简述急性有机磷农药中毒的急救原则。
2. 简述有机磷农药中毒与氨基甲酸酯农药中毒的鉴别。
3. 简述急性有机磷农药中毒的临床表现。

(杨立山　丁　勇)

第3章　回药脱敏凝胶控制牙本质过敏症技术

【学习目标】

(1) 掌握牙本质过敏症的概念;回药脱敏凝胶控制牙本质过敏症技术;牙本质过敏症的预防回药脱敏凝胶控制牙本质过敏症的操作。

(2) 熟悉牙本质过敏症的病因;牙本质过敏症的临床表现、诊断及鉴别诊断;牙本质过敏症的临床治疗;回药脱敏凝胶控制牙本质过敏症技术实验指导与考核评价。

(3) 了解回药脱敏凝胶控制牙本质过敏症技术的背景。

第1节　概　　述

案例:患者,男性,45岁,近半年来右下后牙遇冷水及吃甜食酸痛,咬硬物酸软无力,无自发痛。检查时可见46、47殆面釉质中度磨损,牙本质外露,探针划某点感觉异常酸痛。关于牙本质过敏症的发病机制的学说是什么?可能引起牙本质过敏症的情况有哪些?对该患牙的诊断及需要排除的诊断?本案例首选的脱敏治疗方案及其他有效治疗方法?

由宁夏回族自治区的张佐主任医师自主研发的"牙齿敏感症的牙颌套加药物凝胶体治疗技术"曾获宁夏回族自治区科技进步二等奖,作为适宜技术被列入"十五"国家科技攻关项目和"十一五"国家科技支撑计划,在基层、农村推广应用,取得了良好的效益,获得宁夏医学科技一等奖。特别是近年来经过不断的努力,该适宜技术的核心"药物凝胶体"在配方构成、生产工艺、产品标准、使用方法和适应证的选择上都有进步,这一技术在回族地区医疗实践中逐渐发展完善,形成的具有回族特色的医药产品及其技术,已获国家二类医疗器械产品注册,符合医疗器械产品市场准入,可在全国医疗领域内应用。为回药脱敏凝胶控制牙本质过敏症这一适宜技术的推广和应用提供了保障。

一、牙本质过敏症的概念

牙本质过敏症(hypersensitive dentine),又称牙齿过敏症(tooth sensitivity),俗称倒牙,中医称"齿龊"、"齿酸"、"齿寒"等,它是口腔科常见病和多发病,尤以中、老年人为主,严重影响咀嚼功能。文献记载约8.7%~30%成年人可罹患,波及任何牙。牙本质过敏症不是一种独立的疾病,而是各种牙体缺损甚至部分牙周病所共有的一种症状,因磨耗、外伤或刷牙不当引起牙体楔状缺损等,使牙釉质缺损,牙本质暴露,外界刺激通过牙本质和造牙本质细胞的胞质突起传导,产生敏感症状。或因某些全身性疾病如:神经官能症、长期失眠、月经期、妊娠期等,全身的应激性增高,神经末梢的敏感性增强,即使牙本质没有暴露,也会感到牙齿极度敏感不适。

二、牙本质过敏症的病因

引起牙本质过敏症的原因很多,如牙齿磨损、牙外伤、牙隐裂、楔状缺损等,这些原因的共同特点是使牙釉质损伤,牙本质暴露。其中牙齿磨损和楔状缺损最为常见,不正确的刷牙方法是导致牙齿磨损的楔状缺损的重要原因。牙本质暴露往往是磨损、磨耗、酸蚀以及应力作用下釉质内碎的综合效果。异常的咬合状况可导致夜磨牙症,被认为是牙体磨损的一个重要危险因素。

凡能使釉质完整性受到破坏,牙本质暴露的各种个体疾病,如磨耗、楔状缺损、牙折、龋病以及牙周萎缩致牙颈部暴露等均可发生牙本质过敏症。但并不是所有牙本质暴露的牙都出现症状,通常与牙本质暴露的时间、修复性牙本质形成的快慢有关。虽然临床上多数情况 是由牙本质暴露所引起,也是重要的原因,但还不能解释所有的临床表现,如敏感症状可随健康和气候的变化而经历着从无到有和从有到无的过程。

【知识链接】 牙齿洁治术可引起牙本质过敏症

牙周病是口腔两大疾病之一,牙石是牙周病的重要局部促进因素之一,据第3次全国口腔健康流行病学调查:我国80%~97%的成年人群有不同程度的牙周疾病问题;中青年牙石检出率97.3%。去除牙石是牙周治疗和疗效维护的基本原则。牙石不能用刷牙方法去除,只能用洁治术(洗牙)去除,这将导致部分牙本质、骨质丢失,引发术后敏感症状。

三、牙本质过敏症的临床表现、诊断及鉴别诊断

(一)临床表现

牙本质过敏症的主要表现为刺激痛,当刷牙,吃硬物,酸、甜、冷、热等刺激时均可发生酸痛,尤其对机械刺激最敏感。当刺激除去后,激发痛立即消失,没有自发痛。若刺激除去后,这种激发痛还要持续一段时间,甚至发生自发痛,则多已引起牙髓病变,应按牙髓病处理。症状严重者,病人刷牙、漱口、进食均感困难。

检查时,病人多能指出患牙,并多数能查到牙本质暴露区,用探针在牙磨损的黄色牙面上轻轻探查,可找出一个或数个敏感点或酸感区,过敏点多数位于釉牙本质交界处和釉牙骨质交界处(牙颈部)。

(二)诊断

诊断牙本质过敏症的手段有下列三种:

1. 探诊 探诊是临床检查牙本质过敏症最常用的方法之一。最简单的探诊方法是用尖探针轻轻划过牙的敏感部位,将患者的主观反应分成4级,依次为:0°:无不适;1°:轻微不适或疼痛;2°:中度痛;3°:重度疼痛且持续。为了定量测量目的,学者们采用了各种更为复杂的探诊手段。探针用于探诊牙的敏感面,在探诊过程中力量可连续地逐渐增加,直到有疼痛感觉,该值定为患牙的敏感阈值。当力量达到80g时仍无反应,该牙被认为不敏感。

【知识链接】 探诊装置

Smith等发明了一种探诊装置,该装置有一可弯曲的15mm长不锈钢丝接触牙面,可沿牙面曲度划动,用螺旋钮调节钢尖端接近和远离牙面,从而改变探诊压力,直到患者感到疼痛,此时的力值定为敏感阈值。为了保证每次测定位置的重复性,可用牙科材料将该装置固定在几个邻牙上。它的尖探针与压力应变片相连接,并通过显示器来反映探诊的力量。

2. 温度试验 正常牙髓对20～50℃之间的温度刺激无明显反应，但病变牙髓的温度耐受阈发生变化，即遇突然、明显的温度变化时，不同状态的牙髓会诱发不同的反应温度测验范围是＜20℃或＞50℃。简单的温度测定方法是通过牙科椅的三用气枪将室温的空气吹向敏感牙面，该方法在临床上很常用。空气刺激方法目前已被标准化，气温为18～21℃，气压为60kPa，刺激时间为1s。检查时用手指或棉卷隔离邻牙，患者的反应分成4级：正常、敏感、迟钝、无反应。

【知识链接】 **温度测定仪**

其他还可采用接触性金属探头温度测定仪，其探头温度可在12～82℃之间变动，由探头内的热敏电偶测定并显示。检测初始温度为37.5℃，作冷测时，温度每次降低1℃，直到患者感觉不适，热测法与冷测法相似，温度从37.5℃按1℃阶梯逐渐增加，用温度的高低来判断牙的敏感程度。

3. 主观评价 在临床上，学者们也常用患者的主观评价方法来判断牙的敏感程度，包括疼痛3级评判法（verbal rating scale，VRS）和数字化疼痛评判法（visual analogue scale，VAS）。VRS系患者将其日常生活中对冷空气、冷热酸甜食物、刷牙等刺激的敏感进行综合和评价，每次复诊时间均采用问卷方式，好转定为（－1），无改变为（0），加重为（＋1）。3级评判法所提供的描述词语有时不足以反映患者的真实感受。VAS是用一条10cm长的直线上作一标记来代表当时的牙敏感程度。只要适当地向患者解释，VAS法容易被掌握和使用。学者们认为用VAS比VRS重复性更好，能连续地评价疼痛的程度，而且又能满足对敏感刺激不同感受的评价，因此，更适于测定牙的敏感性。

牙本质过敏症可能只对一种刺激敏感，也可能对多种刺激敏感，因此，多数学者认为在临床研究过程中要使用多种手段来测定，其中至少有一种可定量的试验。

（三）鉴别诊断

牙本质过敏症的诊断是建立在病史收集及患者的主观感受之上，因此，必须获得敏感史的对病状的精确描述。牙本质过敏症患者通常在寒冷（最常见的触发因素）、机械性、吹气、化学刺激或渗透压变化下出现短暂而尖锐的疼痛。临床检查一般采用冷空气喷吹、温度刺激、探针接触等方法，但这些方法常常不能再现所有的牙本质过敏症，因此临床上还采用患者在治疗前后对疼痛的感受作为辅助诊断依据。

必须排除具有牙本质过敏症症状的实体性疾病。如：牙折裂、充填体折裂、充填体边缘微渗漏、牙体缺损、龋病、牙髓炎等。鉴别诊断或首先诊断这些疾病很有必要，以下为几个主要鉴别及注意的内容：

1. 牙齿微裂、充填体边缘微渗漏 一般可以通过放大装置或染色剂渗透的方法发现。

2. 磨损、酸蚀、釉质内碎 可使釉质或牙骨质丧失，导致牙本质表面小管口暴露从而造成牙本质过敏症。对于这些原因造成的严重牙体组织缺损，一般需要粘接修复，在诊断牙本质过敏症的同时也可以直接诊断为磨损、酸蚀或楔状缺损等。

3. 牙本质过敏症的症状特点 一般刺激产生的牙本质过敏症症状持续时间短暂，且不随时间延长而加剧，如不可复性牙髓炎等，也不会因咀嚼压力而激发，如牙隐裂等。

使用排除法诊断有利于口腔医师更好地理解牙本质过敏症的特点，有助于更好地诊断和进行临床处理。划分基于以下几个理由：暴露的牙本质小管往往在微观下才能看到，其他有敏感症状的牙齿疾病如牙齿折裂、龋病或微渗漏等可以用肉眼观察分辨出；牙本质过敏症的症状有一定的特点，对刺激所产生的敏感症状并不是经常伴随疼痛症状，而且敏感症状往往间歇发作；目前牙本质过敏症已形成特定和多种治疗方法，特别是回药脱敏凝胶控制牙本质过敏症技术在口腔临床已得到广泛应用，不同于其他牙齿疾病如牙齿折裂、微渗漏等。

四、回药脱敏凝胶治疗牙本质过敏症技术的背景

（一）牙本质过敏症治疗现状

目前，牙本质过敏症脱敏治疗的方法由于其作用机制不清往往造成对口腔的损害，临床操作复杂，而且有效作用时间较短，故临床治疗效果不佳。正如岳松龄教授在《关于牙齿过敏症》一文中所述："牙本质过敏症发病率很高，危害不算大，痛苦不算小，治疗方法很多，效果欠佳。"1935 年 Grossman 提出理想脱敏剂的标准是：①对牙周、牙髓无刺激；②使用时相对无痛；③容易使用；④作用迅速；⑤效果持续稳定；⑥不使牙齿着色。

但至今没有一种脱敏剂能完全符合上述标准，因此寻求理想脱敏药物和方法，一直为广大学者不懈努力的目标。

（二）回药脱敏凝胶

以回药阿哈黑呀（五倍子）、扫兀邻张（高良姜）、阿梨诃陀（荜茇）、微列知（大黄）等为基质制成脱敏凝胶，用于治疗牙本质过敏症。回药功效：回药脱敏凝胶体具有消炎、止痛、收敛、抗过敏之功效。由于鞣质、挥发油有收敛作用，能与蛋白结合形成牙保护膜，使牙本质小管的蛋白质凝固，透入牙本质小管形成结晶，参与牙本质的再矿化，刺激继发牙本质形成，与外界的刺激隔离，降低牙的感受性，从而起到脱敏作用。这些回药有效成分的联合作用，能迅速渗透填塞或覆盖，封闭牙本质小管，并麻痹小管内神经纤维，阻滞冲动传导，达到患者自觉症状消失目的。

【知识链接】 **回族医药**

回医回药是中华传统医学中的精华，在中国传统医药文化基础上，融入了伊斯兰传统医药文化，在其回族地区生活实践中逐渐发展完善，形成的具有民族特色的医药文化产物。回族医药文化始于唐宋，经过长期的发展，形成了独特而成熟的理论体系，在医疗、预防、保健方面都具备了鲜明的民族医药特色，丰富了祖国医药宝库。

五、回药脱敏凝胶加牙颌套技术应用

回药脱敏凝胶牙颌套治疗牙本质过敏症符合 Grossman 提出理想脱敏剂的标准。

（一）回药卡波姆脱敏凝胶

本凝胶体在常态下具有较高的黏稠度，而在受压时又显示出很好的分散性。在挤压或受咬颌力作用时凝胶能同牙体过敏部分充分接触而发挥脱敏作用。

1. 为了保证治疗效果 要严格把握治疗的适应证，由于牙本质敏感症是许多牙体疾病所共有的症状，某些全身因素有时也可以引起类似敏感症状。为了排除其他疾病，减少误差，在选择案例时必须细心检查，准确判断牙髓状态。

2. 绝大多数患有牙本质敏感症的患者伴有不同程度的牙体磨耗 因此在治疗过程中调颌显得格外重要。在回药脱敏凝胶治疗的同时要配合调颌，磨除过尖过锐的牙尖、陡斜面，尽量分散颌力，减缓牙齿的磨耗速度，从而保证回药脱敏凝胶的疗效。

3. 针对老年患者 对于老年患者而言，其程度均较年轻人要重，楔状缺损，磨损有时似乎可见到髓角的穿髓点，但牙髓活力正常。而有的已穿髓，也表现为牙体敏感，无牙髓炎症状。因此对于老年人的牙本质过敏症，要认真检查，必须时行牙髓活力测定。不然的话，有时会导致误诊误治。对于磨损穿髓的牙齿和隐裂牙采取摘除牙髓、根管治疗的方法，均取得了满意的效果。隐裂牙作冠套修复后均可使牙恢复正常的咀嚼功能，说明老年人牙体敏感症只要治疗方法得当，均可取得满意疗效。

（二）通常涂擦脱敏剂脱敏原理

脱敏原理：一为形成钙化物，但不能形成栓塞层；二为有机溶剂挥发，在牙齿表面形成保护膜；三在牙本质小管中形成蛋白变性的凝结物，但位置表浅，涂擦脱敏，只能作用于牙本质表层渗入牙本质小管很浅，随牙齿磨耗不能彻底隔绝外界刺激。上述作用或其作用不全，或其不能完全阻断外界刺激，或因其易于溶化，不耐咀嚼、磨耗，因而临床效果不确切，复发率较高，而本回药脱敏凝胶，长时间作用及反复使用，解决了上述问题。

【知识链接】 牙齿洁治术前使用回药脱敏凝胶

患者的就诊经历特别是疼痛的感觉将会影响下次是否复诊的决定。若有不好的经历会使患者不愿再踏进口腔诊室。本技术的应用结果表明在牙齿洁治术前使用回药脱敏凝胶能够缓解牙齿敏感症状。可以帮助医生有效地防止牙本质敏感症状的发生。在口腔操作前常规采用脱敏凝胶的方法非常容易使用，且为非麻醉、非镇静的方法，能够起到对敏感区的预处理效果，可以缓解患者的疼痛，有助于患者下次顺利就诊。

六、回药脱敏凝胶加牙颌套技术优越性

目前，常用的涂擦脱敏剂方法难以在牙齿局部维持长期的有效浓度，使脱敏剂的脱敏作用受到限制。回药脱敏凝胶所使用的牙颌套使牙齿能长时间浸入回药脱敏凝胶剂中，使其脱敏作用得以充分发挥。脱敏牙颌套具有明显的优越性：①简便易行，患者在第一次就诊后即可得到合适的牙颌套，每天晚上自行用药，避免多次到医院就诊；②可以在牙本质敏感处直接用药；③疗效可靠，因为在局部较长时间的用药，克服了一般用药方法难以维持长期的有效浓度的缺点；④牙颌套安全舒适，脱敏牙颌套是按每个病人牙颌形态制作而成，主要依靠热塑软膜材料牙颌套弹性及牙冠颊、舌侧倒凹固位不易松脱，安全可靠，方便易行。

回药脱敏凝胶除了有牙齿脱敏作用以外，还可以用于防龋，对于老年人的牙龈退缩、牙根暴露致使根面龋的发生有一定预防和治疗作用。牙颌套的龈缘处密合，药物不能外溢。因此出现毒副作用的机会也是很小的。由于释放到唾液里的回药成分无明显增多，所以可以广泛地使用，用于治疗牙敏感症及预防龋病，也可用于高发龋病的人群如儿童、口腔自洁差的老年人、伤残人及唾液量减少者。所以回药脱敏凝胶牙颌套治疗法是极有发展前景的治疗牙本质过敏症及预防龋病的方法。

第 2 节 牙本质过敏症的治疗

一、牙本质过敏症的临床治疗

（一）牙本质过敏症治疗理论

人们对于疼痛是如何传入牙齿的，大致有如下理论：

1. 牙本质神经传导 由于牙本质中存在神经末梢，感觉由表层传入牙髓。

2. 牙本质纤维传导 有人认为，牙本质纤维中含有乙酰胆碱酶，它在受到刺激时，能产生神经传导而产生疼痛。

3. 牙本质小管淋巴传导 外界刺激物牙本质表层的胶样物质压力增加，通过淋巴液的传导，使造牙本质细胞受压，而引起疼痛感。

4. 流体动力学理论 认为作用于牙本质的外部刺激引起了牙本质小管内容物向内或向外的流动，这种异常的流动被传递到牙髓，从而引起牙髓神经纤维的兴奋，产生痛觉。成牙本质细胞下层、成牙本质细胞层和牙本质内层小管内的神经纤维对液体的流动或突然的压力变化均非常敏感，这也是发生牙本质过敏的原因。在电镜下，成牙本质细胞突只占管腔的1/4，其余3/4均为液体充满。牙本质小管液像玻璃毛细管中的液体一样，任何轻微的移位都会引起它们的流动。上千根小管内的液体同时快速移位，可导致小管内容物的相应移动，以及导致相邻处牙髓组织的明显移动。不论液体是向外或向内的移动，都可对牙本质小管内或邻近牙髓组织中的 A_6 纤维末梢造成一个直接的机械性刺激。同时，小管内液体的移动还可引起成牙本质细胞的伴随移动，刺激与之相接触的神经纤维，引发神经冲动而产生痛觉。

此外，由于牙本质小管内液体的膨胀系数与牙本质小管壁的系数相差甚大，温度刺激可使小管内液体膨胀或收缩，从而导致液体发生相对移位，也可诱发疼痛，这就是临床上牙本质过敏时冷时热甜酸刺激诱发疼痛的原因。

（二）牙本质过敏症形成的条件

1. 牙本质暴露（存在病损） 通常由牙釉质缺损或牙龈退缩所致。

2. 牙本质小管在口腔和牙髓两面开放（病损形成）

3. 牙齿受到刺激 冷、热、酸、机械性刺激等。

减少牙本质小管内的液体流动和（或）阻断牙本质小管内的神经传导。阻断牙本质小管内的神经传导：通常采用含钾化合物如硝酸钾、氯化钾等。减少牙本质小管内的液体流动：通常采用物理或化学的方法封闭牙本质小管或产生表面层。包括使用树脂、玻璃离子粘固粉和粘接剂、氯化锶或醋酸锶、草酸钾或草酸铁；含硅或含钙材料以及蛋白质沉淀剂等。

（三）常用脱敏方法

较轻的牙本质过敏症，可以嘱病人经常咀嚼茶叶或核桃仁等富含鞣酸、具有收敛作用的食物，尤其对牙齿过敏区，可以起到一定的脱敏效果，或用生大蒜在牙齿敏感区摩擦2～3min也可起到一定作用，因为其中有蒜辣素等能降低牙齿的感受性。

较重的牙本质过敏症除针对病因处理外，主要采用脱敏治疗。治疗方法有药物涂擦，离子导入，药物贴敷，涂料覆盖，药物含漱等。

1. 氟化钠脱敏法 适用于前牙、牙颈部。75%氟化钠甘油糊剂最为常用。先将患牙区隔湿，吹干患牙，用小棉球蘸药物涂擦患区1～2min。视疗效，隔数日再重复处理。

2. 氯化锶脱敏法 为中性盐，高度水溶性，毒性很低，放入牙膏内使用，方便安全。10%氯化锶牙膏在国外应用较广泛，国内也有制品。局部涂擦用75%氯化锶甘油或25%氯化锶液。在被广泛研究的各种药物中，锶显示了对所有钙化组织、包括牙本质在内，具有强大的吸附性。锶对牙本质过敏的作用被认为是通过钙化锶磷灰石的形式，阻塞了张开的牙本质小管所致。

3. 碘化银脱敏法 用于后牙的牙本质过敏症。患牙区隔湿后，先用3%碘酊涂敏感区，

0.5min 后，再涂以 10%～30%硝酸银液，即见有灰白色碘化银沉淀生成，再依法重复 1～2 次，很快即显效。因药物有腐蚀性，因此应注意隔湿。

4. 碘酚或 50%麝香草酚乙醇液法　以小棉球蘸上述任一药液置牙齿敏感区，再以烤热的充填器头端放置在棉球上，使产生白烟而病人不感到疼痛为度，如此反复 2～3 次。用于后牙的牙本质过敏症。麝香草酚酊防腐力强而刺激性小，能渗入牙本质小管内。对腐败物质有分解作用，并有轻微的镇痛作用。用于消毒窝洞或根管、牙本质脱敏。

5. 树脂类脱敏剂　其主要作用机制是使牙本质小管内蛋白质沉淀，阻塞牙本质小管，从而减少牙本质通透性而起到脱敏作用。使用时可先用橡皮轮等去除表面食物残渣等，以清洁水冲洗过敏区后隔湿，有条件最好上橡皮障，轻轻吹干，用蘸有脱敏剂的小毛刷涂擦脱敏区，等候 30s 后用气橡子吹干至表面液体较干为止。最后以大量流水冲洗，如果疗效不够显著，可反复多次进行，也有些使用光固化灯进行照射。

6. 光固化粘接剂　先清洁患牙，隔湿，吹干，37%磷酸的酸蚀敏感区 5s，冲洗、再吹干、涂光固化粘接剂，光照 20s。

7. YAG 激光脱敏治疗或药物离子导入封闭法　这两种方法对牙本质过敏症有较好的治疗效果。

8. 修复治疗　对反复药物脱敏无效者，可考虑作充填术或人工冠修复。个别磨损严重而接近牙髓者，必要时，可考虑牙髓病治疗。

牙本质过敏症的脱敏方法很多，其效果随不同个体差异甚大。脱敏无效者，可视情况用充填术或冠修复以隔绝外界刺激，消除敏感症状。疼痛剧烈病人可在医生检查确诊后做牙髓治疗（杀死牙神经）消除此症。

二、回药脱敏凝胶控制牙本质过敏症技术

（一）牙颌套的制作

首先将需要治疗的牙齿取模，制作牙齿石膏模型，然后使用彩色石膏，将需要治疗具体牙齿相应于牙齿模型部位加厚。采用热塑软膜材料，在热塑真空压膜机上加热、加压于牙齿模型上，形成热塑软膜牙套，注意牙套边缘与牙龈间的距离，相应加厚部位则形成储药囊，其他部位则于口腔相应部位紧密贴合，形成封闭区。储药囊内的药物作用于相应牙齿敏感部分，并与外界隔绝。

（二）回药脱敏凝胶的使用

方法 1：牙颌套法

（1）在使用回药脱敏凝胶前，使用者清洁牙齿和口腔。

（2）取下针管的封帽，将回药脱敏凝胶均匀注入牙托内，每次使用量为 1ml 左右。

（3）将涂均匀回药脱敏凝胶的牙托戴在牙列上，轻轻按压使牙托与牙齿完全匹配，用纸巾或棉球将溢出的回药脱敏凝胶擦净。

（4）使用 1/d，时间为 1.5～2h，每个疗程为 5～7d。

（5）用毕，用清水洗去或用刷牙方法，清除口腔内余留的回药脱敏凝胶。

（6）用后将牙齿表面的回药脱敏凝胶刷净。用冷水冲洗牙托，擦干后妥善保管牙托，以备巩固治疗时使用。

方法 2：涂抹法　将回药凝胶涂抹于敏感处，0.5～1.0ml/次，3～4/d，在敏感处滞留3～

5min 后用清水漱口洗去。睡前使用效果较好。

方法 3:抛光法 由口腔专业医生使用一次性抛光杯蘸用 0.25～0.5ml 回药脱敏凝胶在牙齿的敏感点处打磨抛光 1～2min,用清水漱口洗去。

方法 4:刷牙法 使用柔软的毛刷牙刷,用 2～3ml/次回药脱敏凝胶,至少刷牙 2/d,3min/次,务必刷及所有敏感牙齿部位。刷牙完毕,用清水洗去。

方法 5:咕漱法 取 2～3ml 回药脱敏凝胶用普通纯净水稀释到 20～30ml 含入口中,咕漱,注意将漱口液与敏感处反复接触,漱口时间为 4～6min,漱毕,用清水洗去。

(三)回药脱敏凝胶适用范围

用于牙本质过敏症疼痛、防龋、口腔抑菌、防治牙龈炎、牙周炎及牙面磨损、牙齿颈部楔状缺损、牙龈退缩、牙周洁治后牙齿敏感。

(四)回药脱敏凝胶使用注意事项

本品为口腔科外用材料,请勿口服。孕妇及对本品过敏体质者慎用。请把本品放在儿童接触不到的地方,以免误食,儿童必须在成人监护下使用。如正在使用其他药品,在使用本品前请咨询医师。当本品性状发生改变时禁用。洗刷牙托时请勿使用热水及化学制剂,以免牙托变形。

三、牙本质过敏症的预防

牙本质过敏症重在预防(图 3-1),而预防的关键是科学合理地使用和保护牙齿。应该

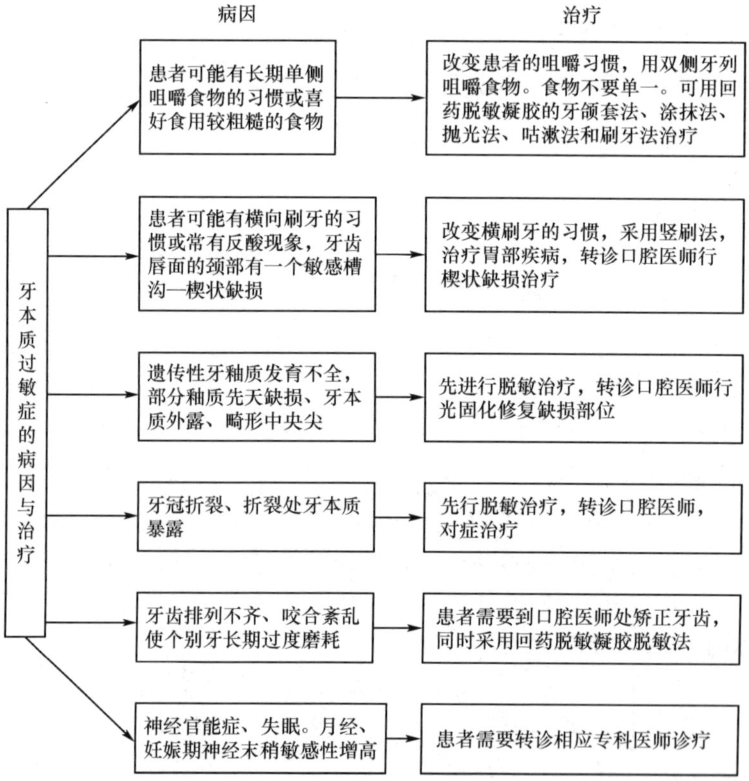

图 3-1 牙本质过敏症的病因与治疗

按时作息，注意口腔卫生，勤漱口，选用较软的保健牙刷，掌握正确的刷牙方法，以防形成楔状缺损而发展为牙本质过敏症。刷牙时应使用更为科学的竖刷法，以减少牙齿的磨损，防止牙齿楔状缺损；市场所售药物牙膏一般加入了氟化物、硝酸钾或中草药，经常使用有一定疗效。食用硬果类食物时，尽量先用器具敲碎外壳，而避免用牙咬，尤其不能用牙开启瓶盖。在发生牙本质过敏症时，可以到医院口腔科做脱敏治疗。另外，也可坚持使用含氟含钙牙膏，适量饮茶，绿茶具有很好的防龋脱敏效果。或咀嚼茶叶、核桃仁等，这些都有一定的脱敏作用。

避免过冷过热刺激，如不要吃过烫、过冷的食物，冬天用温水漱口等。过冷、过热的刺激不仅会使牙髓产生痛感，而且会加速牙髓老化。

咬颌关系不正常的应及时调整，调整单侧咀嚼习惯。纠正夜间磨牙习惯，有夜磨牙症的患者应佩带颌垫，以防牙面过度磨损。

本章小结

牙本质过敏症（hypersensitive dentine），又称牙齿过敏症（tooth sensitivity），俗称倒牙，中医称“齿齼”、“齿酸”、“齿寒”等，它是口腔科常见病和多发病，尤以中、老年人为主，严重影响咀嚼功能。它不是一种独立的疾病，而是各种牙体缺损甚至部分牙周病所共有的一种症状，一般刺激产生的牙本质过敏症症状持续时间短暂，且不随时间延长而加剧，如不可复性牙髓炎等，也不会因咀嚼压力而激发，如牙隐裂等，产生敏感症状。以回药为基质制成脱敏凝胶制剂，用于治疗牙本质过敏症。回药脱敏凝胶牙颌套治疗牙本质过敏症符合 Grossman 提出理想脱敏剂的标准，即①对牙周、牙髓无刺激；②使用时相对无痛；③容易使用；④作用迅速；⑤效果持续稳定；⑥不使牙齿着色。是一种操作安全、可靠、方便、效果突出的治疗方法。

测评与训练

一、名词解释

1. 牙本质过敏症　2. 牙颌套与储药囊　3. 回族医药

4. 回药脱敏凝胶　5. 流体动力学理论

二、简答题

1. 简述牙本质过敏症症状特点。

2. 回药脱敏凝胶使用方法有哪些？

三、案例简析

女性，40 岁，左下后牙冷热及刷牙进酸痛感，刺激去除后酸痛感立即消失。检查：左下颌第一磨牙𬌗面磨损，暴露牙本质，探诊颊𬌗斜面有酸痛区，叩痛（—）。该患者的诊断是？请您为该案例设计治疗方案。

四、案例详析

患者，男性，45 岁，近半年来右下后牙遇冷水及吃甜食酸痛，咬硬物酸软无力，无自发痛。检查时可见 46、47 𬌗面釉质中度磨损，牙本质外露，探针划某点感觉异常酸痛。

问题：关于牙本质过敏症的发病机制的学说，可能引起牙本质过敏症的情况有哪些；对该患牙的诊断，需要排除的诊断；本案例首选的脱敏治疗方案及其他有效治疗方法。

（张　佐）

第 4 章　慢性疼痛的神经阻滞治疗技术

【学习目标】

(1) 掌握慢性疼痛治疗中的各种药物和常用神经阻滞的适应证、操作方法及注意事项。

(2) 熟悉疼痛的概念、分类、病因；神经阻滞的概念及其作用机制。

(3) 了解慢性疼痛的神经阻滞治疗技术背景。

第 1 节　概　　述

案例：患者，男性，60 岁。主诉：两肩、胸部疼痛 20 年，加重 2 年。既往史：自 20 年前开始两颈肩部开始出现酸痛，自 10 年前两侧胸部出现重压样、紧缚样疼痛，稍有活动就会出现胸部痛。当时怀疑为"心绞痛"，作冠状动脉造影、Holter 心电图和常规心电图检查，并按心绞痛的诊断给予药物治疗，症状无明显改善，经多家医院、多名专家会诊，均未能确诊为"心绞痛"，患者胸痛症状逐渐加重，行走后疼痛明显，每走 50m 后就要停下来休息。2 年前来疼痛科就诊。查体：两肩部、肩胛骨上角部有压痛，颈椎 X 现片示轻度变性，无其他神经学异常所见。治疗经过：初诊后给予 5 次星状神经节阻滞，2 次胸椎旁阻滞，经上述治疗胸部痛完全消失，肩痛也减轻，之后，经重复星状神经节阻滞肩痛也消失了。

一、疼痛的概念

（一）疼痛的定义

国际疼痛研究协会(IASP)将疼痛定义为：疼痛是以组织损伤或潜在的组织损伤相关的一种不愉快的躯体感觉和情感经历。同时可伴有代谢、内分泌、呼吸、循环功能和心理学的改变。疼痛是主观的，包括感觉和情感的反应，这种反应是神经末梢痛觉感受器受到伤害和病理刺激后，通过神经冲动传导到中枢的大脑皮层而产生。

（二）疼痛与疾病的关系

疼痛是许多疾病的常见或主要的症状，如脑肿瘤的头痛、冠心病发作时的胸痛、胆石症的胆绞痛、腹痛、晚期肿瘤的癌性疼痛等。但有些疼痛其本身就是一种疾病，如带状疱疹的神经痛、三叉神经痛。疼痛不仅给病人带来痛苦，而且还对中枢神经、循环、内分泌、消化和自主神经等系统造成不良影响，甚至是某些严重的、威胁生命的疾病的症状。因此，治疗疼痛既是一项重要的临床工作，也是病人的迫切需要。

二、慢性疼痛的病因及分类

（一）病因

慢性疼痛的病因包括 3 种：①创伤；②炎症；③神经病理性改变。

（二）慢性疼痛的分类

1. 根据疼痛所在的躯体部位分类　可分为头痛、颌面部疼痛、颈部痛、肩及上肢痛、胸痛、腹痛、腰及骶部疼痛、下肢痛、盆部痛、肛门及会阴痛等。

2. 根据疼痛部位的组织器官、系统分类

（1）躯体痛：疼痛部位在前部或较浅部，多为局部性，疼痛剧烈、定位清楚。如原发性头痛、肩周炎、膝关节炎。

（2）内脏痛：为深部痛，疼痛定位不准确，呈隐痛、胀痛、牵拉痛或绞痛。如胆绞痛、肾绞痛、胃痛等。

（3）中枢痛：主要指脑干、丘脑和大脑皮层等神经中枢疾病，如脑出血、脑肿瘤、脊髓空洞症等引起的疼痛。

3. 按疼痛的性质分类

（1）刺痛：又称第一痛、锐痛或快痛，其痛刺激冲动经外周神经中的 Aδ 纤维传入中枢。

（2）灼痛：又称第二痛、慢痛或钝痛，其痛觉信号经外周神经中的 C 纤维传入。

（3）酸痛：又称第三痛，其痛觉信号经外周神经中的 Aδ 纤维和 C 纤维传入。

4. 按疼痛的原因分类　①创伤性疼痛；②炎性疼痛；③神经病理性疼痛；④癌痛；⑤精神（心理）性疼痛。

三、疼痛治疗的原则和方法

（一）疼痛治疗的原则

1. 明确诊断　①明确是不是疼痛治疗的适应证；②明确疼痛的原因和性质；③明确病变所在的组织和器官；④明确病变的部位和深浅；⑤明确病变区域结构；⑥明确病程的急缓；⑦明确患者全身状况；⑧评估治疗效果和预后。

2. 综合治疗　药物治疗、理疗、神经阻滞疗法、心理治疗、微创治疗和手术治疗。每种疗法都有其局限性，应采取综合治疗。

3. 确保安全有效　应根据病人全身情况、适应证、禁忌证选择恰当方法以确保安全。

（二）疼痛的治疗方法

疼痛的治疗方法见表 4-1。

表 4-1　疼痛的治疗方法

治疗原理	治疗方针	治疗方法
消除原因	除掉致痛部位，治疗致痛疾病	外科手术切除、内科疗法
	消除致病的某一环节（如针对血管痉挛、收缩、肌肉痉挛、致痛物质等）	物理疗法、镇痛药物、手术治疗、神经阻滞
阻断疼痛的传导通路	化学性阻断	用局麻药、神经破坏药神经阻滞
	物理性阻断	手术治疗、经皮电刺激、射频热凝疗法、神经切断手术
提高痛阈、改善疼痛反应		镇痛药、镇静药疗法，心理疗法、针刺疗法

【知识链接】　**我国疼痛医学的发展简史**

1976 年："国际疼痛学会"（IASP）成立，联合多学科医护人员，开展慢性疼痛的诊断、治疗、研究。

2004 年：中华疼痛学会发出号召，将每年 10 月第三周的第一天定为"世界疼痛日"，提出“免除疼痛是一种基本人权”的口号。

2006 年：开始组织专家编写了《临床诊疗指南·疼痛学》分册和《临床技术操作规范·疼痛学》分册。

2007 年 7 月 16 日：卫生部签发 227 号件，在《医疗机构诊疗科目名录》重增加一级诊疗科目“疼痛科”，至此一个新的诊疗科目疼痛科名正言顺地诞生了。

2008 年：中华医学会疼痛分会开始筹备“疼痛医师中级职称”考试，现已批准，为新一代疼痛专科医师的出现开辟了道路。

2011 年：成立了“济生疼痛医学基金会”，从人力资源、专业服务方面加以支持。

第 2 节　慢性疼痛治疗的常用药物及作用机制

药物治疗是临床治疗慢性疼痛的重要手段之一。常用药物有：抗炎镇痛药、麻醉性镇痛药、非麻醉性镇痛药、局部麻醉药、糖皮质激素类药以及一些其他辅助性药物。

一、麻醉性镇痛药

（一）吗啡

吗啡（morphine）是阿片所含二百多种生物碱中镇痛作用最强的一种。吗啡通过激动体内阿片受体而产生强烈的镇痛作用，它作用于脊髓、延髓、中脑和丘脑等痛觉传导区阿片受体而提高痛阈，使病人对伤害性刺激不再感到疼痛。吗啡对躯体和内脏疼痛均有效，对持续性钝痛的效果优于间断性锐痛，疼痛出现前应用的效果较疼痛出现后应用更佳。在产生镇痛作用的同时，还作用于边缘系统的阿片受体，消除由疼痛所引起的焦虑、紧张等情绪反应，甚至产生欣快感。肌注后 15～30min 起效，45～90min 产生最大效应，镇痛作用时间为 4～6h。

吗啡的剂型种类很多，给药途径也相应很多。其制剂除普通的片剂、胶囊和针剂外，还有高浓度口服液、栓剂、控释片等。吗啡控释片可使药物恒定释放，口服 1h 起效，作用持续 12h 左右。主要用于缓解癌性疼痛和其他剧烈的疼痛。

吗啡的不良反应：如头晕、恶心、呕吐、嗜睡，主要是呼吸抑制，对平滑肌的激动作用，成瘾性和耐受性等。婴儿、孕产妇、哺乳期妇女、肝功能严重不全者，以及慢性阻塞性肺疾病、肺源性心脏病、支气管哮喘、未确诊的急腹症、脑外伤或颅内占位性病变病人应忌用吗啡。

（二）羟考酮

羟考酮（oxycodone）又称羟二氢可待因，为中效阿片类镇痛药。其镇痛作用无封顶效应，同时具有抗焦虑和精神放松作用。口服吸收快，120min 血药浓度达高峰，半衰期为2～3h。口服镇痛效力为注射给药的 50%，其在肝脏代谢为去甲羟考酮，与原形药物一起从尿排出。

羟考酮的不良反应：如头晕、嗜睡、恶心等，有肝肾功能不全、甲状腺功能严重减退、前列腺肥大和尿道狭窄者应慎用。

盐酸羟考酮控释片（奥施康定），以作为吗啡控释片的替代品。每 12h 服用 1 次，在服药后 1h 以内迅速起效，持续稳定止痛达 12h 左右。初始用量为 10mg，每 12h 服用 1 次，应根据病情调整剂量，1d 或 2d 调整 1 次，按 30%～50%剂量增减。

（三）可待因

可待因（codeine）又称甲基吗啡，是阿片所含的另一种生物碱。口服后易吸收，大部分在肝脏内代谢为无药理活性的产物。约10%可待因脱甲基后，转变为吗啡。其镇痛作用是吗啡的1/12，作用时间与吗啡相似。在达到一定镇痛效应后，再增加剂量，效应亦不再增加。可待因的镇静作用不明显，呼吸抑制、呕吐、欣快感及成瘾性也弱于吗啡。可待因的镇咳作用较强，在镇咳剂量时，对呼吸中枢抑制作用轻微，是临床上常用的中枢性镇咳药。

（四）芬太尼

芬太尼及其衍生物是人工合成的苯基哌啶类麻醉性镇痛药，通过激动 μ 型阿片受体产生镇痛作用，其强度为吗啡的80～100倍，静脉注射后2～5min生效，持续作用时间约30min，肌内注射15min起效，作用时间1～2h。

芬太尼针剂在疼痛治疗中主要用于术后镇痛。芬太尼透皮贴剂主要适用于治疗癌痛和神经病理性疼痛。首次使用时6～12h起效，12～14h芬太尼血药浓度达稳态，可持续72h的镇痛作用。

芬太尼的不良反应有眩晕、恶心、呕吐、出汗、嗜睡和呼吸抑制。静脉注射过快时可出现呛咳、胸壁僵直。芬太尼不宜与单胺氧化酶抑制剂合用。患有支气管哮喘、重症肌无力症禁用芬太尼，孕妇、心律失常病人慎用。

（五）哌替啶

哌替啶(pethidine)又名度冷丁(dolantin)是人工合成的苯基哌啶类阿片样镇痛剂。通过激动 μ 型阿片受体产生镇痛作用，其作用相当于吗啡的1/10。肌内注射给药10min起效，作用时间为2～4h。对延髓的催吐化学感受区有兴奋作用，并能增加前庭器官的敏感性，用药后易致眩晕、恶心、呕吐。哌替啶主要用于急性剧烈性疼痛，如创伤性疼痛、术后疼痛、分娩疼痛、内脏绞痛等。

哌替啶的不良反应与吗啡基本相似，但程度比吗啡轻，常见的不良反应有头昏、头痛恶心、呕吐、心悸等，久用也可成瘾，剂量过大可明显抑制呼吸。

哌替啶的代谢产物去甲哌替啶的神经毒性作用很强，且血浆半衰期长，代谢缓慢，长期应用后可产生战栗、震颤、抽搐、肌痉挛、癫痫大发作等神经毒性症状。不宜用于癌性疼痛等慢性疼痛治疗。

二、解热性镇痛药(非甾体类抗炎药，NSAIDs)

非甾体抗炎药(NSAIDs)根据其对环氧化酶(COX)作用的选择性，可分为非选性COX-1抑制药和选择性的COX-2抑制药。NSAIDs共同特征是具有解热、镇痛、抗炎与抗风湿作用。NSAIDs具有中等程度的镇痛效应，对头痛、牙痛、神经痛、肌肉痛和关节痛等疼痛、炎症性疼痛、术后疼痛和癌性疼痛均有较好的止痛效果。长期应用无耐受性和成瘾性。

（一）阿司匹林

阿司匹林(aspirin)又名乙酰水杨酸(acetysalicylic acid)，通过抑制体内前列腺素的合成和从细胞中释放而产生解热、镇痛、抗炎、抗风湿和抗血小板聚集作用。口服给药约30min左右起效，作用时间为3～5h。

阿司匹林主要用于由炎症反应造成的疼痛和癌转移到骨引起的疼痛两个方面。阿司匹林对急性风湿性关节炎疗效很好，用药后关节疼痛、红肿迅速缓解，体温下降，脉搏减慢，自觉症状很快好转。成人剂量0.3～1g/次，每隔1/3～4h，总量＜3.6g/d。儿童10～20mg/kg，每1/6h。

阿司匹林的不良反应最常见的是胃肠道反应，可引起食欲不振、呕吐、恶心、消化道溃疡和出血等。对血液系统肝、肾功能也有一定影响。

（二）吲哚美辛

吲哚美辛（indometacin）又称消炎痛（indocin），为人工合成的吲哚类抗炎镇痛药，它通过抑制体内前列腺素的合成而产生抗炎、抗风湿和解热镇痛作用。在 NSAIDs 中，其镇痛作用最强。口服吸收缓慢，约 1～4h 血药浓度达峰值，作用持续 2～3h。

吲哚美辛主要用于炎症性疼痛，如风湿性、类风湿性关节炎、肩周炎、滑囊炎、腱鞘炎等。也可用于其他疼痛性疾病的治疗如头痛、肾绞痛、癌性疼痛等，成人 25～50mg，2～3/d，饭后服用。

吲哚美辛的副作用较大，尤其是消化道产生的不良反应，包括恶心、呕吐、消化不良、腹痛腹泻、溃疡，偶见穿孔或出血等。另外还可引起神经系统反应、过敏反应和抑制造血系统、延长出血时间等。对有活动性溃疡病、哮喘、癫痫、帕金森病、肝肾功能不全者禁用吲哚美辛。高血压、心功能不全、有出血倾向者以及孕妇应慎用。

（三）布洛芬

布洛芬（brufen）又名异丁苯丙酸，为苯丙酸类非甾体消炎镇痛药。也是通过抑制前列腺素的合成而产生抗炎、抗风湿及解热镇痛作用，作用强度相似于阿司匹林，但抗炎作用更为突出。由于其选择性抑制 COX-2 的作用较强，从而主要抑制炎症部位的 PG 合成，而产生抗炎作用。故胃肠道不良反应相对轻于阿司匹林，服药后 1～2h 血药浓度达峰值，作用时间为 2h。成人用量为 200～400mg，3～4/d，给药最大限量为 2.4g/d。

布洛芬主要用于炎症性疼痛的治疗，其不良反应较吲哚美辛少而轻，过敏体质、孕妇、哺乳期妇女、哮喘患者禁用。

芬必得（fenbid）是布洛芬的缓释剂型。服药后 2～3h 血药浓度达到峰值，血浆半衰期为 4～5h，能维持长达 12h 的药效而无药物蓄积。芬必得成人剂量为 300～600mg/次，每天早晚各服 1 次。

（四）双氯芬酸钠

双氯芬酸钠（diclofenac sodium）又称双氯灭痛，是苯丙酸类消炎镇痛药，其药理特点为药效强，不良反应轻，剂量小，个体差异小。口服给药后 1～4h 血药浓度达峰值，作用持续 1～2h。主要用于关节炎性疼痛，如风湿性关节炎、类风湿关节炎、强直性脊椎炎、骨关节炎等各种炎症所致的发热和疼痛。成人剂量为每次 25mg，3/d；肌注为 75mg，1/d。

双氯芬酸钠不良反应较多，但反应较轻，偶见消化道不适、皮疹、头晕、头痛等。禁忌证与吲哚美辛相同。

（五）酮洛酸

酮洛酸（ketorolac）是吡咯衍生物非甾体类抗炎药，其抑制 COX 活性，抑制 PG 的合成，其作用特点是止痛作用强，相当于阿司匹林的 800 倍，吲哚美辛的 3～6 倍；抗炎作用适中，其强度是吲哚美辛的 2～3 倍；同时还具有解热作用。在口服给药后 30～40min，肌内注射后 45～50min，血药浓度达峰值，作用持续 6～8h。

酮洛酸主要用于治疗手术后剧痛或癌症晚期疼痛，急性肌肉骨骼疼痛如急性损伤、扭伤、脱位、骨折及软组织损伤，口腔手术后疼痛以及其他中等度或严重的外周性疼痛。成人口服剂量为 5～10mg，4/d。肌内注射 10～30mg/次。

酮洛酸的不良反应较轻，常见不良反应包括消化不良、恶心、呕吐、便秘等胃肠道反应和嗜睡、头痛、头晕等神经系统反应，消化性溃疡、孕妇及对其他 NSAIDs 过敏者禁用。

（六）美洛昔康

美洛昔康（meloxicom）为烯醇酸类非甾体类抗炎药。具有消炎、镇痛和解热作用。能选择性地抑制 COX-2，对 COX-1 的抑制作用弱，呈剂量依赖性，因此消化系统等不良反应少。美洛昔康经口服、直肠给药吸收良好，口服 7.5mg 和 15mg 剂量的药物浓度分别与其剂量成正比，用药 3～5d 可达稳态。

美洛昔康适用于类风湿关节炎和疼痛性骨关节炎的对症治疗。成人 15mg，1/d，根据治疗后反应，剂量可减至 7.5mg/d。

美洛昔康的不良反应较少，其不良反应包括胃肠道反应、贫血、白细胞减少和血小板减少、瘙痒、皮疹等。

（七）塞来昔布

塞来昔布（celecoxib）为 COX-2 的选择性抑制药，通过抑制 COX-2 阻断花生四烯酸合成 PG 而发挥抗炎镇痛作用，对基础表达的 COX-1 的亲和力极弱，治疗剂量的塞来昔布不干扰组织中于 COX-1 相关的正常生理过程，尤其胃肠、血小板和肾等组织中。因此，胃肠道副作用少，安全性较高。口服吸收良好，约 2～3h 达到血浆峰浓度。

塞来昔布主要适用于急性或慢性疼痛，如急慢性骨关节炎和类风湿关节炎、癌性疼痛、手术后疼痛等。成人剂量 100mg 或 200mg，2/d。老年病人、肝肾功能不全的病人不需要调节剂量。

塞来昔布的常见不良反应为上腹部疼痛、腹泻和消化不良。已知对其他非甾体抗炎药过敏和对磺胺类药物过敏的病人应禁用塞来昔布。

三、糖皮质激素类药

糖皮质激素（glucocorticoid hormone）的药理作用非常广泛，具有抗炎、免疫抑制、抗毒素、抗休克作用以及对代谢和各器官系统的功能产生明显的影响。糖皮质激素因其具有显著的抗炎作用，而常用于慢性炎症性疼痛的治疗。

（一）地塞米松

为糖皮质激素的长效制剂，肌内注射地塞米松磷酸钠或醋酸地塞米松，分别于 1～8h 达血浆高峰浓度，作用时间可持续 3d 之久。

地塞米松主要用于炎症性疼痛，如各种关节炎、软组织炎症，免疫性疼痛，如各种结缔组织炎、筋膜炎以及创伤性疼痛，如创伤、扭伤、劳损等。地塞米松可局部注射，亦可经关节腔、硬膜外间隙、骶管给药，2～5mg/次，2～3d/次。

地塞米松的不良反应较多，长期或大量使用可致肥胖、高血压、胃和十二指肠溃疡（甚至出血和穿孔）、骨质疏松、水钠潴留以及精神异常等。

对肾上腺皮质功能亢进、溃疡病、糖尿病、高血压病、骨质疏松症、精神病、严重感染、孕妇应禁用地塞米松。

（二）利美达松

利美达松（limethason）系地塞米松棕榈酸酯的脂质体制剂，为地塞米松的缓释剂。利美达松在体内经酯酶的作用，缓慢地水解生成具有活性的代谢产物地塞米松，从而发挥持久的抗炎作用和免疫抑制作用。利美达松具有用量小，疗效强而持久，副作用少等特点。利美达松进入体内后6h起效，作用持续长达2周。利美达松的另一个特点是靶器官定向性强，具有炎性组织的趋向性，药物在炎症部位的浓度明显高于非炎症部位，因此，抗炎作用强，其抗炎作用是地塞米松的2～5倍。

利美达松主要用于慢性疼痛性疾病的治疗，如慢性腰腿痛、类风湿性关节炎等。可局部、静脉、关节腔或硬膜外间隙注射给药，成人剂量为每次1ml利美达松（含地塞米松2.5mg），2周/次。

（三）得宝松

得宝松（diprospan）是由二丙酸倍他米松和倍他米松磷酸酯钠混合而成的水溶液注射剂，每毫升得宝松含5mg倍他米松二丙酸酯和2mg倍他米松磷酸酯钠。得宝松具有抗炎、抗风湿和抗过敏作用。注射后可溶性倍他米松磷酸酯钠被迅速吸收而起效，而低溶性的二丙酸倍他米松可储存起来被缓慢吸收，维持疗效，从而可更长时间地控制症状。

得宝松用于治疗各种急、慢性疼痛性疾病，该药关节内注射的推荐剂量为大关节1～2ml，中等关节0.5～1ml，小关节0.25～0.5ml，但该剂不可用于静脉或皮下注射。

（四）曲安奈德

曲安奈德（triamcinolone acetonide）又名曲安缩松，去炎舒松，康宁克通-A，为超长效的糖皮质激素。曲安奈德的药理作用强，其效力为可的松的20～30倍，抗过敏和抗炎作用强而持久。肌注后数小时内起效，经1～2d达到最大效应，作用可维持2～3周，是疗效较长的糖皮质激素之一。

曲安奈德主要用于慢性、顽固性疼痛的治疗，如慢性腰腿痛、风湿性和类风湿关节炎、滑囊炎和腱鞘炎等。用量为20～40mg/次，可局部、关节腔注射给药，每2～3周注射1次。

曲安奈德除可出现与地塞米松一样的不良反应外，部分病人还可出现全身荨麻疹、支气管痉挛、月经紊乱、视力障碍等，病毒性、结核性或化脓性眼病病人应禁用。

四、非麻醉性止痛药

（一）曲马多

曲马多（tramadol）是人工合成的非阿片类中枢性镇痛药。由于其镇痛机制于阿片类药不完全相同，因此将其列为非麻醉性镇痛药。研究发现曲马多还可通过抑制神经元突触对去甲肾上腺素的再摄取，并增加神经元外5-羟色胺浓度，从而增强中枢神经系统对疼痛的下行性抑制作用而产生镇痛作用。

曲马多的镇痛强度约为吗啡的1/10，不产生欣快感，镇静作用较哌替啶稍弱，其镇咳作用约为可待因的50%。治疗剂量时不抑制呼吸，对心血管系统基本无影响，也无致平滑肌痉挛作用，不会引起便秘及排尿困难。曲马多口服后20～30min起效，30～45min达峰值，作用时间约3～6h，肌内注射后1～2h产生峰效应。镇痛持续时间约5～6h。

曲马多主要用于中度到重度的各种急性疼痛及手术后疼痛的镇痛治疗，对各种类型的慢性疼痛和癌性疼痛，包括神经源性疼痛均有效。

曲马多的剂型有胶囊、针剂、滴剂、栓剂以及缓释片剂。成人用量为50～100mg，2～3/d，用量＜400mg/d。

曲马多常见的不良反应包括消化道不适、眩晕、疲倦等。曲马多与镇痛催眠药合用时，有协同作用。酒精、安眠药、镇痛药或精神药物所致的急性中毒者应禁用曲马多。肝肾功能不全、心脏病、孕妇及哺乳妇女应慎用,曲马多长期应用时可有潜在一定程度的耐药性和成瘾性,应注意。

（二）可乐定

可乐定(clonidine)又名可乐宁,氯压定,为 α_2-肾上腺素能受体激动药。可乐定原为中枢性抗高血压药,近年来研究发现它还具有镇静、镇痛、抗焦虑、抗惊厥、抗休克等广泛的药理作用。目前可乐定已广泛地应用临床麻醉和疼痛治疗中。

口服可乐定后30min起效,2～4h作用达到高峰,持续时间为6～8h。

五、局 麻 药

局部麻醉药(local anesthetic)是在适当的浓度下局部应用于神经末梢或神经干,可逆地阻断神经冲动的产生和传导的药物。它能在意识清醒状态下,使局部痛觉暂时消失,作用结束后,对神经纤维和细胞无形态上的损伤且神经功能可完全恢复。在疼痛治疗中,局部麻醉药主要用于神经阻滞疗法。

（一）利多卡因

利多卡因(lidocaine)又名赛罗卡因(xylocaine),是酰胺类中效局部麻醉药。其药理作用特点是穿透力强,弥散性好,起效快,无明显血管扩张作用。局部注射后3～5min起效,作用时间约45～60min。血药浓度>5μg/ml时,可出现毒性症状,甚至引起惊厥。其毒性在0.5%浓度时与普鲁卡因相似。

在疼痛治疗中,利多卡因主要用于神经阻滞疗法,可治疗各种急慢性疼痛。利多卡因可局部注射,也可通过椎管内给药,其给药浓度、剂量和次数因根据诊治疾病来确定,一般多采用1%溶液加入其他药物并用。利多卡因软膏经皮镇痛用2.5%～5%浓度,利多卡因离子导入用4%浓度,痛点注射可用0.2%～1%的浓度,神经阻滞用0.5%～1%,最大安全剂量为200～400mg。小儿用量应根据个体差异来计算,但一次给药量最多不大于4.0mg/kg。

利多卡因注入速度过快或剂量过大,病人可出现头昏、眼花、耳鸣、寒战,甚至发生局麻药中毒反应,应警惕。

（二）布比卡因

布比卡因(bupivacaine)又称丁吡卡因,为酰胺类局部麻醉药。其特点是麻醉起效慢,但效能强,作用时间长,是利多卡因的4倍。神经阻滞后5～10min起效,作用时间可达5～6h。主要用于骶管或硬膜外腔给药,治疗慢性疼痛、术后疼痛以及癌性疼痛。常用浓度为0.125%～0.15%,一般不超过0.25%其副作用主要为中毒反应。

布比卡因偶尔发生中毒反应,尤其经骶管腔给药者。如用量过大或血管内误注,易致心脏毒性反应,严重时可致心脏骤停,且难以复苏成功。对酰胺类局部麻醉药过敏病人应禁用布比卡因。

（三）罗哌卡因

罗哌卡因(ropivacaine)又名罗比卡因,是一种新型的长效酰胺类局部麻醉药,起效时间为10min,作用维持时间为4～5h。其最大的特点是感觉神经纤维的阻滞优于运动神经纤维,低浓度(0.2%)时产生感觉神经和运动神经的分离阻滞。

在疼痛治疗中，罗哌卡因可通过局部注射，硬膜外腔给药或神经阻滞治疗急慢性疼痛，罗哌卡因尤适用于无痛分娩和产科镇痛。手术后镇痛和分娩镇痛时，常用的浓度为 0.2%，也可用 0.1%和麻醉性镇痛药联合应用。

罗哌卡因的毒性作用较布比卡因小，对中枢神经系统和心血管系统的潜在毒性低，耐受性好。罗哌卡因是一种较为安全的局麻药。但血管内注入，也可发生毒性反应。

凡对酰胺类局部麻醉药过敏的病人应禁用罗哌卡因，严重肝肾功能不全、孕妇、12 岁以下的儿童应慎用。

【知识链接】　美国国立综合癌症网络(NCCN)癌痛治疗指导原则

按阶梯给药、二阶梯弱化、尽量口服给药、按时给药、短效阿片滴定灵活、个体化给药、注意具体细节。

第 3 节　慢性疼痛的神经阻滞治疗技术

一、神经阻滞的概念与作用机制

（一）神经阻滞的概念

神经阻滞疗法是利用神经阻滞的方法达到解除疼痛、改善血液循环、治疗疾病为目的称为神经阻滞疗法(nerve block therapy)。

（二）神经阻滞作用机制

1. 阻断疼痛的传导通路　通过阻滞感觉神经和交感神经，抗炎阻断躯体痛和内脏血管性疼痛的神经传导通路，达到直接缓解疼痛的作用。

2. 阻断疼痛的恶性循环　神经阻滞不仅在作用时间内阻断了疼痛刺激，解除功能障碍部位的肌肉挛缩及血管收缩，取得即时止痛的效果，而且改善机体的内稳态，因而能有效地阻断疼痛的恶性循环而得到更长时间的镇痛效果。

3. 改善血液循环　通过阻滞交感神经，可使其支配区的血管扩张，血流增加，水肿减轻，缓解内脏和血管性疼痛，还可以缓解交感神经紧张状态。

4. 抗炎症作用　交感神经节阻滞后区域血流量增加，因而使内因性抗生素增加，而发挥抗炎作用。

二、神经阻滞的适应证和禁忌证

（一）神经阻滞疗法的适应证

神经阻滞疗法的适应范围很广，包括急性痛、慢性非癌性痛、癌痛和非疼痛性疾病，应用于急性痛和剧烈疼痛，镇痛效果迅速确实。对慢性顽固性疼痛的疗效常常优于口服药物治疗和物理治疗。神经阻滞疗法联合药物和其他方法的综合疗法效果更好。

（二）神经阻滞疗法的禁忌证

(1) 阻滞部位有感染、炎症或全身重症感染病人。

(2) 有出血倾向的病人。

(3) 有药物过敏史者，需作皮内或点眼试验。

三、常用神经阻滞疗法的操作方法与适应证、并发症

（一）神经节阻滞疗法

星状神经节阻滞疗法

（1）应用解剖：星状神经节由 C_{6}、$_{7}$神经节和 T_{1}神经节融合而成，有时也包含有 T_{2}胸神经节和颈中神经节。星状神经节节前纤维始自 $T_{1\sim10}$节段，其节后纤维的皮肤分布区域是 $C_{3}\sim T_{12}$节段，以 $C_{6}\sim T_{5}$分布最多。星状神经节位于第 7 颈椎横突前面至第 1 肋骨颈前面，颈长肌之上，其周围有肺尖、颈总动脉、锁骨下动脉、椎动脉等。

星状神经节阻滞（stellate ganglion block therapy SGB）是向星状神经节周围注射局麻药而阻滞支配头、面部、颈部、上肢及上胸部的交感神经的方法。

（2）操作方法：仰卧位，颈后可垫枕。头稍后仰，面部向正前方，微张口，左示指和或中指将颈总动脉、颈内静脉推向外侧，并用中指尖下压触及第 6 颈椎横突或第 7 颈椎基底部。穿刺点在第 6 颈椎横突前结节或第 7 颈椎基底部。穿刺，碰骨质为第 6 或第 7 颈椎横突。回抽后注入 1%利多卡因或 0.25%布比卡因镇痛液 8～10ml。如阻滞成功常出现 Horner 综合征。星状神经节阻滞不宜用神经破坏药（图 4-1）。

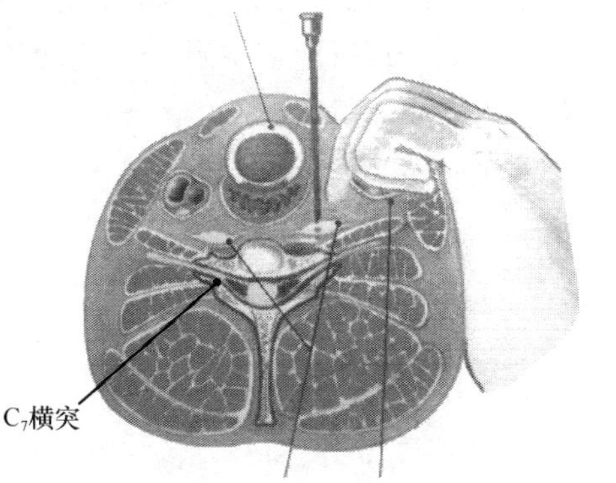

图 4-1　操作剖面图

（3）适应证：星状神经节阻滞在疼痛治疗中应用范围甚广，临床应用有：①头及颌面部疾病，头痛（偏头痛、紧张性头痛、丛集性头痛及颞动脉炎）、脑血管痉挛、脑血栓、脑梗死、末梢性面神经麻痹、面部痛（非典型面部痛、咬肌综合征、颞下颌关节病）、过敏性鼻炎、急慢性鼻窦炎、耳聋、耳鸣、头面部带状疱疹及带状疱疹后神经痛等；②上肢及胸壁疾病，外伤性颈部综合征、肩周炎、颈椎病、颈性眩晕、乳房切除后水肿、臂神经痛、多汗症、冻伤等；③复杂性区域疼痛综合征、幻肢痛等；④心肺疾病，心肌梗死、心绞痛、窦性心动过速、支气管哮喘等；⑤其他，不定陈诉综合征、自主神经功能紊乱、更年期综合征、痛经等。

（4）并发症：喉返神经麻痹、误注入血管内的中毒反应、蛛网膜下腔或硬膜外阻滞、臂丛神经阻滞、气胸等。

（二）神经干阻滞疗法

1. 枕大、小神经阻滞

（1）应用解剖：枕大神经是由第 2 颈神经后支构成的混合性神经，主要为感觉神经，一小部分属运动神经。枕大神经位于枕后结节的外侧 2.5cm 处，沿着枕动脉的内侧上行，于上项线附近出现于皮下，分布于枕部至颅顶部的皮肤。

枕小神经是由第 2、第 3 颈神经前支构成的感觉神经，由胸锁乳突肌后缘穿出至皮下，继而上行分布于枕外侧、乳突及耳壳后侧面的上部皮肤。枕小神经在枕后结节外侧约 5cm 处上行，位于枕大神经和耳大神经之间（图 4-2）。

（2）操作方法：①枕大神经阻滞：病人取坐位，头轻度前屈。体弱病人可俯卧位。刺入点是枕外隆凸中点外侧 2.5cm 的上项线上，如能触及枕动脉搏动则由其内侧刺入。垂直进

针至触及颅骨后，回吸无血，注入 1%利多卡因或 0.25%布比卡因镇痛液 2～3ml；②枕小神经阻滞：进针点位于枕大神经点外侧 2.5cm 处的上项线上，此处常有压痛点，垂直刺至骨膜回吸无血后注入 1%利多卡因镇痛液或 0.25%布比卡因镇痛液2～3ml。

(3) 适应证：枕后区各种疼痛，紧张型头痛，外伤性颈部综合征，颈椎病性枕部痛。

(4) 并发症及注意事项：一般无严重并发症，因头皮血管丰富易出血，阻滞后应压迫数分钟。

2. 肩胛上神经阻滞

(1) 应用解剖：肩胛上神经来源于 $C_{4、5、6}$ 脊神经，是臂丛神经的分支，通过肩胛切迹至冈上窝，支配冈上肌、冈下肌、肩关节及其周围的感觉、运动及交感神经活动。

(2) 操作方法：肩胛上神经阻滞(suprascapular nerve block)病人取坐位，两臂自然下垂，双手置膝上，头略屈。在肩胛冈上由肩峰至肩胛骨内缘，画一连线，在此连线中点再画一条与脊柱纵线的平行线，在其外上角等分线上 2.5cm 处为进针点。穿刺针垂直皮肤方向刺入 4～5cm，达肩胛上切迹，有异感更好。回抽无血后注入 1%利多卡因或 0.25%布比卡因镇痛液5～8ml(图 4-3)。

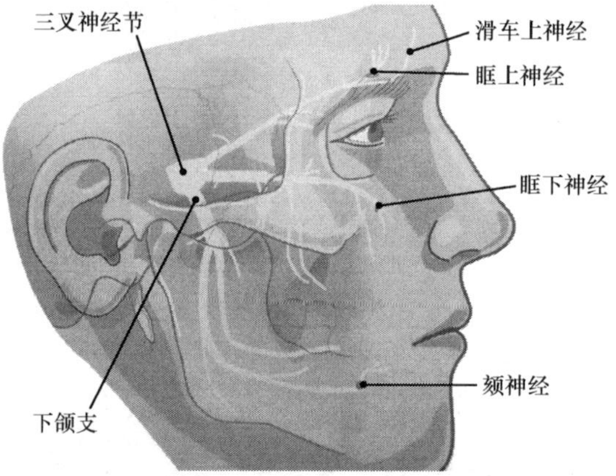

图 4-2 各神经支解剖位置

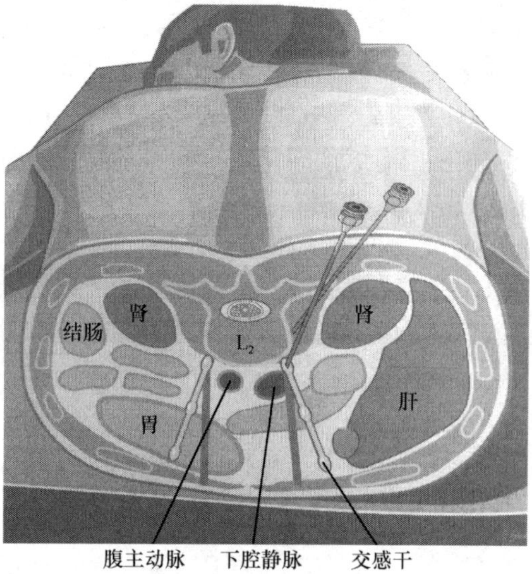

图 4-3 操作剖面图

(3) 适应证：肩周炎、外伤后肩关节痛、C_5 为中心的带状疱疹痛及癌性肱骨头转移性痛的治疗。

(4) 并发症：主要有气胸、出血、肩胛上神经损伤等。

3. 肋间神经阻滞

(1) 应用解剖：$T_{1\sim12}$ 脊神经的前支为肋间神经。与同名动静脉按肋间静脉→动脉→神经的排列一起行走于相应肋骨下缘，到胸前和腹部。肋间神经包含有感觉、运动和交感神经纤维。

(2) 操作方法：肋间神经阻滞(intercostal nerve block)包含多处阻滞点，根据阻滞部位不同，病人可采用不同体位(图 4-4)。①肋骨角线以后取俯卧位；肋骨角连线在背部为斜线，第 2 肋的肋骨角距棘突 6cm，第 10 肋则为 10cm，第 11、12 肋无肋骨角，1～4 肋因肩胛骨覆盖住肋骨角只能行椎旁阻滞；②肋骨角线及腋后线处取侧卧位，阻滞侧臂举向前上方，使肩胛骨移向外上方；③腋前线及锁骨中线处取仰卧位。

采用 5cm 长、22G 针头，在肋骨下缘稍上方垂直进针，直达肋骨外侧面，然后将针尖轻轻移至肋骨下缘，再进入约 0.3cm，抽吸无血、无气即可注入 1%利多卡因或 0.25%布比卡因镇痛液 3～5ml。

(3) 适应证：主要用于肋间神经痛、带状疱疹及疱疹后神经痛、肋骨骨折疼痛及胸部或腹部手术后疼痛治疗及鉴别腹部痛是否来自内脏或腹壁等。

(4) 并发症：气胸、血气胸、局麻药中毒、乙醇神经炎。

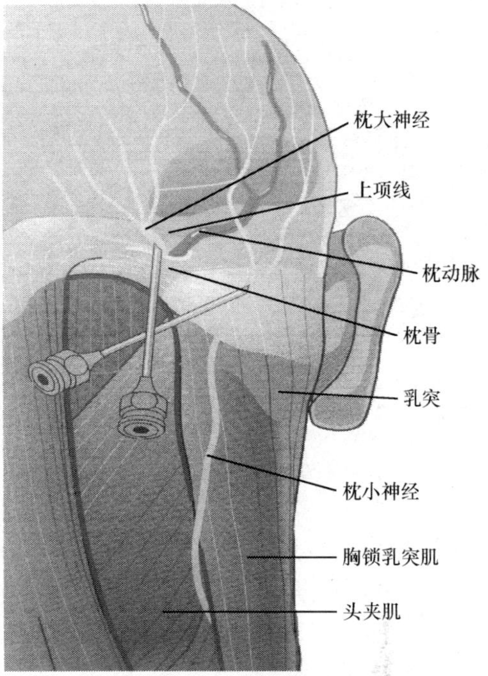

图 4-4　操作位置

4. 腰神经丛阻滞

(1) 应用解剖：腰神经丛由 $L_{1\sim4}$ 前支与 T_{12} 一起组成。腰神经从椎间孔穿出，走行于腰椎横突下缘约 20cm 处。腰丛位于腰大肌深面、腰椎横突前方的腰大肌间隙内。其内界为腰椎椎体，后界为腰椎横突、横突间肌、韧带和腰方肌(图 4-5)。

(2) 操作方法：腰神经丛阻滞(lumber plexus block)又称腰大肌间沟阻滞(psoas compartment block)，病人取健侧在下的侧卧位或俯卧位，取俯卧位者腹部垫枕以显露第 4 腰椎横突。作两侧髂嵴连线通过脊柱处为 $L_{3\sim4}$ 间隙或 L_4 棘突水平。在该水平的脊柱中线向尾端 3cm，向患侧旁开 5cm 处为穿刺点。垂直刺入 5～8cm 即可于上下脊椎横突间穿过腰方肌进入腰大肌间沟，此时阻力，注药液无阻力，然后 1%利多卡因或 0.25%布比卡因镇痛液 10～20ml。注药后保持穿刺时侧卧位 5～10min，然后平卧(图 4-6)。

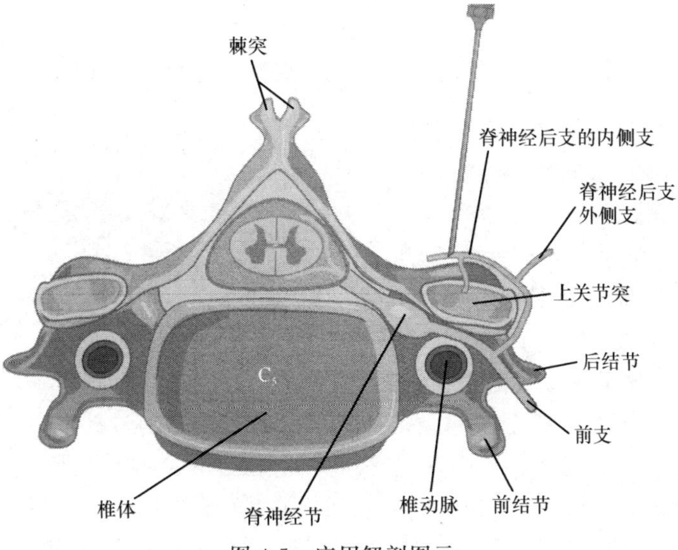

图 4-5　应用解剖图示

(3) 适应证：腰下肢痛、下肢末梢血循障碍、髋关节痛、$L_{1\sim4}$ 神经区带状疱疹及带状疱疹后神经痛、腰交感神经节阻滞后神经炎等引起的疼痛、髋关节痛、下肢手术后疼痛等。

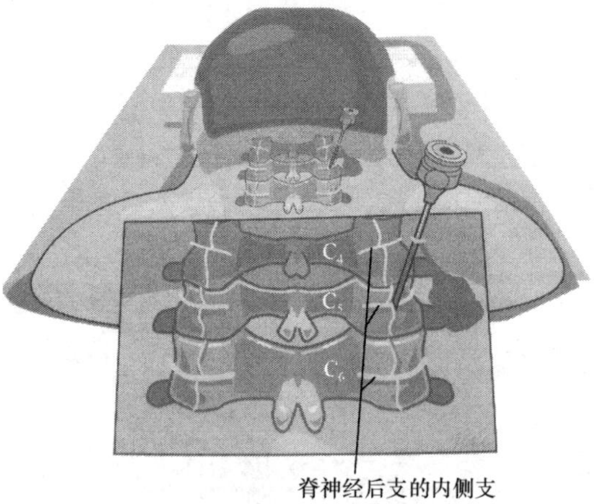

图 4-6　操作剖面图

(4) 并发症：误穿血管及血管内注药、神经损伤、硬膜外或蛛网膜下腔阻滞。

5. 坐骨神经阻滞

(1) 应用解剖：坐骨神经由 $L_{4\sim5}$ 及 $S_{1\sim3}$ 脊神经前支构成，在梨状肌之下穿出坐骨大孔，经坐骨结节和股骨大转子之间走行，分布于大腿后面，并分出胫神经和腓总神经。

(2) 操作方法：坐骨神经阻滞(sciatic nerve block)一般采用后方入路法。取患侧在上的侧卧位，患侧髋、膝关节略屈曲，进针点位于髂后上棘与股骨粗隆连线中点的垂直下方 3cm，垂直刺入 5～8cm 一边进针一边寻找异感，当出现向小腿放散痛时停止进针，回吸无血后注入 1%利多卡因或 0.25%布比卡因镇痛液 10～20ml。

(3) 适应证：梨状肌综合征，坐骨神经痛，下肢末梢血运障碍引起的疼痛。

(4) 并发症：神经损伤、出血、局麻药毒性反应。

6. 股神经阻滞

(1) 应用解剖：股神经由 $L_{1\sim4}$ 前支构成，沿着骨盆壁走行于髂肌上，在腹股沟韧带中点下，紧靠股动脉外侧而伴行。

(2) 操作方法：股神经阻滞(femoral nerve block)时病人仰卧位，用左手示指找到腹股沟韧带及股动脉，在腹股沟韧带下方 2.5cm 处用左手示指将股动脉压向内侧，在示指外侧垂直刺入至出现放射痛，回吸无血后注入 1%利多卡因或 0.25%布比卡因镇痛液 2～5ml(图 4-7)。

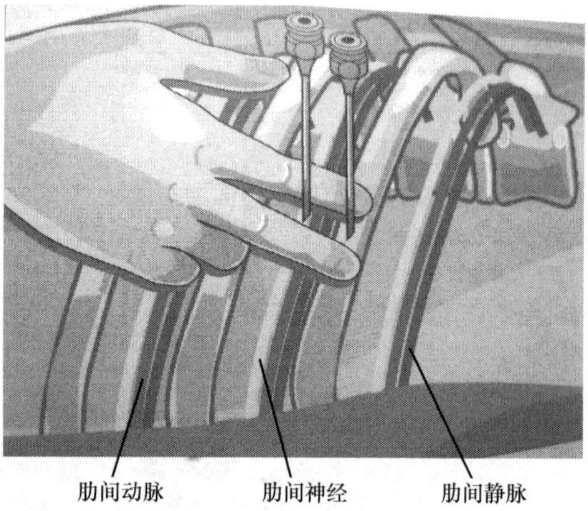

图 4-7　操作剖面图

(3) 适应证：外伤后疼痛、带状疱疹、股肌痉挛引起的疼痛、陷夹性神经病。

(4) 并发症：血肿、神经炎及交感神经阻滞。

7. 正中神经阻滞分为肘部及腕部正中神经阻滞

(1) 操作方法：肘部正中神经阻滞：患者仰卧位，肘关节伸展，前臂取外旋位。于肱骨内外上髁之间划一横线，在此线上触到肱动脉搏动的稍内侧即为进针点，使用 25G 2.5cm 长针头，垂直刺入 3～5mm 患者即可出现向手指尖的放散痛，回吸无血后注入局麻药 5ml，如出现放散痛者，注入局麻药 10～15ml 也可收到相同效果(图 4-8)。

腕部正中神经阻滞：患者握拳，腕关节微屈可看到掌长肌腱和桡侧腕屈肌腱，经桡骨茎突，横过腕关节划一横线，在此横线水平上，上述两肌沟间为进针点，垂直刺入数毫米即可出现放散痛，注局麻药 3ml。

(2) 适应证：用于正中神经支配区小手术的麻醉及疼痛性疾病的诊断及治疗。如腕管综合征及狭窄性腱鞘炎引起的疼痛可在局麻药中加糖皮质激素治疗。

(3) 并发症：常见的有出血、血肿及神经炎。

8. 尺神经阻滞分为肱部、肘部和腕部尺神经的阻滞

(1) 操作方法

1) 肱部尺神经阻滞：患者仰位或坐位，患臂伸直，术者左手示指在上臂肱二头肌内侧沟中点可触及肱动脉搏动内侧为穿刺点。常规消毒，用 3cm 长，7 号短针，在此处向肱动脉内后方进针，直至患者出现向小指放射性异感注入局麻药。该神经近邻正中神经，容易出现同时阻滞。

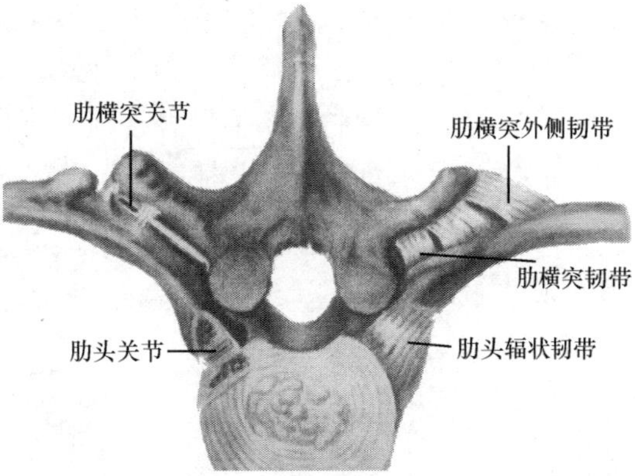

图 4-8　应用解剖图示

2) 肘部尺神经阻滞：前臂屈曲 90°，在肱骨内上髁及尺骨鹰嘴间沟内，手指可触及尺神经，在此处作皮丘，并以另一手拇指与示指固定尺神经，用 23～25G、2.5～3.2cm 长针头，与尺神经平行进针或由稍内侧进针，出现放散痛后注入局麻药。

3) 腕部尺神经阻滞：在桡骨与尺骨茎突的连线上，于尺侧屈腕肌肌腱与尺动脉间为进针点。操作时让患者腕关节稍屈曲，握拳，显露尺侧屈腕肌腱，在其桡侧可触及尺动脉。阻滞针垂直刺入，获得放散痛后注入局麻药。为了阻滞背侧支，可由进针点至腕关节背面中央部行环形皮下阻滞。

(2) 适应证：尺神经阻滞应用于尺神经支配区的各种疼痛，常与星状神经节阻滞、颈部硬膜外阻滞合用。陷夹性神经病是末梢神经受肌腱、韧带的压迫及局部活动等慢性刺激引起的疼痛和麻痹，用交感神经节阻滞及并用局部阻滞疗法(局麻药与糖皮质激素)甚有效。尺神经出现的狭窄性神经痛有腕管综合征及尺管综合征可行尺神经阻滞治疗。

(3) 并发症：常见为神经损伤及血肿。

9. 桡神经阻滞分为肱部、肘部、桡神经深支(骨间后神经)、桡神经浅支阻滞

(1) 操作方法

1) 肱部阻滞：桡神经在肱骨远侧位，位于肱三头肌内侧部和肱肌外侧部间的外侧肌间隔内，在肱骨外上髁外侧 1cm 处，紧贴肱骨前方，可于此处阻滞。

患者取仰卧位或侧卧位，肘关节伸展，于肱骨外上髁上方 1cm，稍外侧压迫桡神经时出现拇指背面放散痛，用 25G、长 2.5cm 针头垂直刺入皮肤至骨出现放散痛后注入 2%利多卡因镇痛液 2～5ml。

2) 肘部阻滞：手臂伸直，手掌向上，在肱骨内、外髁间连一横线，在此线中点可触肱二头肌腱，在其外侧约 2cm，压痛点外垂直进针指向肱骨前面，约 2cm 深度可获放散痛，注入 1%～2%利多卡因镇痛液 2～5ml。

3) 桡神经深支(骨间后神经)阻滞：肘关节伸展，前臂取内旋位，在肱骨上髁背侧外缘远端约 3cm、桡侧腕短伸肌内侧缘压痛点处垂直刺入，得到向示、中、环指及背面的放散痛后，注入 1%～2%利多卡因镇痛液 2～5ml。

4) 桡神经浅支阻滞：于肱桡肌腱和拇长展肌间，在桡骨茎突 7～10cm 的背侧外侧缘压痛点处，垂直向桡骨进针，在深层肌膜前出现放散痛时注入 1%～2%利多卡因镇痛液 2～

5ml,如未出现放散痛时,则用局麻药行扇状浸润。

(2) 适应证:适用于桡神经支配区疼痛。颈椎病、骨质增生、脊神经慢压,外伤后疼痛等,可用桡神经和正中神经阻滞减轻疼痛。

(3) 并发症:主要为出血及神经损伤引起的神经炎。

【知识链接】 射频热凝技术治疗疼痛的原理

周围感觉神经存在两类不同职级的神经纤维,一类是又髓鞘的 A_δ 纤维(直径约3~4μm)和无髓鞘的C纤维(直径约0.5~2μm),主要司痛温觉的传递,对热的耐受性差,当温度高于60℃时易受破坏;另一类是 A_α、A_β 纤维(直径约6~17μm),主司触觉传递,对热耐受性较强,即使温度高达75~80℃仍能保持其传导功能。设法将神经组织局部加热至70~75℃使其中传导痛温觉的 A_δ 和C类纤维破坏而传递触觉的 A_α、A_β 纤维功能保存,则既能缓解疼痛又能保留触觉。射频仪在温差电偶电极间产生艺术高频电流,该电流通过一定阻抗的神经组织时,在高频电流作用下的离子发生振动,并与其周围质点相互摩擦,在组织呃逆产生热量。调节射频输出功率的大小,可使局部达到所需温度,在组织内形成一定范围的蛋白凝固灶,影响痛觉信号的传导,从而达到阻止疼痛发作的目的,此技术为射频热凝术。本技术主要使用与一些慢性顽固性疼痛经药物治疗无效或药物副作用不能耐受的慢性顽固性疼痛。如:三叉神经痛、肋间神经痛、脊神经后支引起的疼痛、椎间盘突出症等。

本 章 小 结

疼痛是人们普遍的经历和感觉,也是临床工作重最常见的病症,牵涉内、外、妇、儿、骨伤等专科。疼痛是所有疾病中最常见的症状之一,也是人体五大生命体征之一。疼痛按其发生的起源和持续时间可分为急性痛和慢性痛。本章主要讲述了慢性疼痛的病因、分类及其发生机制,并重点讲解了各种神经阻滞的方法。

疼痛治疗的关键在于诊断,只有诊断正确了,才能有效地治疗。疼痛治疗也应遵循序渐进的原则,应尽量避免不良事件的发生。每种单一的治疗方法都不能解决所有疼痛,都需要联合治疗,多模式镇痛。

测评与训练

一、名词解释

1. 疼痛的定义 2. 神经阻滞的概念

二、填空题

1. 疼痛的治疗原则:________、________、________。

2. 神经阻滞疗法的作用机制:________、________、________。

3. 慢性疼痛按病因可分为:________、________、________、________、________。

三、简述题

1. 简述疼痛的治疗方法。

2. 简述阿片类药物的用药原则和常用药物。

3. 简述局麻药的不良反应与对策。

(陈夏平)

第 5 章　幽门螺旋杆菌根除最佳方案

【学习目标】

(1) 掌握幽门螺旋杆菌的检测方法及根除方法。

(2) 熟悉幽门螺旋杆菌与上消化道疾病的关系 根除幽门螺旋杆菌必要性。

(3) 了解幽门螺旋杆菌的耐药性。

第 1 节　概　　述

案例：患者，男性，42 岁，主因间歇性上腹痛 5 年，加重 3d 就诊。患者于 5 年前无明显诱因出现上腹疼痛，表现为饥饿痛、夜间痛，进食能够缓解，服用制酸剂有效，曾经间断予以西咪替丁"甲氰咪胍"、雷尼替丁、奥美拉唑治疗，症状好转。以上症状每年均有发作，尤以春秋季节严重。1 个月前饮酒后上腹疼痛再次发作，伴有黑便，在当地医院住院治疗，胃镜检查为十二指肠溃疡，给予奥美拉唑及黏膜保护剂治疗 3 周，好转出院。患者出院后一周，即 3d 前上腹疼痛再次发作，就诊于我院，行胃镜检查仍为十二指肠溃疡，幽门螺旋杆菌检测阳性，给予奥美拉唑以及丽珠胃三联治疗共 10d，症状缓解，复查幽门螺旋杆菌转阴，继续奥美拉唑治疗 3 周。目前随访 2 年溃疡再无复发。追问病史既往有消化性溃疡病史多年，但从无做过有关幽门螺旋杆菌感染的相关检查。

一、相关概念

(一) 定义

幽门螺旋杆菌(helicobacter pylori)简称 Hp，首先由巴里・马歇尔(Barry J. Marshall)和罗宾・沃伦(J. Robin Warren)二人发现，此二人因此获得 2005 年的诺贝尔生理学或医学奖。幽门螺旋杆菌是一种单极、多鞭毛、末端钝圆、螺旋形弯曲的细菌。长 2.5～4.0μm，宽 0.5～1.0μm。在胃黏膜上皮细胞表面常呈典型的螺旋状或弧形。在固体培养基上生长时，除典型的形态外，有时可出现杆状或圆球状。幽门螺旋杆菌是微需氧菌，环境氧要求 5%～8%，在大气或绝对厌氧环境下不能生长。

(二) 形态学特征

电子显微镜下，菌体的一端可伸出2～6 条带鞘的鞭毛。在分裂时，两端均可见鞭毛，鞭毛长约为菌体 1～1.5 倍，粗约为 30nm，鞭毛的顶端有时可见一球状物，实为鞘的延伸物。每一鞭毛根部均可见一个圆球状根基伸入菌体顶端细胞壁内侧，在其内侧尚有一电子密度降低区域，鞭毛在运动中起推进器作用，在定居过程中起抛锚作用。

(三) 分子生物学特征

幽门螺旋杆菌的全基因序列已经测出，其中尿素酶基因有四个开放性读框，分别是 UreA、UreB、UreC 和 UreD。UreA 和 UreB 编码的多肽与尿素酶结构的两个亚单位结构相当。幽门螺旋杆菌的尿素酶极为丰富，约含菌体蛋白的 15%，活性相当于变形杆菌的 400 倍。尿素酶催化尿素水解形成氨云保护细菌在高酸环境下生存。此外，尚有 VacA 基因和

CagA 基因,分别编码空泡毒素和细胞毒素相关蛋白。根据这两种基因的表达情况,又将幽门螺旋杆菌菌株分成两种主要类型:Ⅰ型含有 CagA 和 VacA 基因并表达两种蛋白,Ⅱ型不含 CagA 基金,不表达两种蛋白,尚有一些为中间表达型,即表达其中一种毒力因子。现在多认为Ⅰ型与胃疾病关系较为密切。

二、幽门螺旋杆菌的感染途径

幽门螺旋杆菌可以通过胃进行感染,借助菌体一侧的鞭毛提供动力穿过黏液层。研究表明,幽门螺旋杆菌在黏稠的环境下具有极强的运动能力,强动力性是幽门螺旋杆菌致病的重要因素。幽门螺旋杆菌到达上皮表面后,通过黏附素,牢牢地与上皮细胞连接在一起,避免随食物一起被胃排空,并分泌过氧化物歧化酶(SOD)和过氧化氢酶,以保护其不受中性粒细胞的杀伤作用。幽门螺旋杆菌富含尿素酶,通过尿素酶水解尿素产生氨,在菌体周围形成"氨云"保护层,以抵抗胃酸的杀灭作用。

正常情况下,胃壁有一系列完善的自我保护机制(胃酸、蛋白酶的分泌功能,不溶性与可溶性黏液层的保护作用,有规律的运动等),能抵御经口而入的千百种微生物的侵袭。自从在胃黏膜上皮细胞表面发现了幽门螺旋杆菌以后,才认识到幽门螺旋杆菌几乎是能够突破这一天然屏障的唯一元凶。Goodwin 把幽门螺旋杆菌对胃黏膜屏障在破坏作用比喻作对"屋顶"的破坏给屋内造成灾难那样的后果,故称为"屋漏"学说。

幽门螺旋杆菌的感染途径主要包括:①使幽门螺旋杆菌穿透黏液层在胃上皮细胞表面定居的因素;②对胃上皮细胞等起破坏作用的毒素因子;③各种炎症细胞及炎症介质;④免疫反应物质等。

这些因素构成幽门螺旋杆菌感染途径的基本病理变化,即各种类型的急、慢性胃炎。其中近年来得到最多关注的是空泡毒素 VacA、细胞毒素相关蛋白质 CagA 和尿素酶等的作用及其分子生物学方面的研究。

三、流行病学

流行病学研究表明幽门螺旋杆菌感染了世界范围内一半以上的人口,其发病率各个国家不同,甚至同一国家的各个地区也不相同。目前已知发病率的高低与社会经济水平,人口密集程度,公共卫生条件以及水源供应有较密切的关系。也有报道指出,幽门螺旋杆菌的感染有明显的季节分布特征,以 7~8 月份为高峰。在亚洲地区,中国内地、中国香港、越南、印度等少年幽门螺旋杆菌的感染率分别 60%、50%、40%、70%。慢性胃炎患者的胃黏膜活检标本中幽门螺旋杆菌检出率可达 80%~90%,而消化性溃疡患者更高,可达 95%以上,甚至接近 100%。胃癌由于局部上皮细胞已发生异化,因此检出率高低报道不一。在自然人群中初出生的新生儿血清中抗幽门螺旋杆菌-IgG 水平很高,接近成人水平,可能从母体获得被动免疫后产生抗体之故。新生儿出生半年后该抗体迅速下降。在我国及大多数发展中国家中阳性率降至 10%~20%后又迅速回升。大约在 10 岁以后即迅速上升达到或接近成人阳性检出率水平。

我国及大多数发展中国家人群幽门螺旋杆菌感染因地区有所不同,低至 20%,高达 90%,人群中总感染率高于发达国家。综上所述,说明:①胃病患者中幽门螺旋杆菌检出率远高于人群中总的检出率,说明幽门螺旋杆菌感染者并不都患胃病。这可能还蕴藏着与致病有关的其他因素,特别是遗传因素(宿主的易感性和菌株的型别差异等);②人群中的幽门螺旋杆菌感染率与胃病的发生率,在发展中国家高于发达国家。这又与社会经济、卫生状况有关。特别是现已证明胃癌高发区不仅与该地区人群中幽门螺旋杆菌感染率高有关外，还与人群中幽门螺旋杆菌的早发感染有关；③人类一旦感染幽门螺旋杆菌后，若不进行治疗，几乎终身处于持续感染中。因此感染率总的讲来随着年龄增长而增长。

多数学者认为“人—人”、“粪—口”是主要的传播方式和途径，亦可通过内镜传播，而且幽门螺旋杆菌感染在家庭内有明显的聚集现象。父母感染了幽门螺旋杆菌其子女的感染机会比其他家庭高得多。对感染幽门螺旋杆菌的家庭调查提示，有幽门螺旋杆菌感染者家庭中的“健康人”，幽门螺旋杆菌抗体阳性率为 64%，明显高于同年龄组无幽门螺旋杆菌感染患者家庭的“健康人”13%。

第 2 节　幽门螺旋杆菌与上消化道疾病的关系

一、幽门螺旋杆菌与上消化道疾病的关系

目前幽门螺旋杆菌感染作为慢性胃炎、消化性溃疡的最主要致病因素已经得到国际医学界的认可，并且研究进一步证明幽门螺旋杆菌感染与胃癌和胃黏膜相关淋巴组织(MALT)淋巴瘤的发生关系密切。1994 年，世界卫生组织/国际癌症研究机构（WHO/IARC）将幽门螺旋杆菌定为Ⅰ类致癌原。

H. pylori 感染的诊断标准：以下方法检查结果阳性者可诊断 *H. pylori* 现症感染：①胃黏膜组织 RUT、组织切片染色、*H. pylori* 培养三项中任一项阳性；②^{13}C-或^{14}C 尿素呼气试验(CUBT)阳性；③粪便幽门螺杆菌(Hp)特异性抗原(HpSA)检测（单克隆法）阳性；④血清 *H. pylori* 抗体检测阳性提示曾经感染(*H. pylori* 根除后，抗体滴度在 5 至 6 个月后降至正常)，从未治疗者可视为现症感染。

Hp 的主要感染部位是上消化道，即胃、十二指肠及食管下端的柱状上皮细胞，它直接诱导以及间接引起的免疫-炎症反应，而以上反应均参与胃炎以及消化性溃疡的发生，并与肿瘤的发生密切相关。

（一）Hp 与胃炎

胃炎是最常见的消化道疾病之一，临床上一般将胃炎分为急性胃炎与慢性胃炎。Hp 经口腔进入胃腔后，可以黏附于上皮细胞上，也可以穿透上皮细胞进入固有层内，从而引起上皮细胞脱落及多形核细胞浸润，胃小凹里腺窝脓肿的形成，内镜下可见胃黏膜充血、肿胀，有糜烂面形成，并有较多纤维素样渗出物，组织病理学上表现为“急性活动性胃炎”，临床症状包括有上腹部疼痛，恶心、呕吐，症状及病程持续约 7d，由于大部分患者症状较轻或没有症状，未及时就诊，导致幽门螺旋杆菌感染长期存在而发展为慢性胃炎。

慢性胃炎是临床上多见的一种疾病，现已证实 95%的慢性胃炎与 Hp 感染有关，Hp 引起慢性胃炎的特点：①胃黏膜上皮细胞退行性变和细菌黏附；②嗜中性多核白细胞浸润；③慢性炎性细胞浸润，指淋巴细胞、浆细胞及嗜酸粒细胞为主的慢性炎症细胞浸润；④淋巴滤泡；⑤胃腺体萎缩；⑥肠上皮化生，慢性胃炎开始阶段以炎症细胞浸润为主，后期由于反复的黏膜损伤导致腺体消失，黏膜萎缩，黏膜层变薄，随着 Hp 感染时间的延长，萎缩的发生率及严重程度均有所增加。Correa 等研究了 780 名 Hp 感染后，具有正常胃黏膜或慢性浅表性胃炎的患者，5 年后有 284 名患者发展成慢性萎缩性胃炎。Hp 感染也可以引起胃上皮类似于肠上皮的形态学改变，叫肠化生。胃腺体萎缩及肠化生可使胃酸分泌减少，不适合 Hp 的定居，因而 Hp 相关性胃炎的后期大部分缺乏 Hp。

慢性胃炎临床诊断除依靠临床症状外，需经胃镜检查，怀疑萎缩性胃炎的患者还必须进行病理检查进一步确诊。

（二）Hp 与胃、十二指肠溃疡

Hp 是胃溃疡(gastric ulcer，GU)、十二指肠溃疡(duodenal ulcer，DU)最重要的病因之一，研究表明有 95%的十二指肠溃疡以及 70%左右的胃溃疡是幽门螺旋杆菌感染引起。Hp 感染人群发生 DU 的危险性是非 Hp 感染者的 9 倍以上，清除 Hp 感染后，可促进溃疡愈合，还可以使溃疡复发率显著降低。Mohamed 等总结分析 700 例十二指肠溃疡患者的复发情况，未根除 Hp 者，1 年内溃疡复发率达 80%，而根除 Hp 者，则仅为 4%，存在明显差异。

溃疡的发生与 Hp 菌株特异性因子如空泡毒素(VacA)、细胞毒素相关基因 A(cagA)等及宿主的遗传素质有关。溃疡患者的中性粒细胞激活的速度明显快于浅表性胃炎的患者，说明感染 CagA/VacA 阳性菌株比感染 CagA/VacA 阴性的菌株产生更严重的组织炎症，并刺激胃上皮产生更高水平的细胞活素，最主要的为白细胞介素 8(IL-8)，并导致胃黏膜中性粒细胞迁移和激活的增强。

Hp 感染导致消化性溃疡的致病机制尚未完全明确，主要由于 Hp 持续存在，除可以引起肠上皮化生，腺体萎缩及异型增生以外，Hp 的致病因子包括尿素酶、蛋白酶、磷脂酶、过氧化物酶和 Hp 的毒素均可以激活中性粒细胞和嗜酸粒细胞，引起炎症反应及黏膜损伤，同时 Hp 感染通过对胃泌素及胃酸分泌的作用而导致溃疡的发生。

（三）Hp 感染与功能性消化不良

功能性消化不良(functional dyspepsia，FD)的症状主要是持续性或反复发作性上腹隐痛或不适、腹胀、早饱、嗳气、恶心、呕吐、泛酸、烧心和进食减少等。这些消化道症状常与进食有关，持续 4 周以上。胃镜检查、上消化道钡餐检查、腹部 B 超和各项检查化验可能发现轻度的胃炎，但无其他异常发现。目前，Hp 感染是否能引起这些功能性消化不良的症状，有待进一步观察。Tucci 发现上腹部疼痛或烧灼感在幽门螺旋杆菌阳性的消化不良病人更常见；而餐后饱胀则在幽门螺旋杆菌阴性病人更为多见。Hp 感染在 FD 的发病中有一定作用，但其明确的关系有待于进一步的研究。

（四）Hp 感染与胃癌

胃癌是世界上第二大癌症，我国胃癌的死亡率占所有恶性肿瘤死亡的 23.02%，居各类癌死亡的第 1 位。随着幽门螺旋杆菌感染与胃癌发生的研究的不断深入，1994 年世界卫生组织国际癌症研究机构正式将 Hp 列为胃癌的Ⅰ类致癌原。胃癌可能是 Hp 长期感染与其他因素共同作用的结果。在胃癌高发区，人群 Hp 感染率较高，如我国是胃癌的高发国家，Hp 感染率为 60%，而美国的胃癌死亡率为 20/10 万，其人群 Hp 感染率也只有 30%。胃癌及 Hp 感染率均随着年龄增加而增加。胃癌高发地区，Hp 感染出现较早，我国兰州地区，10 岁以下儿童 Hp 感染率已达 40%～50%，明显高于低发地区。

在慢性胃炎-胃黏膜萎缩-肠化生-异型增生-胃癌的癌变模式中，胃黏膜萎缩及肠化生往往是胃癌的背景病变。大量实验性研究不仅进一步支持幽门螺旋杆菌感染与胃癌的因果关系，而且更为深入了解到该菌在胃癌发生过程中的致病机制奠定了基础。首先，该菌尿素酶水解产生的大量氨及含胺物质可促进细胞的分裂，从而被认为是胃癌发生的启动因子。其次，宿主对幽门螺旋杆菌感染的免疫应答为该菌致癌性的另一重要表现。第三，研究表明，感染者胃液中抗坏血酸浓度明显下降。抗坏血酸是清除活性氧代谢产物及抑制 *N*-硝酸化的关键性抗氧化剂。根除幽门螺旋杆菌感染可恢复人体抗坏血酸的浓度。最后,研究表明幽门螺旋杆菌感染可增加胃上皮细胞的更替率。根除该菌后,细胞更替率则恢复正常。细胞有丝分裂的增加无疑会增加细胞DNA突变的可能性,因为细胞分裂是癌症发生的基础。

临床上,是否进行Hp根除治疗来预防胃癌的发生未有定论,治疗时机选择,预防人群的随访,治疗的副作用、耐药菌的产生等均是要进行大规模预防治疗必须考虑的问题。

(五) Hp与胃黏膜相关性淋巴样组织淋巴瘤

黏膜相关性淋巴样组织淋巴瘤是指淋巴结外起源的淋巴瘤起源于黏膜相关淋巴样组织(mucosa-as-sociated lymphoid tissue,MALT),如胃、唾液腺、肺和甲状腺的部位原发的淋巴瘤。诊断胃肠道原发性淋巴瘤必须符合Dawson 1961年提出的标准:无浅表淋巴结肿大,白细胞总数及分类正常,胸片未见纵隔淋巴结肿大,手术探察除胃肠道受累部位及其区域淋巴结外无其他可见的侵犯,肝脾不大。胃肠道原发性淋巴瘤多数是MALT淋巴瘤,起源于胃黏膜。

正常情况下,胃黏膜的淋巴组织并不丰富,胃内仅有少量淋巴组织细胞。感染Hp后,胃黏膜可出现淋巴样浸润,并出现淋巴滤泡,这为淋巴瘤的发生提供了组织学的可能性。Stolte等研究正常人及Hp相关性胃炎2544例的淋巴滤泡的形成情况,发现后者54%有淋巴滤泡存在,前者则未发现。根除Hp后,胃原发低度恶性B细胞MALT淋巴瘤可以出现消退,证实了两者之间有密切相关性。

目前,Hp导致胃MALT的机制尚未明确,一般认为,胃MALT的产生是在淋巴滤泡基础上,与Hp引起胃黏膜炎症细胞浸润有关,Hp对局部免疫系统的持续刺激作用可能增加淋巴细胞向恶性细胞转化的可能性。但与Hp菌株毒力无关,这与溃疡及胃癌的发生不同。

【知识链接】 **Hp对胃酸分泌的影响**

Hp对胃酸分泌有三方面的影响:①急性期抑制胃酸分泌;②慢性感染时部分病人通过生理调节使胃酸分泌增加;③少数病人由于萎缩性胃炎的产生使胃酸分泌功能减少乃至消失。

第3节 幽门螺旋杆菌检测方法

一、幽门螺旋杆菌感染的检测方法

Hp感染的实验诊断技术目前已日益完善和准确,目前常用的诊断方法可分为细菌形态观察、细菌尿素酶活性测定、血清抗幽门螺旋杆菌抗体测定以及细菌DNA的确定四大类。从方式上,诊断可分为创伤性和非创伤性两大类。每一种诊断方法各有其优点,适于不同的临床情况,并且影响诊断结果的因素也各不相同。本章以创伤性诊断和非创伤性诊断分类,较为详细介绍诊断幽门螺旋杆菌感染的方法。临床常用*H. pylori*诊断方法的敏感性和特异性(表5-1)。

表5-1 常用H. pylori检测方法的敏感性和特异性

检测项目	敏感性(%)*	特异性(%)*
细菌培养	70~92	100
组织切片染色	93~99	95~99
RUT	88~98	88~98
UBT	90~99	89~99
HpSA	89~96	87~94
血清*H. pylori*抗体	88~99	86~99

*因技术方法、试剂和仪器不同,结果可有差异

RUT:快速尿素酶试验;UBT:^{13}C、^{14}C-尿素呼气试验;HpSA:粪便幽门螺杆菌抗原(*Helicobacter pylori* Stool Antigen,HpSA)试验

(一) 创伤性检查

1. 快速尿素酶试验

(1) 原理:Hp可产生极强的尿素酶活性,该酶水解尿素而产生氨和二氧化碳,氨可引起pH指示剂改变颜色,出现颜色改变的时间依细菌数目的多少而定。预先配制好的液体尿素酶试剂成分包括:尿素、酚红,以及缓冲剂和防腐剂。在酸性条件下试剂呈黄色。遇到碱性物质,试剂变为红色。目前有许多商品性试剂盒。CLO-试验(澳大利亚 Delat West 公司)是最早的、也是运用最广泛的快速尿素酶试验。另有许多其他的商品性快速尿素酶试验,如 Pyloritek、Hp-fast、HUT-试验、Jatro-Hp 试验等。这些试验在反应速度上可能比CLO试验快些,但没有本质上的优点。

(2) 检查方法:做胃镜时通过镜身的活检孔伸入活检钳,在胃窦距离幽门2cm范围内及胃体用力钳取1~2块外观正常的黏膜组织,放入试剂里在室温下观察至少1h。阳性者多数在2h内试剂变红色,强阳性者可在数分钟内变红色。

(3) 评价:这种检测方法最大的优点在于可在内镜室进行,而且阳性结果通常在2h内得出,费用低廉。不足之处是结果受多种因素影响,例如试剂稳定性、Hp的活跃程度、某些弱碱性物质如血液或胆汁的干扰等,故此法不能成为"金标准"。改良后的尿素酶试验也具有较高敏感性和特异性,适合于内镜室常规辅助诊断,但不应作为临床研究的主要方法。

2. 活检组织病理染色

(1) 原理:Hp定植于胃黏膜表面和底层,主要分布于胃窦,通过胃镜进行胃黏膜活检,作病理组织学检查。常规有HE染色,很容易辨认这种玫瑰色的弯曲状的细菌。但细菌量少或有上皮细胞脱落残渣干扰时而无法分辨,就需要其他特殊染色。Warthin-Starry染色为一种银染,幽门螺旋杆菌在黄色背景表现为黑色,所以具有良好的分辨能力。其不足之处是耗时较长,比较繁琐。其他染色方法还有改良 Giemsa 染色、Creasyl Violet、Acridine Orange、Giemcncz、Brown-Hopps 等。

(2) 检查方法:胃镜下使用活检钳,用足够大的压力,尽量取到胃黏膜全层包括表面上皮、胃腺、黏膜肌层。取材点分别在胃窦和胃体,每处取两块。活检组织立即用10%的福尔马林溶液固定,并送至病理室作切片染色。

(3) 评价:组织学检查的敏感性很高,可作为"金标准",但检查者的经验相当重要。该检查能同时观察胃黏膜炎症、腺上皮化生、非典型增生等情况。病理阳性者可诊断Hp感染,但阴性者不能排除感染,因为HP在胃内分布呈斑块状,即使取四块组织,也有抽样误差的机会。同快速尿素酶试验一样,病理取材需靠胃镜检查(手术切除者除外),使部分人不易接受。

3. 细菌分离培养

(1) 原理:培养幽门螺旋杆菌的培养基包括非选择性及选择性两种。胃活检标本可直接接种在培养基上,也可用匀浆器将标本碾碎后再接种在培养基上。与体内胃黏膜相似的微需氧气体条件和37℃温度条件下培养。较高的湿度有利于培养(98%)。胃黏膜活检组织被接种、培养、鉴定,可做部分抗生素(如灭滴灵)的药敏试验,此外长期保存用于培养的活检标本的唯一方法是将其置于-70°或液氮之中。

(2) 检查方法:用灭菌活检钳取胃黏膜组织,方法与病理活检相似,然后由专门人员负责标本的转送、接种、培养、鉴定。

(3) 评价:细菌培养的真正价值并不在于其特异性、敏感性的高低,而在于其可为临床治疗提供更为指导意义的资料,即细菌对抗菌药物的敏感性。此外细菌培养还可为科学研究提供宝贵的实验材料，为各典型培养物收集中心提供各种菌株。Hp 能否被成功培养出，易受多种因素干扰，培养基上可能出现“杂菌丛生”或者“寸菌不生”，因此要求条件和技术较高；出结果的时间也较长。此外，有与病理组织染色相似的不足之处。

4. 分子生物学技术 主要是 PCR，可利用胃黏膜组织切片、粪便、牙菌斑等标本，敏感性和特异性均较高。目前主要还是用来作分子生物学及分子流行病学研究，尤其用于菌株的 DNA 分型。

（二）非创伤性检查

1. ^{13}C 尿素呼气试验

（1）原理：^{13}C 标记的尿素进入胃内，可被 Hp 所含的尿素酶分解为 NH_3 和 $^{13}CO_2$ 后者由肠道吸收后经呼气排出，分析呼气中 $^{13}CO_2$ 量即可判断 Hp 存在与否。

（2）检查方法：空腹 4h 以上，口服试验餐约 120ml，收集 0 时呼气于一密封玻璃管内，口服 ^{13}C-尿素 100mg 并开始计时，30min 后再收集呼气于另一密封玻璃管内。用高精度的气体同位素比值质谱仪分析两支玻璃管内的 $^{13}CO_2$ 量，以判断有无 Hp 感染。

（3）评价：^{13}C 无放射性、稳定，尿素是人体内正常成分，无味，本法适合于所有年龄和类型的受检者；方法简单，非创伤性；^{13}C-尿素在胃内可以广泛与胃黏膜接触，使检查的敏感度较强。所以，^{13}C-尿素呼气试验被认为也可作为“金标准”。不过，此检查的 4 周前应停用对 HP 有抑制作用的抗生素或铋剂以及质子泵抑制剂，以避免假阴性。^{13}C-尿素呼气试验的最大的缺点是费用较高，原因是需用质谱仪。

2. ^{14}C 尿素呼气试验

（1）原理：^{14}C 标记的尿素进入胃内，可被 Hp 所含的尿素酵分解为 NH_3 和 $^{14}CO_2$，后者由肠道吸收后经呼气排出，分析呼气中 $^{14}CO_2$ 量即可判断 Hp 存在与否。这和 ^{13}C-尿素呼气试验的原理相似。

（2）检查方法：空腹 4h 以上，吞服一粒含有微量 ^{14}C-尿素的胶囊，并开始计时，30min 后收集呼气于一玻璃管内，管内有少量紫红色液体，含有氢氧化海胺、酚酞等，呼气至紫红色液体变无色为止，随后封好玻璃管。液体中加入闪烁液，用液闪计数仪可分析玻璃管内的 $^{14}CO_2$ 量，以判断有无 Hp 感染。

（3）评价：此方法与 ^{13}C-尿素呼气试验相似，方法简单，非创伤性，敏感度强，而且费用明显低于后者。不过，^{14}C 稳定性低于 ^{13}C，且有微量放射性，虽然仅相当于在自然环境中 24h 的暴露量，但仍应避免用于孕妇或儿童。同样，此检查的 4 周前应停用对 Hp 有抑制作用的抗生素或铋剂，以避免假阴性。

3. 血清学方法

（1）原理：Hp 感染后，Hp 抗原刺激宿主体内出现多种形式的炎症或免疫反应，其中可产生特异性抗体，参与体液免疫反应，血液中可检测到特异的 IgG 和 IgA，Hp 根除后仍可维持＞6 个月。

（2）检查方法：抽取血清，可作 ELISA、免疫酶试验、胶乳凝集试验、Western 印迹技术等检验。另有快速 HP 检测法，使用测试卡，把血清、血浆或全血滴入“SAMPLE”窗中并加入稀释液，15min 后，观察“TEST”窗的有无红色带出现，以判断是否有 Hp 抗体。

（3）评价：在 Hp 感染期间，抗体易被检测到，检验的敏感性较高。但不能反映活动感染，难以判断近期是否已根除 Hp，因为 Hp 根除后抗体仍可维持＞6 个月。所以，此方法主要用于流行病学调查。

4. 粪便检测法

(1) 原理:胃黏膜上皮更新脱落,寄居其上的 Hp 随之脱落,通过胃肠道从粪便中排出。收集病人的新鲜粪便,进行分离、培养、鉴定、分型。

(2) 检查方法:收集病人新鲜粪便,按重量体积比用预平衡的布氏肉汤配制 25%的粪便悬液,摇匀,离心,吸取中间的乳状液层作培养,其后的鉴定、分型步骤与胃黏膜活检细菌分离培养的相似。

(3) 评价:病人不受任何创伤。但 Hp 在胃外环境影响,分离、培养不易成功。

二、幽门螺旋杆菌感染各种检测方法的评价比较

几种 Hp 诊断方法的比较(表 5-2、表 5-3、表 5-4)。

表 5-2 Hp 诊断方法的灵敏度与特异性

方法	灵敏度(%)	特异性(%)	方法	灵敏度(%)	特异性(%)
尿素酶试验	89～99	93～98	胃组织 PCR	96～100	100
组织学	93～99	95～99	^{13}C、^{14}C-呼气试验	90～100	89～100
细菌培养	70～92	100	血清学方法	88～98	86～99

表 5-3 各种 Hp 诊断方法的优缺点

方法	创伤性	快速	价廉	技术难度	其他
尿素酶试验	++	+++	+++	+	不单独用于正规研究
组织学	+++	++	+++	++	同时可观察胃内病变
细菌培养	+++	+	++	+++	可做药敏和保留菌种
胃组织 PCR	+++	++	+	+++	可检测致病基因
^{13}C-呼气试验	−	−	−	++	需要昂贵的质谱仪
^{14}C-呼气试验	+	++	++	+	尤适于治疗后复查
血清学方法	+	++	++	++	不能判断活动性感染

表 5-4 *H. pylori* 诊断方法使用说明

推荐使用	证据等级	推荐级别	参考文献
使用抑酸药者应在停药至少两周后进行检查	1b	A	11,12
血清学检测仍是流行病学调查的首选,唾液和尿液 *H. pylori* 抗体检测适用于儿童 *H. pylori* 感染的流行病学调查	1b	A	13,14
血清学检测在如下情况下可作为现症感染的诊断手段:消化性溃疡出血、胃 MALT 淋巴瘤、萎缩性胃炎、近期或正在使用 PPI 或抗生素	2a	B	11,12,15,16
胃黏膜有活动性炎症高度提示存在 *H. pylori* 感染;活动性消化性溃疡患者排除 NSAID 因素后,*H. pylori* 感染的可能性>95%	1b	B	12,17,18
因此在上述情况下,如 *H. pylori* 检测阴性,则要高度怀疑假阴性的可能。不同时间或多种方法检测可取得更可靠的结果	2a	A	2
RUT 阳性就可以进行 *H. pylori* 根除治疗			

注:RUT:快速尿素酶试验

推荐级别 A 为最高级别,依次为 B、C

【知识链接】　　尿素酶疫苗

大量研究证明,尿素酶是幽门螺旋杆菌的重要致病因子之一,在造成机体损伤方面具有重要作用。近年来许多学者正在研究将尿素酶作为疫苗应用,用以预防幽门螺旋杆菌感染的可能性,并取得了一些重要的进展。

第4节　幽门螺旋杆菌感染的治疗进展

在幽门螺旋杆菌疫苗接种方案建立及实施之前,抗菌药物的联合运用仍然是根除幽门螺旋杆菌感染、缓解相关性胃炎、愈合消化性溃疡以及使胃黏膜相关性淋巴样组织淋巴瘤逆转甚至消退的唯一有效的疗法。可以说Hp的发现和研究,把胃肠疾病的诊治水平推上新的台阶。

一、Hp根除的适应证

尽管Hp感染的致病性及危害性已被公认,但对全部受感染者进行根除治疗是不可行和不必要的,因Hp感染广泛,累及正常人群40%～60%,在发展中国家更为普遍,且大部分受感染者并无症状,加上Hp根除不易,对大样本人群用药无疑是滥用抗生素,对Hp根除的适应证至今尚未完全统一。迄今为止,我国已发布了3次关于幽门螺旋杆菌若干问题的共识意见,第1次是1999年海南三亚会议提出的海南共识,于2000年发表;第2次是2003年安徽桐城会议提出的"桐城共识",于2004年发表。其后,我国对*H.pylori*处理中的一些重要问题又有了新的认识和见解。欧洲2000年Maastricht Ⅱ和2005年Maastricht Ⅲ共识报告对我们也有所启示,故中华医学会消化病学分会Hp学组于2007年于江西庐山召开了第3次全国共识会议,全国60多位专家对Hp感染的若干问题达成了新的庐山共识(表5-5)。

表5-5　Hp根除推荐适应证

疾病	必须	支持	疾病	必须	支持
消化性溃疡	√		胃癌家族史		√
早期胃癌术后	√		不明原因缺铁性贫血		√
胃MALT淋巴瘤	√		特发性血小板减少性紫癜(ITP)		√
慢性胃炎伴胃黏膜萎缩、糜烂	√		其他*H.pylori*相关性胃病(如淋巴细胞性胃炎、胃增生性息肉、Menetrier病)		√
慢性胃炎伴消化不良症状		√			
计划长期使用NSAIDs		√	个人要求治疗		√

注:①我国新的慢性胃炎共识意见(2006年)已将有胃黏膜萎缩、糜烂或有消化不良症状的Hp阳性慢性胃炎作为根除Hp的适应证;②Maastricht Ⅲ已将Maastricht II中提出的部分功能性消化不良(FD)根除适应证修改为非溃疡性消化不良(NUD),而且后者证据等级为1a,推荐级别为A(均为最高级别)。鉴于国内对NUD的定义、慢性胃炎与FD的关系等问题存在一定争议,易造成误解,因此对"Hp阳性的NUD"(几乎均有慢性胃炎)以"慢性胃炎伴消化不良症状"来表述;③将"个人强烈要求治疗者"是否根除Hp从"不明确"修改为"个人要求治疗",年龄<45岁,无报警症状者,支持根除Hp;年龄>45岁或有报警症状者则不予支持,需先行内镜检查;④将Hp阳性的不明原因缺铁性贫血、ITP、其他*H. pylori*相关性胃病(如淋巴细胞性胃炎、胃增生性息肉)作为支持根除Hp的适应证。鉴于这些疾病临床上少见,或缺乏其他有效的治疗方法,且根除*H. pylori*治疗已显示有效,因此作为支持根除*H. pylori*的适应证

二、Hp 根除方案

H. pylori 感染的根除标准：首选推荐非侵入性方法，在根除治疗结束至少 4 周后进行，符合下述三项之一者可判断 *H. pylori* 根除：①^{13}C 或^{14}C 尿素呼气试验（UBT）阴性（证据等级 1b）；②HpSA 检测（单克隆法）阴性（证据等级 1b）；③基于胃窦、胃体两个部位取材的快速尿素酶试验（RUT）均阴性（证据等级 2b）。

（一）概述

细菌对治疗药物的敏感性和治疗效果起着决定性的作用，只有当药物敏感性确定后，才有可能达到较高的总体根除率。该菌对药物耐药性的流行率存在地区差异性。专家共识会议规定，可接受的治疗方案 Hp 根除率按试验方案分析（per protocol，PP）需＞90%，按治疗意图分析（intention to treat，ITT）＞80%。以此标准衡量各治疗方案，国外文献集成分析，单一药物根除率在 20%左右，二联疗法不论何种组合均在 50%以下，远未达上述标准，与国内文献统计结论相同。

目前临床可行的方案包括含铋剂三联、含质子泵抑制剂（PPI）三联和四联疗法四大类，以上各有特点。铋剂三联疗法是最早的方案，世界各地均有该方案的疗效报道。其疗效有下列 3 个因素决定：①病人服药的顺应性治疗疗程；②人群中对甲硝唑耐药性的流行率，用胶体次橼酸铋（CBS）480mg/d、甲硝唑（Met）1.2g/d、羟氨苄青霉素（阿莫西林，Amo）2g/d 或四环素（Tetra）2g/d。这一方案对甲硝唑敏感株极为有效，但对耐药株其疗效却大为降低。铋剂三联 7d 疗法对于敏感株其根除率在 90%以上，对于耐药株，即使 14d 全程疗法，也往往达不到 90%的根除率。有报道用国产果胶铋代替 CBS，呋喃唑酮（Fu）代替 Amo，疗效相似，但价格下降。含铋三联疗法目前在经济欠发达地区仍广泛应用，具体药物剂量和疗程各家稍有不同，但疗效相近似。本方案缺点是副反应多，在 30%左右，多数为轻症，有 5%需终止用药，有伪膜性肠炎等严重副反应的个案，病人依从性差，症状缓解较慢。

含质子泵抑制剂（PPl）三联二周疗法是 1994 年洛杉矶召开的第十届世界消化会议推荐方案，用常规剂量一倍的 PPI，如奥米拉唑（Ome）40mg/d，或兰索拉唑 60mg/d，加上 Amo 2g/d 和 Met 1.2g/d。PPI 加 Am 及 Met 三联组合对于敏感菌可获得 95%左右的根除率。对于耐药株，14d 全疗程仅获 64%～76%的根除率。故只有当 Met 耐药性较低时，这一方案才可能获得 90%的理想根除率。本方案优点是疗效好、副反应少、症状缓解快、溃疡愈合率高，尽管价钱不菲，但在西方国家很受欢迎，成为常规方案，但在发展中国家难以推广。亦有少数报告用 H_2拮抗剂如雷尼替丁（Ran）300mg/d 代替 PPI，可保持疗效但价钱下降。我国有报告与此相符，有建议用呋喃唑酮（Fu）代替 Amo，以降低价格者。

四联疗法是铋剂三联加一种 PPI 组成，剂量同前述。其突出的特点是这一方案是唯一稳定取得 95%以上根除率的方案，且以甲硝唑耐药性无关。四联 7d 疗法是目前最佳综合性的经验疗法，故可被推荐为经验疗法的首选方案。

克拉霉素（Cla）在 1993 年报告有抗 Hp 能力强，耐酶，口服有良好生物利用度，半衰期长，耐药性低等优点，临床试用优于上述用抗生素，以后引入各类抗 Hp 方案组合中，替代其中的一种抗生素以提高疗效和缩短疗程至 1 周，在西方国家广为使用。含 Cla 的三联治疗方案报告很多，药物配伍、剂量、疗程各异，为规范用法，西方国家组织了多次多中心、前瞻、双盲对照研究。Mach 1 研究由欧美 43 家医院参加，共有 787 例 Hp 阳性十二指肠溃疡（DU）病人随机分入 6 个组，结果见表 5-6。

表 5-6 Mach 1 研究 Hp 根除率(%)

分组	总根除率	按试验方案(PP)	按治疗意图(ITT)
OAC_{250}	83.8 (76.9～90.6)	85.1 (78.3～91.8)	79.5 (72.2～86.8)
OAC_{500}	96.4 (92.9～99.9)	98.0 (95.4～100)	90.6 (85.3～95.9)
OMC_{250}	94.6 (90.4～98.8)	94.3 (89.9～98.7)	89.7 (84.3～95.2)
OMC_{500}	89.9 (84.4～85.3)	92.5 (87.4～97.5)	85.5 (79.3～91.7)
OAM	79.0 (71.3～86.3)	81.6 (74.5～88.7)	75.8 (68.3～83.3)
OP	0.9 (0～2.6)	0.8 (0～2.7)	0.8 (0～2.5)

注:O:奥米拉唑,每次 20mg,A:羟氨苄青霉素(阿莫西林),每次 1000mg,C_{250}:克拉霉素,每次 250mg,C_{500}:克拉霉素,每次 500mg,M:甲硝唑,每次 400mg,P:安慰剂,全部药物 2/d,疗程 1 周

Mach 1 研究结论是 OAC_{500}和 OMC_{250}是含 PPI 和 Cla 三联疗法的最佳配伍方案,两方案副反应发生率均在 30%左右,较轻,无严重者。为验证 Mach 1 研究的结果,其后西方国家又组织 3 个前瞻多中心临床研究。Mach 2 是进一步研究上述两种最佳方案的疗效及耐药性关系,共 539 例 Hp 阳性 DU 病人随机分入 4 组,结果见表 5-7。

表 5-7 Mach 2 研究 Hp 根除率(%)

	PP	ITT	*P*
$O_{20}C_{250}M_{400}$	91%	87%	$P<0.01$
$C_{250}M_{400}$	72%	69%	$P<0.01$
$O_{20}C_{500}M_{1000}$	95%	94%	$P<0.01$
$C_{500}A_{1000}$	26%	25%	$P<0.01$

注:表中数字是剂量(mg),全部 2/d,疗程 1 周

在甲硝唑耐药率 27%地区,OCM 方案的 Hp 根除率(ITT)仍达 76%,而 CM 仅 42%,克拉霉素耐药仅 2%。Mach 2 研究证实 Mach 1 的 $O_{20}C_{250}M_{400}$和 $O_{20}C_{500}A_{1000}$两方案的优点,并对耐药菌亦有同样效力。GU-Mach 研究是观察上述两最佳方案对 160 例 Hp 阳性胃溃疡疗效。

结果:OCM 方案根除率 PP 和 ITT 为 93%和 86%,OCA 为 83%和 79%,对照组为 4%和 3%,溃疡愈合率三组都在 90%左右,无明显差异,但溃疡复发率 OCM 组 0%,OCA 组 5%,而对照组达 11%,差异显著。DU-Mach 研究对上述两方案对 149 例 Hp 阳性十二指肠溃疡疗效观察,结果 OCM 组根除率 PP 和 ITT 为 92%和 85%,OCA 为 87%和 78%,而对照组为 0%,溃疡复发 OCM 组 2 例,OCA 组 4 例,显著低于组 21 例。这些研究同样证实 Mach 1 研究推荐的 OMC_{250}和 OMC_{500}的三联方案。在国内我们对上述方案有类似的研究,用 $Lan_{30}+Met_{400}+Cla_{500}$,2/d,疗程 1 周,Hp 根除率(PP)为 93%,而 $Lan_{30}+Met_{400}+Cla_{250}$,即降低 Cla 剂量后为 77%。尽管两组差异未达显著性差异,似乎降低 Cla 剂量对疗效有一定影响。近年西方国家把 Mach 1 推荐两方案视为标准推荐方案,但是否符合我国国情尚待进一步研究,而且 Ome 和 Cla 均价钱昂贵,要全面推广尚不现实。

药物治疗有共同缺点即费时费力,有副反应,而且不易推广,理想的解决办法是免疫预防和治疗,目前尚不成熟,正在探索中。

（二）一线治疗（表 5-8）

表 5-8　一线治疗方案

治疗方案	参考文献
PPI/RBC（标准剂量）＋C（0.5）＋A（1.0）	2，19
PPI/RBC（标准剂量）＋C（0.5）/A（1.0）＋M（0.4）/F（0.1）	2，19
PPI（标准剂量）＋B（标准剂量）＋C（0.5）＋A（1.0）	20
PPI（标准剂量）＋B（标准剂量）＋C（0.5）＋M（0.4）/F（0.1）	20，21，22

注：①PPI 三联 7d 疗法仍为首选（ PPI＋两种抗生素）；②甲硝唑耐药率≤40％时，首先考虑 PPI＋M＋C/A；③克拉霉素耐药率≤15％～20％时，首先考虑 PPI＋C＋A/M；④RBC 三联疗法（RBC＋两种抗生素）仍可作为一线治疗方案；⑤为提高 *H. pylori* 根除率，避免继发耐药，可以将四联疗法作为一线治疗方案；⑥由于 *H. pylori* 对甲硝唑和克拉霉素耐药，呋喃唑酮、四环素和喹诺酮类（ 如左氧氟沙星和莫西沙星）因耐药率低、疗效相对较高，因而也可作为初次治疗方案的选择；⑦在 *H. pylori* 根除治疗前至少两周，不得使用对 *H. pylori* 有抑制作用的药物 PPI、H_2受体拮抗剂（H2RA）和铋剂，以免影响疗效；⑧治疗方法和疗程：各方案均为 2/d，疗程 7d 或 10d（ 对于耐药严重的地区，可考虑适当延长至 14d，但不要超过 14d）。服药方法：PPI 早晚餐前服用，抗生素餐后服用

三、Hp 耐药性及治疗对策

随着治疗 Hp 感染疗法的广泛应用，以及相关抗生素的滥用，Hp 的耐药性问题日趋突出，成为疗效不佳的主要原因。据国外调查，根除方案中常用的甲硝唑（Met）耐药率普遍在 30％以上，克拉霉素 5％～10％，近年还一直上升。国内 Met 耐药亦普遍在 30％以上，Cla 报告尚少。而铋剂、RBC、Amo、呋喃唑酮（Fu）、四环素（Tetra）罕有耐药报告，PPI 通过抑胃酸以提高与其联用抗生素的杀菌力，不存在耐药问题，RBC 还可防止耐药性产生。国外统计 Hp 耐药性明显影响临床疗效。

由于 Hp 耐药性问题突出，多次专家共识会议均呼吁各地区应建立耐药性监测中心，以指导用药。1998 年维也纳召开的第 11 届世界消化会议专家小组综合文献资料分析，提出按地区耐药性选择治疗方案的原则（表 5-9、表 5-10、表 5-11）。

表 5-9　Hp 耐药性对 PPI＋克拉霉素＋甲硝唑三联疗法影响

	Xia	Yousfi	Moayyedi	合计
Met 敏感 Cla 敏感	34/34	15/16	14/19	63/69（91％）
Met 耐药 Cla 敏感	11/21	5/6	22/22	38/49（77％）
Met 敏感 Cla 耐药	—	0/1	1/1	1/2（50％）
Met 耐药 Cla 耐药	0/2	1/2	2/7	2/7（28％）

注：Xia、Yousfi、Moayyedi 分别为三个作者的名字

表 5-10　甲硝唑耐药对各种方案 Hp 根除率影响

	疗程（d）	Met 敏感	Met 耐药	耐药率
传统含铋三联				
CBS＋Met＋Amo	14	91％	63％	26％
CBS＋Met＋Tetra	14	90％	32％	20％
CBS＋Met＋Tetra	14	86％	43％	19％

续表

	疗程(d)	Met 敏感	Met 耐药	耐药率
含 PPI 三联				
PPI+Met+Amo	10	96%	77%	30%
PPI+Met+Amo	7	93%	64%	14%
PPI+Met+Amo	14	96%	75%	20%
含 PPI 含 Cla 三联				
PPI+Met+Cla	10	94%	94%	30%
PPI+Met+C1a	7	98%	57%	36%
PPI+Tin+Cla	7	100%	100%	36%

注:Tin 为替硝唑,其他代号同前述

表 5-11　按 Hp 耐药性选择治疗方案

地区耐药率	方案	根除率(%)
Met<30%	PPI+Cla_{500}+Amo	85~95
Cla<15%	PPI+$Cla_{250/500}$+Met	85~95
Met>30%	RBC/Bis+$C1a_{500}$+Met	85~95
Cla<15%	PPI+$C1a_{500}$+Amo	85~95
Met>30%	RBC/Bis+Cla_{500}+Arno	85~95
Cla>15%	PPI+Bis+Met+Tetra	50~95

注:亚太地区根据耐药性多属(表 5-11)中第二和第一类,共识报告推荐下述方案:①PPI(即 Ome_{20} 或 Lan_{30})+ Cla_{500} + Amo_{1000};②PPI + Cla_{500} + Met_{400};③RBC_{400} + $C1a_{500}$ + Amo_{1000};④RBC_{400} + Cla_{500} + Met_{400},均为 2/d,疗程 1 周

在不能用 C1a 的情况则用:①PPI + Amo_{1000} + Met_{400},2/d;②CBS_{120},4/d+ Met_{400},2/d+$Tetra_{500}$,4/d,疗程亦为一周,但根除率比含 Cla 方案平均下降 10%。目前国外推荐方案特点是高效(三联、四联)、短疗程(1 周),对价钱考虑较少,在国内如何调整使用,尚有待进一步研究。

【知识链接】　　抗生素耐药后选择

抗生素耐药是治疗失败的关键原因。如果治疗失败,应该考虑行抗生素敏感试验,如果不能,那么尽量避免选择 Hp 耐药的抗生素。

本章小结

人胃活检标本分离的 Hp 菌株有多样性基因表型,至少可分为两大类型:Ⅰ型为有细胞毒相关基因 A(cytotoxin associated gene A,Cag A),表达 CagA 蛋白及空泡毒素(vaculating cytotoxin A,Vac A);Ⅱ型无 Cag A,既不表达 Cag A 蛋白,也不表达 Vac A。Hp 是一种专性微需氧菌,其稳定生长需依靠在生长的微环境中含 5%~8%的氧气,在大气和绝对厌氧环境中均不能生长。Hp 能产生尿素酶、过氧化氢酶、脂酶、磷脂酶和蛋白酶。其发病机制为 Hp 进入人胃内低 pH 环境中,能生长繁殖,并引起组织损伤,其致病作用主要表现为:细菌在胃黏膜上的定值,侵入宿主的免疫防御系统、毒素的直接作用及诱导的炎症反应和免疫反应。

幽门螺杆菌感染应该做以下检查：①细菌培养；②胃活检黏膜涂片；③组织切片染色；④尿素酶试验；⑤^{14}C尿素呼气试验；⑥血清学检查；⑦聚合酶链反应（PCR）技术；⑧原位鉴定。其中^{14}C尿素呼气试验以及组织学检查的敏感性很高，可分别作为非创性检查（也称非浸入性）和有创性（也称浸入性）检查的“金标准”。

根除Hp治疗指征：①消化性溃疡，不论溃疡初发或复发、活动或静止、是否并发出血；②胃MALT淋巴瘤；③胃炎伴糜烂、肠化生、不典型增生等严重异常；④早期胃癌切除术后。

根除Hp治疗方案：目前根除Hp的治疗方案有二大类，即以质子泵抑制剂（PPI）为基础和以胶体铋（CBS）为基础加二种抗菌药物的三联疗法。PPI标准剂量为奥美拉唑（omeprazole，洛赛克）20mg或兰索拉唑（lansoprazole，达克普隆）30mg；铋剂标准剂量为枸橼酸铋钾（胃疡灵）240mg（胶囊2粒）。常用抗菌药物有阿莫西林、克拉霉素、甲硝唑或替硝唑、呋喃唑酮及四环素。

测评与训练

一、名词解释

胃黏膜相关性淋巴样组织（MALT）瘤

二、填空题

1. 幽门螺杆菌感染非创性检查和有创性检查的“金标准”分别是________。

2. 目前根除Hp的治疗方案的二大类方案是，即以________为基础和以________为基础加________的三联疗法。

3. 消化性溃疡的发生与Hp菌株特异性因子如________等及宿主的遗传素质有关。

三、简答题

1. 简述幽门螺杆菌感染的发病机制。

2. 阐述根除Hp治疗指征。

3. 论述幽门螺杆菌感染早期症状有哪些？

（司　岑）

第6章　儿童支气管哮喘诊断及规范化治疗

【学习目标】

(1) 掌握支气管哮喘的概念；支气管哮喘的临床表现；支气管哮喘的临床分级；治疗药物的药理机制；规范化治疗方案及治疗技术。

(2) 熟悉引起支气管哮喘发作的诱因以及病因；实验室检查；临床诊断标准。

(3) 了解儿童支气管哮喘的流行现状；哮喘治疗过程中患者的管理。

第1节　概　　述

案例： 患者，男性，7岁。因咳嗽4d，加重伴气喘2d就诊。患儿出生时有明显湿疹，平时易患感冒，且多同时伴有咳嗽和喘息，症状常持续4～5d，甚至可长达1～2周。2年前被诊断为"哮喘"。每年有1～2次较重的哮喘急性发作，多在10～12月，需住院并用全身激素治疗才能缓解。但因为家长害怕激素的副作用，平时未接受长期、规律的哮喘治疗。本次发病后曾用抗生素治疗，但效果不理想，患儿夜间睡眠差，不能正常活动。母亲有过敏性鼻炎史。身材矮小，身高110cm；神清，气较促，一般情况尚好，能平卧，呼吸30/min，心率100/min，胸廓无畸形，无明显吸凹，两肺呼吸音粗，呼气时两肺能闻及少量哮鸣音，湿啰音不明显。胸片：两肺纹理增粗。血常规正常。PEF 1701/min (<预计值的80%)，在吸入支气管扩张剂后，PEF改善32%。过敏原点刺试验：尘螨(+)。血尘螨特异性IgE阳性。患儿的诊断是什么？该如何治疗？

一、支气管哮喘的概念

支气管哮喘(bronchial asthma)简称哮喘，是由多种细胞(如嗜酸粒细胞、肥大细胞、T淋巴细胞、中性粒细胞及气道上皮细胞等)和细胞组分共同参与的气道慢性炎症性疾病，这种慢性炎症导致气道高反应性，当接触多重刺激因素时，气道发生阻塞和气流受限，出现反复发作的喘息、气促、胸闷、咳嗽等症状，常在夜间或清晨发作或加剧，多数患儿可经治疗后缓解或自行缓解。

哮喘的发生是由多种诱发因素造成了多种不同程度的病理生理变化如支气管平滑肌痉挛、气道黏膜水肿、黏液分泌增多、黏膜纤毛功能障碍、支气管黏膜肥厚、支气管黏液栓塞等导致临床上出现不同程度的哮喘综合征，重者表现为严重的哮喘持续状态，轻者仅表现为胸闷，有些则表现为反复发作的咳嗽，其临床表现并不是单一的疾病，而是一个综合征；而狭义的理解哮喘的定义应为：机体由于外在或内在过敏原或非过敏原等因素，通过神经体液调节而导致气道可逆性的痉挛。临床上表现发作性和重复性的喘息、咳嗽、胸闷，伴有哮鸣音并以呼气为主的呼吸困难。

二、儿童支气管哮喘诊断及规范化治疗技术背景

近20年来，世界大部分地区的儿童和成人哮喘患病率和死亡率呈现明显上升趋势，我

国儿童哮喘协作组于1990年和2000年对0～14岁儿童进行哮喘患病率调查，结果显示2000年我国城市儿童哮喘患病率为0.12%～3.34%，较1990年患病率平均上升64.8%，和全球哮喘患病率上升趋势一致。70%～80%的儿童哮喘5岁之前开始发病，儿童哮喘如不能合理诊治，随病程的延长可产生不可逆的气道重塑和狭窄，故早期诊治至关重要。2006年新的GINA方案将"儿童哮喘达到完全控制"作为哮喘治疗目标，积极推广以GINA方案为核心的儿童支气管哮喘诊断及规范化治疗技术成为儿童哮喘防治的重要工作。

三、支气管哮喘发病的危险因素

哮喘的病因还不十分清楚，目前大多认为是一种多基因遗传病，其发病主要取决于多种基因之间以及基因与环境之间的相互作用。目前研究将支气管哮喘发病的相关危险因素分为个体因素和环境因素。个体因素有遗传因素、性别因素、特应性体质、气道高反应性。环境因素包括吸入过敏原、食入过敏原、呼吸道感染、空气污染、冷空气、运动、吸烟、肥胖和心理因素。

四、支气管哮喘的临床表现

反复出现的咳嗽、喘息、呼吸困难、胸闷、咳痰是哮喘最常见的症状。典型的表现是发作性的伴有哮鸣音的呼气性呼吸困难，其发病特征有以下几点：①发作性，当遇到诱发因素时哮喘发作或加重；②时间规律性，常在夜间或清晨发作或加重；③季节规律性，常在秋冬季节和季节变换时发作或加重；④可逆性，治疗或不治疗通常能够缓解症状，有明显的缓解期；⑤重复性，发作表现不定期重复出现。

各年龄组儿童哮喘有不同的临床表现。目前国际上一般分为≤5岁年幼儿组和＞5岁年长儿组。≤5岁年幼儿童发作前先兆症状不明显，但常有明显的诱发因素如上呼吸道病毒、肺炎支原体和衣原体感染等，环境刺激物和变应原暴露，运动，过强的情绪表达如大笑和大哭等。主要表现为咳嗽、喘息、呼吸短促和胸闷，可有喂养困难及吸奶时喘鸣加重。患儿不喜欢运动和游戏，并可因存在尚未明确诊断和（或）治疗的鼻炎、鼻窦炎和胃食管反流等疾病而导致哮喘反复发作。＞5岁年长儿童发作前常有先兆症状，如打喷嚏、流涕、咳嗽、胸闷等，伴随症状有疲劳和夜间觉醒。如不及时处理，可因支气管阻塞加重而出现呼吸困难，严重者被迫采取坐位或呈端坐呼吸；干咳或咯大量白色泡沫痰，甚至出现发绀等。喘息常在夜间和清晨发作或加剧，一般可自行缓解或用平喘药物等治疗后缓解。某些患儿可在数小时后再次发作，甚至再次导致重度哮喘的急性发作 。

体格检查：支气管哮喘缓解期可无异常体征。发作期可见桶状胸、三凹征，叩诊过清音，听诊多数病人有呼气相为主的哮鸣音、呼气延长。严重发作时可有端坐呼吸、大汗淋漓、发绀、恐惧不安、胸腹反常运动、心率增快、奇脉等体征。

哮喘发作在合理应用常规缓解药物治疗后，仍有严重或进行性呼吸困难者，称为哮喘危重状态（哮喘持续状态）。表现为哮喘急性发作，出现咳嗽、喘息、呼吸困难、大汗淋漓和烦躁不安，甚至出现端坐呼吸、语言不连贯、严重发绀、意识障碍及心肺功能不全的征象。

五、实验室检查

（一）肺功能检查

肺功能检查主要用于5岁以上儿童，采用FEV_1/用力肺活量（FVC）比率，呼气峰流速(PEF)了解有无气流受阻。FEV1/FVC<70%～75%提示气流受阻,吸入支气管扩张剂15～20min后增加15%或更多表明为可逆性气流受阻,是诊断哮喘的有利依据。24h PEF变异率>20%是哮喘的特点,使用支气管扩张剂后变异率增加20%可诊断为哮喘。FEVl/FVC正常者,可应用激发试验:标准6min运动激发试验在5～15min时FEVl下降15%或PEF下降20%可确诊为哮喘,也可用组胺或乙酰甲胆碱激发试验。

(二) 胸部X线检查

发作期胸片正常或呈间质性改变,可有肺气肿或肺不张。胸片还可排除其他疾病,如肺炎、肺结核、气管支气管异物和先天畸形等,并可发现急性哮喘并发症如气胸、肺不张、纵隔气肿等。

(三) 过敏原检测

用多种吸入性过敏原或食物性过敏原提取液所作的过敏原皮肤试验是诊断变态反应的首要工具,提示患儿对该过敏原是否过敏。常用皮肤点刺法和皮内试验法。血清特异性IgE测定对了解过敏原也十分重要,血清总IgE测定只能反映是否存在特应质。

(四) 支气管舒张试验

在进行以下任何一项试验后的15～30min内如果喘息明显缓解,哮鸣音明显减少者为阳性:①吸入速效β_2受体激动剂雾化溶液或气雾剂;②以0.1%肾上腺素溶液0.01ml/kg皮下注射(最大不<0.3ml/次)。

第2节 儿童支气管哮喘的诊断

儿童处于生长发育过程,各年龄段哮喘儿童由于呼吸系统解剖、生理、免疫、病理特点不同,哮喘的临床表型不同,对药物治疗反应和协调配合程度等的不同,哮喘的诊断和治疗方法也有所不同。2008年中华医学会儿科分会呼吸学组修订了我国《儿童支气管哮喘诊断与防治指南》,制定了新的不同年龄阶段的儿童支气管哮喘诊断标准。

一、儿童哮喘的诊断标准

(1) 反复发作喘息、咳嗽、气促、胸闷,多与接触变应原、冷空气、物理、化学性刺激、呼吸道感染以及运动等有关,常在夜间和(或)清晨发作或加剧。

(2) 发作时在双肺可闻及散在或弥漫性,以呼气相为主的哮鸣音,呼气相延长。

(3) 上述症状和体征经抗哮喘治疗有效或自行缓解。

(4) 除外其他疾病所引起的喘息、咳嗽、气促和胸闷。

(5) 临床表现不典型者(如无明显喘息或哮鸣音),应至少具备以下1项:

1) 支气管激发试验或运动激发试验阳性。

2) 证实存在可逆性气流受限:①支气管舒张试验阳性,吸入速效β_2受体激动剂如沙丁胺醇(salbutamol)后,15min第一秒用力呼气量(FEV_1)增加≥12%;②抗哮喘治疗有效,使用支气管舒张剂和口服(或吸入)糖皮质激素治疗1～2周后,FEV_1增加≥12%。

3) 最大呼气流量(PEF)每日变异率(连续监测1～2周)≥20%。

符合第(1)～(4)条或第(4)、(5)条者,可以诊断为哮喘。

二、5 岁以下儿童喘息的特点

5 岁以下儿童喘息的临床表型和自然病程

喘息在学龄前儿童是非常常见的临床表现，非哮喘的学龄前儿童也会发生反复喘息。可将 5 岁以下儿童喘息分成 3 种临床表型 。

1. 早期一过性喘息 多见于早产和父母吸烟者，喘息主要是由于环境因素导致肺的发育延迟所致，年龄的增长使肺的发育逐渐成熟，大多数患儿在生后 3 岁之内喘息逐渐消失。

2. 早期起病的持续性喘息(指 3 岁前起病) 患儿主要表现为与急性呼吸道病毒感染相关的反复喘息，本人无特应症表现，也无家族过敏性疾病史。喘息症状一般持续至学龄期，部分患儿在 12 岁时仍然有症状。小于 2 岁的儿童，喘息发作的原因通常与呼吸道合胞病毒等感染有关，2 岁以上的儿童，往往与鼻病毒等其他病毒感染有关。

3. 迟发性喘息/哮喘 这些儿童有典型的特应症背景，往往伴有湿疹，哮喘症状常迁延持续至成人期，气道有典型的哮喘病理特征。

但是应该注意，第 1、2 种类型的儿童喘息只能通过回顾性分析才能做出鉴别。儿童喘息的早期干预有利于疾病的控制，因此不宜在对患者进行初始治疗时即进行如此分类。

三、咳嗽变异性哮喘的诊断

咳嗽变异性哮喘(CVA)是儿童慢性咳嗽最常见原因之一，以咳嗽为惟一或主要表现，不伴有明显喘息。诊断依据：①咳嗽持续＞4 周，常在夜间和(或)清晨发作或加重，以干咳为主；②临床上无感染征象，或经较长时间抗生素治疗无效；③抗哮喘药物诊断性治疗有效；④排除其他原因引起的慢性咳嗽；⑤支气管激发试验阳性和(或)PEF 每日变异率(连续监测 1～2 周)≥20%；⑥个人或一、二级亲属特应性疾病史，或变应原检测阳性。

以上①～④项为诊断基本条件。

四、临床分期与分级

(一) 临床分期

哮喘可分为三期：急性发作期、慢性持续期和临床缓解期。急性发作期是指突然发生喘息、咳嗽、气促、胸闷等症状，或原有症状急剧加重；慢性持续期是指近 3 个月内不同频度和(或)不同程度地出现过喘息、咳嗽、气促、胸闷等症状；临床缓解期是指经过治疗或未经治疗症状、体征消失，肺功能恢复到急性发作前水平，并维持 3 个月以上。

(二) 临床分级

哮喘的分级包括病情严重程度分级、哮喘控制水平分级和急性发作严重度分级。

1. 病情严重程度的分级 病情严重程度分级主要用于初次诊断和既往虽被诊断但尚未按哮喘规范治疗的患儿，作为制定起始治疗方案级别的依据。根据日间症状、夜间症状/憋醒、应急缓解药物的使用、活动受限、肺功能指标(≥5 岁)、1 年内急性发作次数等指标综合评定分为间歇状态(第 1 级)、轻度持续(第 2 级)、中度持续(第 3 级)、重度持续(第 4 级)。

2. 控制水平的分级 哮喘控制水平分级分为控制、部分控制、未控制。用于评估已规范治疗的哮喘患儿是否达到哮喘治疗目标及指导治疗方案的调整以达到并维持哮喘控制。以哮喘控制水平为主导的哮喘长期治疗方案可使患者得到更充分的治疗，使大多数哮喘患者达到临床控制(表 6-1)。

表 6-1　儿童哮喘控制水平分级

控制程度	日间症状	夜间症状	应急缓解药的使用	活动受限	肺功能≥5 岁适用	定级标准	急性发作(需使用全身激素治疗)
控制	无(或≤2d/周)	无	无(或≤2/周)	无	≥正常预计值或本人最佳值的 80%	满足前述所有条件	0～1/年
部分控制	>2d/周或≤2d/周但多次出现	有	>2 次/周	有	<正常预计值或本人最佳值的 80%	在任何 1 周内出现前述 1 项特征	2～3/年
未控制						在任何 1 周内出现≥3 项"部分控制"中的特征	>3/年

注:①评估过去 2～4 周日间症状、夜间症状/憋醒、应急缓解药使用和活动受限情况;②出现任何 1 次急性发作都应复核维持治疗方案是否需要调整

3. 哮喘急性发作严重度分级　哮喘急性发作常表现为进行性加重的过程,以呼气流量降低为其特征,常因接触变应原、刺激物或呼吸道感染诱发。其起病缓急和病情轻重不一。可在数小时或数天内出现,偶尔可在数分钟内危及生命,故应对病情作出正确评估,以便给予及时有效的紧急治疗。哮喘急性发作时病情严重程度分为轻度、中度、重度、危重度 4 级。

第 3 节　儿童支气管哮喘的规范化治疗方案

一、哮喘规范化治疗常用药物

哮喘治疗药物可分为控制药物和缓解药物两大类。哮喘控制药物通过抗炎作用达到控制哮喘的目的,需要每日用药并长期使用,主要包括吸入和全身用糖皮质激素、白三烯调节剂、长效 β_2受体激动剂、缓释茶碱及抗 IgE 抗体等。缓解药物按需使用,用于快速解除支气管痉挛、缓解症状,常用的药物有短效吸入 β_2受体激动剂、吸入抗胆碱能药物、短效茶碱及短效口服 β_2受体激动剂等。

(一) 用药方法

哮喘的治疗药物可通过吸入、口服或肠道外(静脉、皮下、肌肉注射、透皮)给药,其中吸入给药是哮喘治疗最重要的方法。吸入药物直接作用于气道黏膜,局部作用强,而全身不良反应少。几乎所有儿童均可以通过教育正确使用吸入治疗。

(二) 长期控制药物

1. 吸入型糖皮质激素(ICS)　ICS 是哮喘长期控制的首选药物,可有效控制哮喘症状、改善生命质量、改善肺功能、减轻气道炎症和气道高反应性、减少哮喘发作、降低哮喘死亡率。但目前认为 ICS 并不能根治哮喘。ICS 对间歇性、病毒诱发性喘息的疗效仍有争论。ICS 通常需要长期、规范使用才能起预防作用,一般在用药 1～2 周后症状和肺功能有所改善。主要药物有丙酸倍氯米松、布地奈德和丙酸氟替卡松。

2. 白三烯调节剂　白三烯调节剂可分为 LTRA(孟鲁司特、扎鲁司特)和白三烯合成酶

(5-脂氧化酶)抑制剂。白三烯调节剂是一类新的非激素类抗炎药,能抑制气道平滑肌中的白三烯活性,并预防和抑制白三烯导致的血管通透性增加、气道嗜酸粒细胞浸润和支气管痉挛。目前临床常用的制剂为孟鲁司特片:≥15 岁,10mg,1/d;6～14 岁,5mg,1/d;2～5 岁,4mg,1/d。孟鲁司特颗粒剂 4mg 可用于 1 岁以上儿童。

3. 吸入型 β_2 受体激动剂(LABA) 包括沙美特罗(salmeterol)和福莫特罗(formoterol)。LABA 目前主要用于经中等剂量吸入糖皮质激素仍无法完全控制的≥5 岁儿童哮喘的联合治疗。由于福莫特罗起效迅速,可以按需用于急性哮喘发作的治疗。

4. 茶碱 茶碱可与糖皮质激素联合用于中重度哮喘的长期控制,有助于哮喘控制、减少激素剂量,尤其适用于预防夜间哮喘发作和夜间咳嗽。控制治疗时茶碱的有效血药浓度在 28～55umol/L(5～10mg/L)。最好用缓释(或控释)茶碱,以维持昼夜的稳定血液浓度。但茶碱的疗效不如低剂量 ICS,而且副作用较多。

5. 长效口服 β_2 受体激动剂 包括沙丁胺醇控释片、特布他林控释片、盐酸丙卡特罗(procaterol hydrochloride)、班布特罗(bambuterol)等。可明显减轻哮喘的夜间症状。但由于其潜在的心血管、神经肌肉系统等不良反应,一般不主张长期使用。

6. 全身用糖皮质激素 长期口服糖皮质激素仅适用于重症未控制的哮喘患者,尤其是糖皮质激素依赖型哮喘。为减少其不良反应,可采用隔日清晨顿服。但因长期口服糖皮质激素副作用大,尤其是正在生长发育的儿童,应选择最低有效剂量,并尽量避免长期使用。

7. 抗 IgE 抗体(omalizumab) 对 IgE 介导的过敏性哮喘具有较好的效果。但由于价格昂贵,仅适用于血清 IgE 明显升高、吸入糖皮质激素无法控制的 12 岁以上重度持续性过敏性哮喘患儿。

8. 抗过敏药物 口服抗组胺药物,如西替利嗪、氯雷他定、酮替芬等对哮喘的治疗作用有限,但对具有明显特应症体质者,如伴变应性鼻炎和湿疹等患儿的过敏症状的控制,可以有助于哮喘的控制。

9. 变应原特异性免疫治疗(SIT) SIT 可预防对其他变应原的致敏。对于已证明对变应原致敏的哮喘患者,在无法避免接触变应原和药物治疗症状控制不良时,可考虑针对变应原的特异性免疫治疗,如皮下注射或舌下含服尘螨变应原提取物,治疗尘螨过敏性哮喘。

(三)缓解药物

1. 短效 β_2 受体激动剂(SABA) SABA 是目前最有效、临床应用最广泛的速效支气管舒张剂,尤其是吸入型 β_2 受体激动剂广泛用于哮喘急性症状的缓解治疗,适用于任何年龄的儿童。其主要通过兴奋气道平滑肌和肥大细胞表面的 β_2 受体,舒张气道平滑肌,减少肥大细胞和嗜碱粒细胞脱颗粒,阻止炎症介质释放,降低微血管通透性,增加上皮细胞纤毛功能,缓解喘息症状。常用的 SABA 有沙丁胺醇和特布他林。可吸入给药或口服、静脉或透皮给药。

2. 全身型糖皮质激素 哮喘急性发作时病情较重,吸入高剂量激素疗效不佳或近期有口服激素病史的患儿早期加用口服或静脉糖皮质激素可以防止病情恶化、减少住院、降低病死率。短期口服泼尼松 1～7 d,1～2mg/(kg · d)(总量不＞40mg),分 2～3 次。对严重哮喘发作应及早静脉给药,常用药物有甲泼尼龙 1～2mg/kg,或琥珀酸氢化可的松 5～10mg/kg,可每 4～8h 使用 1 次,一般短期应用,2～5 d 内停药。全身用糖皮质激素如连续使用 10d 以上者,不宜骤然停药,应减量维持,以免复发。短期使用糖皮质激素副作用较少。地塞米松为长效糖皮质激素，对内源性皮质醇分泌的抑制作用较强，而且药物进入体内需经肝脏代谢成活性产物才能产生临床效应，起效时间慢，不宜作为首选药物。

3. 吸入抗胆碱能药物　吸入型抗胆碱能药物，如异丙溴托铵可阻断节后迷走神经传出支，通过降低迷走神经张力而舒张支气管，其作用比 $β_2$ 受体激动剂弱，起效也较慢，但长期使用不易产生耐药，不良反应少，可引起口腔干燥与苦味。常与 $β_2$ 受体激动剂合用，使支气管舒张作用增强并持久，某些哮喘患儿应用较大剂量 $β_2$ 受体激动剂不良反应明显，可换用此药，尤其适用于夜间哮喘及痰多患儿。剂量为 250～500μg/次，用药间隔同 $β_2$ 受体激动剂。

4. 茶碱　茶碱具有舒张气道平滑肌、强心、利尿、扩张冠状动脉、兴奋呼吸中枢和呼吸肌等作用，可作为哮喘缓解药物。但由于“治疗窗”较窄，毒性反应相对较大，一般不作为首选用药，适用于对最大剂量支气管扩张药物和糖皮质激素治疗无反应的重度哮喘。

（四）其他药物

1. 抗菌药物　多数哮喘发作由病毒感染诱发，因而无抗生素常规使用指征。但对有细菌或非典型病菌感染证据者给予针对性治疗可取得比单用抗哮喘治疗更好的疗效。

2. 免疫调节剂　因反复呼吸道感染诱发喘息发作者可酌情加用。

二、儿童哮喘的规范化治疗方案

（一）治疗的目标

本病的治疗目标包括：①达到并维持症状的控制；②维持正常活动，包括运动能力；③使肺功能水平尽量接近正常；④预防哮喘急性发作；⑤避免因哮喘药物治疗导致的不良反应；⑥预防哮喘导致的死亡。

（二）防治原则

哮喘控制治疗应越早越好。要坚持长期、持续、规范、个体化治疗原则。治疗包括：①急性发作期，快速缓解症状，如平喘、抗炎治疗；②慢性持续期和临床缓解期，防止症状加重和预防复发，如避免触发因素、抗炎、降低气道高反应性、防止气道重塑，并做好自我管理。注重药物和非药物治疗相结合，不可忽视非药物治疗如哮喘防治教育、变应原回避、患儿心理问题处理、生命质量提高、药物经济学等诸方面在哮喘长期管理中的作用。

（三）长期治疗方案

根据年龄分为 5 岁及以上儿童哮喘的长期治疗方案和 5 岁以下儿童哮喘的长期治疗方案。长期治疗方案分为 5 级，从第 2 级到第 5 级的治疗方案中都有不同的哮喘控制药物可供选择。对以往未经规范治疗的初诊哮喘患儿根据病情严重程度分级，选择第 2、3 级或第 4 级治疗方案。在各级治疗中，1/(1～3)个月审核治疗方案，根据病情控制情况适当调整治疗方案。如哮喘控制，并维持至少 3 个月，治疗方案可考虑降级，直至确定维持哮喘控制的最小剂量。如部分控制，可考虑升级治疗以达到控制。但升级治疗之前首先要检查患儿吸药技术、遵循用药方案的情况、变应原回避和其他触发因素等情况。如未控制，升级或越级治疗直至达到控制。

在儿童哮喘的长期治疗方案中，除每日规则地使用控制治疗药物外，根据病情按需使用缓解药物。吸入型速效 $β_2$ 受体激动剂是目前最有效的缓解药物，是所有年龄儿童急性哮喘的首选治疗药物，通常情况下内不应超过 3～4/d。亦可以选择联合吸入抗胆碱能药物作为缓解药物。5 岁及以上儿童如果使用含有福莫特罗和布地奈德单一吸入剂进行治疗时，可作为控制和缓解药物应用。

1. 5 岁及以上儿童哮喘的长期治疗方案 我国地域广，社会经济发展很不平衡，因此联合治疗方法的选择除了考虑疗效外，还需要同时考虑地区、经济的差异。必须强调，任何年龄都不应将吸入型长效 β_2受体激动剂(LABA)作为单药治疗，只能在使用适量吸入糖皮质激素(ICS)时作为联合治疗使用。治疗方案分为 5 级：

1 级：一般不用控制药物，按需使用速效 β_2受体激动剂，进行哮喘防治教育，生活环境控制避免接触过敏原。

2 级：在 1 级治疗基础上，加用低剂量吸入糖皮质激素或白三烯受体拮抗剂。

3 级：在 1 级治疗基础上，加用低剂量吸入糖皮质激素＋吸入型长效 β_2受体激动剂；或中高剂量吸入型糖皮质激素；或低剂量吸入型糖皮质激素＋白三烯受体拮抗剂。

4 级：在 1 级治疗基础上，加用中高剂量吸入糖皮质激素＋吸入型长效 β_2受体激动剂；或中高剂量吸入型糖皮质激素＋白三烯受体拮抗剂或缓释茶碱；或中高剂量吸入型糖皮质激素＋吸入型长效 β_2受体激动剂＋白三烯受体拮抗剂或缓释茶碱。

5 级：在 1 级治疗基础上，中高剂量吸入型糖皮质激素＋吸入型长效 β_2受体激动剂＋白三烯受体拮抗剂或(和)缓释茶碱＋口服最小剂量糖皮质激素；≥12 岁时可用中高剂量吸入型糖皮质激素＋吸入型长效 β_2受体激动剂＋白三烯受体拮抗剂或(和)缓释茶碱＋抗 IgE 治疗。

2. 5 岁以下儿童哮喘的长期治疗方案 对于 5 岁以下儿童哮喘的长期治疗，最有效的治疗药物是 ICS，对于大多数患儿推荐使用低剂量 ICS(第 2 级)作为初始控制治疗。若低剂量 ICS 不能控制症状，增加 ICS 剂量是最佳选择。无法应用或不愿使用 ICS、或伴过敏性鼻炎的患儿可选用白三烯受体拮抗剂(LTRA)。口服缓释茶碱在 5 岁以下儿童哮喘长期治疗中具有一定疗效，临床不应完全摒弃该药的使用，但茶碱的疗效不如低剂量 ICS，而不良反应却更显著。LABA 或联合制剂尚未在 5 岁以下儿童中进行充分研究。共分为 5 级：

1 级：一般不用控制药物，按需使用速效 β_2受体激动剂，进行哮喘防治教育，生活环境控制避免接触过敏原。

2 级：在 1 级治疗基础上，加用低剂量吸入糖皮质激素或白三烯受体拮抗剂。

3 级：在 1 级治疗基础上，中等剂量吸入型糖皮质激素；或低剂量吸入型糖皮质激素＋白三烯受体拮抗剂。

4 级：在 1 级治疗基础上，加用中高剂量吸入糖皮质激素＋白三烯受体拮抗剂；或中高剂量吸入型糖皮质激素＋缓释茶碱；或中高剂量吸入型糖皮质激素＋吸入型长效 β_2受体激动剂＋白三烯受体拮抗剂或缓释茶碱。

5 级：在 1 级治疗基础上，高剂量吸入型糖皮质激素＋白三烯受体拮抗剂＋口服最小剂量糖皮质激素；或高剂量吸入型糖皮质激素＋吸入型长效 β_2受体激动剂＋口服最小剂量糖皮质激素。

(四) 急性发作期治疗

主要根据急性发作的严重程度及对初始治疗措施的反应，在原基础上进行个体化治疗。如哮喘急性发作经合理应用支气管舒张剂和糖皮质激素等哮喘缓解药物治疗后，仍有严重或进行性呼吸困难者，称为哮喘危重状态(哮喘持续状态，status asthmaticus)。如支气管阻塞未及时得到缓解，可迅速发展为呼吸衰竭，直接威胁生命，此时称之为危及生命的哮喘发作(life threatening asthma)。对任何危重哮喘患儿应置于良好的医疗环境中,供氧以维持血氧饱和度在0.92～0.95以上,进行心肺监护,监测血气分析和通气功能,对未作气管插管者,禁用镇静剂。

1. 吸入速效β_2受体激动剂 使用氧驱动(氧气流量6～8L/min)或空气压缩泵雾化吸入,第1h可每1/20min,以后根据病情每1～4h重复吸入治疗。药物剂量:吸入沙丁胺醇2.5～5mg/次或特布他林5～10mg/次。如无雾化吸入器,可使用压力型定量气雾剂(pMDI)经储雾罐吸药,每次单剂喷药,连用4～10喷,用药间隔与雾化吸入方法相同。

如无条件使用吸入型速效β_2受体激动剂,可使用肾上腺素皮下注射,但应加强临床观察,预防心血管等不良反应的发生。药物剂量:皮下注射1∶1000肾上腺素溶液0.01ml/kg,最大剂量不>0.3 ml。必要时可1/20min,但不大于3次。

2. 糖皮质激素 全身应用糖皮质激素是治疗儿童重症哮喘发作的一线药物,早期使用可以减轻疾病的严重度,给药后3～4h即可显示明显的疗效。药物剂量:口服泼尼松1～2mg/(kg·d)。重症患儿可静脉注射琥珀酸氢化可的松5～10mg/kg,或甲泼尼龙1～2mg/kg,根据病情可间隔4～8h重复使用。

3. 抗胆碱药 本药是儿童危重哮喘联合治疗的组成部分,其临床安全性和有效性已确立,对β_2受体激动剂治疗反应不佳的重症者应尽早联合使用。药物剂量:异丙托溴铵每次250～500μg,加入β_2受体激动剂溶液作雾化吸入,间隔时间同吸入β_2受体激动剂。

4. 氨茶碱 静脉滴注氨茶碱可作为儿童危重哮喘附加治疗的选择。药物剂量:负荷量4～6mg/kg(≤250mg),缓慢静脉滴注20～30min,继之根据年龄持续滴注维持剂量0.7～1mg/(kg·h),如已用口服氨茶碱者,直接使用维持剂量持续静脉滴注。亦可采用间歇给药方法,缓慢静脉滴注4～6mg/kg,1/6～8h。

5. 硫酸镁 有助于危重哮喘症状的缓解,安全性良好。药物剂量:25～40mg/(kg·d)。

6. 维持体液酸碱平衡 补液、改善通气、纠正呼吸性酸中毒、吸氧、及时补钾。

(五)临床缓解期的处理

为了巩固疗效,维持患儿病情长期稳定,提高其生命质量,应加强临床缓解期的处理。

(1) 鼓励患儿坚持每日定时测量PEF、监测病情变化、记录哮喘日记。

(2) 注意有无哮喘发作先兆,如咳嗽、气促、胸闷等 一旦出现应及时使用应急药物以减轻哮喘发作症状。

(3) 病情缓解后应继续使用长期控制药物 如使用最低有效维持量的ICS等。

(4) 控制治疗的剂量调整和疗程:单用中高剂量ICS者,尝试在达到并维持哮喘控制3个月后剂量减少50%。单用低剂量ICS能达到控制时,可改用每天1次给药。联合使用ICS和LABA者,先减少ICS约50%,直至达到低剂量ICS才考虑停用LABA。如使用最低剂量ICS患儿的哮喘能维持控制,并且1年内无症状反复,可考虑停药。有相当比例的5岁以下患儿哮喘症状会自然缓解,因此对此年龄儿童的控制治疗方案,每年至少要进行2次评估以决定是否需要继续治疗。

(5) 根据患儿具体情况,包括了解诱因和以往发作规律,与患儿及家长共同研究,提出并采取一切必要的切实可行的预防措施,包括避免接触变应原、防止哮喘发作、保持病情长期控制和稳定。

(6) 并存疾病治疗:70%～80%哮喘儿童同时患有过敏性鼻炎,有的患儿并存鼻窦炎及胃食管反流等。这些共存疾病可影响哮喘的控制,需同时进行相应的治疗。

三、哮喘防治教育与管理

哮喘对患者、患者家庭及社会有很大的影响。虽然目前哮喘尚不能根治，但通过有效的哮喘防治教育与管理，建立医患之间的伙伴关系，可以实现哮喘临床控制。哮喘防治教育是达到哮喘良好控制目标最基本的环节。

（一）哮喘防治教育

1. 教育内容 ①哮喘的本质、发病机制；②避免触发、诱发哮喘发作的各种因素的方法；③哮喘加重的先兆、症状规律及相应家庭自我处理方；④自我监测，掌握PEF的测定方法，记哮喘日记。应用儿童哮喘控制问卷判定哮喘控制水平，选择合适的治疗方案。常用的儿童哮喘控制问卷有“儿童哮喘控制测试(C-ACT)”和“哮喘控制问卷(ACQ)”等；⑤了解各种长期控制及快速缓解药物的作用特点、药物吸入装置使用方法(特别是吸入技术)及不良反应的预防和处理对策；⑥哮喘发作的征象、应急措施和急诊指征；⑦心理因素在儿童哮喘发病中的作用。

2. 教育方式 ①门诊教育：是最重要的基础教育和启蒙教育，是医患合作关系起始的个体化教育。通过门诊教育，使患者及其家属初步了解哮喘的基本知识，学会应用吸入药物；②集中教育：通过座谈、交流会、哮喘学校(俱乐部)、夏(冬)令营和联谊会等进行集中系统的哮喘防治教育；③媒体宣传：通过广播、电视、报纸、科普杂志、书籍等推广哮喘知识；④网络教育：应用电子网络或多媒体技术传播哮喘防治知识。通过中国哮喘联盟网(www. Chinaasthma. net)、全球哮喘防治创议(GINA)网(www. ginaasthma. org)等或互动多媒体技术传播哮喘防治信息；⑤定点教育：与学校、社区卫生机构合作，有计划开展社区、患者、公众教育；⑥医生教育：注意对各级儿科医生的教育。普及普通儿科医生的哮喘知识，更新和提高专科医生的哮喘防治水平，定期举办哮喘学习培训班。

（二）哮喘管理

1. 建立医生与患者及家属间的伙伴关系 以医院专科门诊为基础，建立哮喘之家、哮喘俱乐部、哮喘联谊会等组织，与患者及家属建立伙伴关系，让哮喘患儿及其亲属对哮喘防治有一个正确、全面的认识和良好的依从性，坚持治疗，有问题及时沟通。

2. 确定并减少与危险因素接触 许多危险因素可引起哮喘急性加重，被称为“触发因素”，包括变应原、病毒感染、污染物、烟草烟雾及药物等。通过临床变应原测定及家长的日常生活观察寻找变应原，尽可能避免或减少接触危险因素，以预防哮喘发病和症状加重。减少患者对危险因素的接触，可改善哮喘控制并减少治疗药物需求量。

3. 建立哮喘专科病历 建立哮喘患者档案、制定长期防治计划，定期(1～3个月)随访。随访内容包括检查哮喘日记，检查吸药技术是否正确，监测肺功能。评估哮喘控制情况，维持用药情况，指导治疗。

4. 评估、治疗和监测哮喘 通过评估、治疗和监测来达到并维持哮喘控制。大多数患者通过医患共同制定的药物干预策略，能够达到这一目标。患者的初始治疗以患者哮喘的严重度为依据，治疗方案的调整以患者的哮喘控制水平为依据，包括准确评估哮喘控制、持续治疗以达到哮喘控制，以及定期监测哮喘控制这样一个持续循环过程。

哮喘控制评估的客观手段是肺功能及PEF的测定。有条件可以每3个月做1次肺功能测定，5岁以上的患者有条件可以每天坚持测PEF，并记录在哮喘日记中。一些经过临床验证的哮喘控制评估工具如 C-ACT 和 ACQ 可用于评估哮喘控制水平。作为肺功能的补充，既适用于医生、也适用于患者自我评估哮喘控制，患者可以在就诊前或就诊期间完成哮喘控制水平的自我评估。这些问卷是有效的儿童哮喘控制评估方法，并可增进医患双向交流，提供连续评估的客观指标，有利于长期监测。

在哮喘长期管理治疗过程中，尽可能采用客观的评估哮喘控制的方法，连续监测，提供可重复的评估指标，从而调整治疗方案，确定维持哮喘控制所需的最低治疗级别，维持哮喘控制，降低医疗成本。

本章小结

支气管哮喘是儿童时期最常见慢性疾病之一，其病因复杂，目前研究尚未完全揭示，本文仅列出已发现较公认的病因；其临床表现主要有反复出现的咳嗽、喘息、胸闷、气短等，5岁以上的儿童依据儿童哮喘诊断标准可明确诊断，5岁以下的儿童诊断哮喘需要综合分析和评估，参考哮喘预测指数谨慎的作出诊断。根据哮喘的分级作出初始治疗的选择后，定期复诊评估哮喘控制情况，按照分级治疗方案进行升级或降级治疗。所有哮喘病例均应做好管理和防治教育，最终达到哮喘良好控制的目标。

测评与训练

一、名词解释

1. 支气管哮喘　2. 哮喘持续状态

二、简答题

1. 简述支气管哮喘的防治原则。
2. 阐述哮喘急性发作期吸入型速效 β_2 受体激动剂使用方法。
3. 哮喘临床缓解期如何调整控制治疗的药物剂量和疗程?

（马金海）

第 7 章　气囊仿生助产术

【学习目标】

(1) 掌握气囊仿生助产术的适应证、禁忌证和施术方法；气囊仿生助产术的注意事项和临床应用价值。

(2) 熟悉气囊仿生助产术的作用机制；KCB-Ⅰ型全自动仿生助产仪的功能。

(3) 了解气囊仿生助产术的临床应用背景。

第 1 节　概　　述

案例： 某产妇，23 岁，宫内孕 39^{+2} 周，临产 8h，G_3P_0，ROA。胎心 144 次/min，宫底高 31cm，腹围 102cm，骨盆外测量各径线均在正常范围，宫缩为 35～40s/2～3min。肛查：胎膜未破，宫颈软，宫颈位置居中，宫颈管已消失，宫口开大 4cm，先露 S^0。为了促进产程的进展，拟行气囊仿生助产术。说出气囊仿生助产术的作用机制，其临床应用价值有哪些？气囊仿生助产术的施术必备条件和禁忌有哪些？该产妇是否符合气囊助产术的条件？请列出其依据。应用气囊仿生助产技术应注意哪些问题？

一、分　　娩

妊娠满 28 周及以后胎儿及其附属物从母体产道娩出的过程称为分娩。终止妊娠的方法有以下几个途径(图 7-1)：

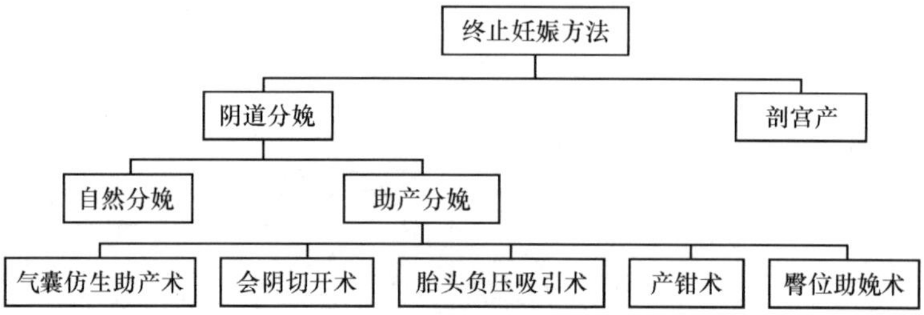

图 7-1　终止妊娠方法

(一) 自然分娩

自然分娩是指在有安全保障的前提下，通常不加以人工干预手段，让胎儿经阴道娩出的分娩方式。循证医学证实，人类最基本、最常见、最安全，完全符合自然界的发展规律的分娩方式是经阴道自然分娩，其优点包括：

(1) 自然分娩过程中子宫规律性收缩，使胎儿胸廓受压与扩张，能使胎儿的肺得到锻炼，出生后利于新生儿呼吸的建立和气体交换，促进了肺的成熟度，出生后不易发生肺部病变；另外，分娩时宫缩和产道的挤压，可将胎儿呼吸道内的羊水和黏液排挤出来，使新生儿湿肺和吸入性肺炎的发生率大大降低。

(2) 临床研究证实，自然分娩产后感染、产后大出血等并发症较少，且免受麻醉和手术影响，产后身体恢复快。新生儿断脐后即裸体与母体接触、吸吮双乳，刺激乳头将兴奋传至垂体后叶，促使其释放垂体泌乳素和垂体后叶素，促进乳汁分泌，利于子宫收缩，减少产后出血。

（二）助产分娩

分娩是否顺利取决于产力、产道、胎儿及产妇的精神心理因素。若各因素均正常并能相互适应，胎儿能顺利经阴道自然娩出，称为正常分娩。当以上“四要素”不能相互适应，发生分娩困难时需采取阴道助产措施或剖宫产手术结束分娩。本章仅阐述气囊仿生助产术。

二、气囊仿生助产术的背景

气囊仿生助产术是借助全自动仿生助产仪，通过扩张足月妊娠产妇的宫颈和阴道，达到缩短第一产程的后半期和第二产程，以减轻产妇因宫缩所致的痛苦，减少会阴裂伤、会阴侧切、胎头负压吸引术、产钳术及剖宫产率，从而降低产妇及新生儿死亡率的一项新式助产技术。该技术1994年、2004年及2008年分别列入卫生部面向农村和基层推广适宜技术“十年百项计划”。2000年被国家科技部评为重点推广新产品。

KCB-Ⅰ型全自动仿生助产仪（图7-2）有微处理器和精密压力传感器、测控仪器内部压力、气囊直径、充气速度、保持时间等参数的设置。具有自动、手动、足踏3种工作模式；采用先进的触摸按键和高亮度LED显示，操作简单可靠，显示清晰直观，便于临床观察。

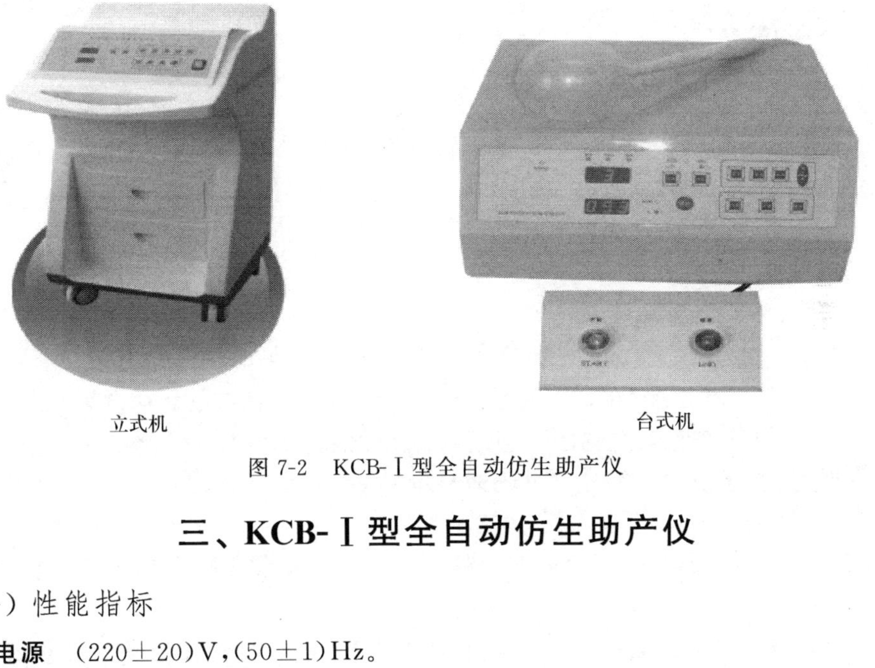

立式机　　台式机

图7-2　KCB-Ⅰ型全自动仿生助产仪

三、KCB-Ⅰ型全自动仿生助产仪

（一）性能指标

1. 电源　(220±20)V，(50±1)Hz。

2. 功率　200W。

3. 熔断器　250V 1A（2个）。

4. 工作气压　180kPa（即0.18MPa）。

5. 气囊直径范围　50～100mm可调（默认设置为80mm）。

6. 充气速度　仪器在自动工作模式下，从开始充气到充气结束的时间（不包括气囊直径达到50mm和自动保持1min的时间，默认设置为6min）。

（1）选择 9min：气囊自动充气到设定直径，约 9min。

（2）选择 6min：气囊自动充气到设定直径，约 6min。

（3）选择 3min：气囊自动充气到设定直径，约 3min。

7. 保持时间 气囊充气结束至自动排气的时间间隔。0～9min 可调（默认设置为 4min）。

（二）仪器显示与按键功能

KCB-Ⅰ型全自动仿生助产仪面板示意图（图 7-3），左边为显示区，有 2 个数码管显示窗口，8 个指示灯；右边为操作区，设置有 11 个按键。

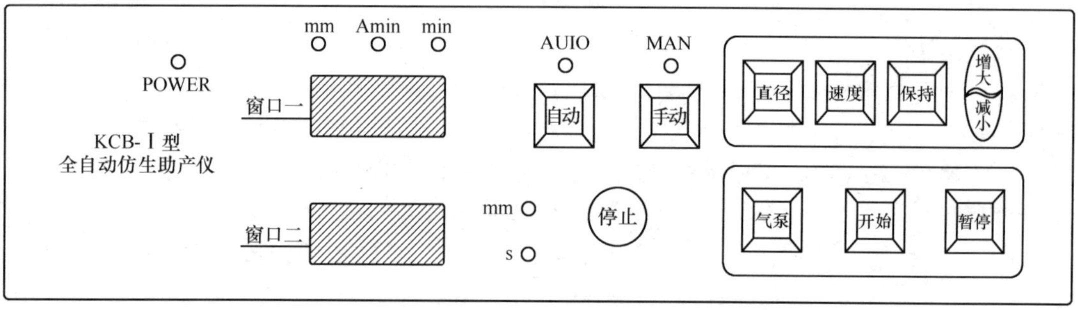

图 7-3　KCB-Ⅰ型全自动仿生助产仪面板示意图

1. 显示区功能介绍

（1）“POWER”电源指示灯，通电后指示灯点亮。

（2）“mm、/min、min”为参数指示灯，当“直径、速度、保持”按键按下时对应的指示灯点亮。

（3）“mm、s”为运行指示灯，当气囊开始充气，窗口二对应显示气囊直径，“mm”灯点亮；当气囊充气至 50mm 与充气结束时，仪器进入保持工作状态，窗口二对应显示保持时间，“s”灯点亮（注：“s”灯亮只适用于“自动”工作模式，“手动”模式下没有保持时间）。

（4）“AUTO、MAN”为自动、手动指示灯，当按下“自动”键时，“AUTO”灯点亮；当按下“手动”键时，“MAN”灯点亮。

（5）“窗口一数码管”为参数显示，开机后显示仪器预热的倒计时时间；预热结束后在“自动”模式下显示设定的参数值；在气囊充气时通过查询按键可以显示当前工作参数。

（6）“窗口二数码管”为运行显示，当气泵工作时显示压力值；在气囊充气时显示气囊的充气直径；当充气结束进入保持工作状态时显示保持时间。

2. 操作区功能介绍

（1）按“自动”键时，键面上的“AUTO”指示灯点亮，表示仪器进入自动工作模式，开机后默认为自动工作模式。

（2）按“手动”键时，键面上的“MAN”指示灯点亮，表示仪器进入手动工作模式。

（3）按“停止”键时，无论处于何种工作模式，仪器将停止运行，同时将仪器内部的气体全部排出并进入初始倒计时状态。

（4）按“直径”键（自动工作模式）时，设定气囊直径。在充气状态下按此键可以查询当前设定气囊的直径。

（5）按“速度”键（自动工作模式）时，设定气囊充气速度。在充气状态下按此键可以查询当前设定充气速度。

（6）按“保持”键（自动工作模式）时，设定气囊保持时间。在充气状态下按此键可以查询当前设定保持时间。

（7）"增大、减小"键为参数调整按钮，按"增大"键参数值增大；按"减小"键参数值减小。

（注：每次预热结束后，仪器内部自动设定直径为 80mm，速度为 6min，保持为 4min。窗口一只显示预设的直径 80mm。如果要调整"直径、速度、保持"参数，需按相应按键，然后按"增大、减小"进行调整）

（8）"气泵"键：预热结束后设定工作模式，调整直径、速度、保持的数值后，按"气泵"键开始充气，窗口二会对应显示充气压力，当压力达到设定值后气泵自动停止。

（9）"开始"键：气泵充气结束后按"开始"键。如果仪器处于自动工作模式时按设定的充气速度对气囊充气；如果仪器处于手动工作模式时每按 1 次"开始"键，气囊就会充气 1 次直到气囊直径达到合适大小。

（10）"暂停"键：仅限于"自动"工作模式下使用，按"暂停"键仪器将停止工作，保持当前的工作状态，要使仪器继续工作，需按"开始"键。

3. 脚踏开关　绿色开关功能等同于仪器面板上"开始"键。红色开关功能等同于仪器面板上"停止"键。

4. 仪器操作流程　开机→预热→选择工作模式→调整参数→储气→气囊充气→保持→排气→暂停→停止→关机（见实验五）。

第 2 节　气囊仿生助产术

一、气囊仿生助产术的作用机制

（1）气囊仿生助产仪是利用特制的乳胶气囊放置于阴道或宫颈，逐渐充气使气囊扩张，通过机械性刺激宫颈或阴道使之扩张，反射性引起垂体后叶的内源性缩宫素与前列腺素的合成与释放，促使子宫肌细胞内钙离子浓度增加，引起子宫收缩加强，从而加速产程进展。

（2）乳胶气囊机械性扩张阴道的同时压迫直肠，反射性引起产妇不由自主地屏气用力，加速先露下降。

（3）气囊逐渐扩张宫颈与阴道，类似于模拟胎头作用，提前扩张软产道，减少先露部下降时的阻力，为阴道顺利分娩创造了良好的条件。

二、气囊仿生助产术的临床应用目的

（1）通过缩短产程来减轻产妇痛苦，减轻了年轻产妇惧怕阴道分娩疼痛的恐惧感。

（2）降低了剖宫产率，如第一产程宫缩乏力、相对头盆不称、宫颈水肿、某些胎头位置不正（持续性枕横、第一产程末胎儿窘迫等，通过气囊仿生助产技术多能经阴道分娩）。

（3）增加脐带绕颈经阴道分娩的试产机会（凡脐带＞30cm 者均能做到平安阴道分娩）。

（4）通过促进宫颈成熟度，为妊娠期高血压疾病、过期妊娠等，经阴道分娩找到了新途径。

（5）为符合阴道分娩条件的臀位，平安阴道分娩创造了条件。

（6）减轻了产科工作者的思想压力、精神负担和超负荷的工作状态。

三、气囊仿生助产术的适应证与禁忌证

（一）适应证

必备条件：头盆相称，无产道异常（骨产道和软产道畸形），胎先露部的最低点达坐骨棘

平面(S)上 1cm 及以下,宫颈成熟度评分≥8 分(依照 Bishop)者,用于以下列情况(表 7-1):

表 7-1 宫颈成熟度 Bishop 评分

评分	0	1	2	3
宫颈扩张(cm)	0	1～2	3～4	>5
颈管消失(%)	0～30	40～50	60～70	>80
胎头位置(S)	-3	-2	-1～0	+1～+2
宫颈硬度	硬	中	软	
宫口位置	后	中	前	

(1) 胎膜未破,宫口开大 2～4cm 者,行"双扩法",胎膜已破,宫口开大≥5cm 者,行"单扩法"。

(2) 某些胎头位置不正(持续性枕横位或枕后位)、单臀或完全性臀先露(经扩张宫颈后暂不破膜,在扩张阴道后行短暂的"堵",然后等待自然破膜,防脐带脱垂),胎儿体重≤3500g 者。

(3) 妊娠期高血压疾病、过期妊娠、妊娠合并心脏病或肝病等高危妊娠的产妇,先促进宫颈成熟,一旦达到适应证时即可选用气囊仿生助产术,多在短时间内顺利分娩。

(二) 禁忌证

(1) 明显头盆不称(如巨大儿)及骨产道异常、软产道畸形者禁用。

(2) 产前出血(如前置胎盘、胎盘早期剥离)者禁用。

(3) 胎儿窘迫短期内不能结束分娩者禁用。

(4) 妊娠合并症和并发症者慎用。

四、气囊仿生助产术施术的方法

(一) 术前准备

1. 仪器及用物准备 见实验五。

2. 产妇的准备 复核施术条件,排空膀胱(必要时行导尿),取膀胱截石位,常规外阴清洁和消毒,铺巾、套腿套,窥阴器暴露宫颈,行阴道及宫颈消毒。

3. 手术者 戴口罩,常规刷手、泡手(或涂擦碘伏),穿手术衣、戴手套。

(二) 施术的类型及步骤

1. 单扩法 主要用于活跃期出现宫缩乏力、相对头盆不称、产程停滞(寻找原因)、宫颈水肿及某些胎头位置不正,第一产程末胎儿窘迫等。施术方法:当宫口开大≥5cm 时,在无菌操作下,宫颈钳钳夹宫颈前唇,在宫缩间歇期用细穿刺针刺破胎膜,待前羊水流出后,取出宫颈钳;连接气囊与手柄及充气管,握持手柄将灭菌的一次性气囊放置于阴道上段,并通过握持手柄固定开始充气,先扩张阴道上段 2 次(气囊充气直径设置 8cm,保持 3～5min),排气后将气囊下移至阴道下段扩张 1 次(气囊直径设置 6cm,保持 3～5min)。此法能缩短第一产程的后半期及第二产程,适用于初学者及助产士操作。

2. 双扩法 主要用于需要缩短总产程的引产及臀位分娩,分为三步法。

第一步扩张宫颈:窥阴器扩张阴道(熟练者可直接放置),暴露宫颈后再次消毒,用宫颈钳夹其前唇,握持手柄将灭菌的一次性气囊放置于宫颈管内口处,通过手柄固定开始充气。

(1) "自动"法:选择"低速"或"中速"充气法,气囊直径设置 8cm,保持 3～5min。一般 1 次扩张可将成熟的宫颈由 2～4cm 扩至 6～8cm,当宫口被扩至 5cm 时电脑会自动控制暂停 60s,然后再继续扩张至 8cm。

(2) "手动"法或"足踏"法:充气分为"两步法",首次将气囊扩至 5cm 时停止充气 1～3min,然后再充气逐渐扩至 8cm,保持 3～5min。

第二步人工破膜：当宫颈扩张至≥5cm时，在宫缩间歇期用细穿刺针（或食指带特制破膜针）刺破胎膜，破膜后注意观察羊水的性状，如有胎粪污染，立即对症处理严密监护，必要时改为剖宫产术。

第三步扩张阴道：同单扩法。适用于有操作经验者，或需要紧急结束分娩者。

【知识链接】　　操作模式的选择

根据施术者操作的习惯，任意选择“自动”、“手动”和“足踏”法，不必强求一律。气囊直径设置、保持时间及扩张次数，根据产妇具体情况而决定。当宫缩乏力时设置直径稍大、次数增多、保持时间较长；相反，则减少，没有固定模式，重点强调施术的注意事项及掌握技巧与要领。

五、气囊仿生助产术的注意事项

（1）术中保持膀胱空虚，减轻胎先露下降的阻力，加速产程进展。

（2）保持同步有效宫缩，施术后10min出现宫缩乏力时，应及时给予5%葡萄糖溶液或生理盐水500ml，加缩宫素2.5～5U静脉滴注，有专人监护。

（3）勤听胎心，有条件者同步进行胎心监护，并随时记录。

（4）严格无菌操作规程，预防交叉感染。

（5）一次性手柄及气囊需在灭菌的有效期内使用。

（6）气囊要准确放入宫颈内，防止过高或过低。

（7）手柄、气囊与充气管连接要紧密。

（8）宫颈成熟度要符合要求。

（9）新生儿娩出后立即清理呼吸道，防止新生儿窒息和吸入性肺炎。

第3节　气囊仿生助产术施术的关键

气囊仿生助产术安全有效，操作方法简单易学，但施术人员仍须经过理论学习和技术培训后方可实施。施术的技巧与关键要领如下：

1. 宫颈松弛剂的选用　如宫颈水肿或较硬者，可选用2%利多卡因溶液5ml，加阿托品0.5mg（或山莨菪碱5mg）行宫颈多点注射，促进宫颈松弛、软化，减轻受术者的不适。

2. 气囊放置深浅适度　放置过深会导致先露上浮，子宫下段扩张引起宫缩乏力性产后出血；放置过浅仅扩张阴道上段而未达宫颈，会造成宫颈裂伤。

3. 宫颈扩张速度适度　多采用低速扩张（9min）或中速扩张（6min）为佳；宫颈轻度水肿者宜选用低速扩张，以免宫颈裂伤。

4. 明确先露的位置　如为持续性枕横位或枕后位，可徒手缓慢转动胎头至枕前位（LOT或LOP行逆时针转动；ROT或ROP行顺时针转动）；当转动有困难或宫缩乏力不能纠正者，改为剖宫产术。

5. 熟练掌握产钳助娩术　胎儿窘迫、宫缩乏力、妊娠期高血压疾病及妊娠合并心脏病等，实施气囊仿生助产术配合产钳术能加速产程的进展。

▲ 特别强调（初学者“1+4”）

施术前“1”：严格掌握施术适应证，施术首选胎儿体重适中、无妊娠合并症的产妇。

施术后“4”:①勤听胎心(胎心异常者)、测血压(妊娠期高血压疾病者),防止发生与施术无关的意外;②保证产妇充足的休息,及时补充水分和营养后再施术(也可增加阴道上段扩张次数)效果更好;③以“单扩法”为主,操作简单方便,临床效果明显。“双扩法”仅适用于施术熟练,需要尽快娩出胎儿者;④施术者要准确判断胎头位置,并且能徒手转位调正胎头位置,在胎儿娩出时要保护会阴,防止软产道撕裂伤!

▲ 特别说明(熟练者“1+4”)

施术前“1”:准确掌握施术的适应证。

施术后“4”:严密观察产程,遇到如下情况需急诊剖宫产:①宫颈高度水肿,经用2%利多卡因溶液5ml+阿托品0.5mg(或654-2 5mg)行宫颈多点注射,局部按摩后不能缓解者;②持续性枕后位,胎头明显水肿伴严重宫缩乏力,不宜转动胎头位置者;③距宫口开全时间较长,人工破膜见羊水重度污染,胎心异常者;④宫口开全先露下降停止,伴胎儿窘迫者。

第4节　气囊仿生助产术的临床应用价值

(1) 提高了白天分娩和阴道分娩率,增加了母儿的安全,减少了常见的医疗纠纷案件。
(2) 缩短了产程,减少了产妇的痛苦,降低了母婴并发症。
(3) 避免羊水栓塞的发生,降低了产妇因分娩的死亡率。
(4) 做到了早发现、早处理胎儿窘迫,避免了新生儿重度窒息的发生。
(5) 促进宫颈成熟度,为妊娠期高血压疾病、过期妊娠等产妇创造了阴道分娩的机会。
(6) 方便了助产者徒手调整胎头位置,降低了头位性难产的剖宫产率。
(7) 促进正常体重儿的臀位安全阴道分娩儿率。
(8) 产妇分娩顺利、体力精力充沛,保证了顺利实施母乳喂养。
(9) 软产道扩张时间缩短,肌纤维受损减少,利于日后性生活的和谐。

本章小结

“气囊仿生助产术”是借助全自动仿生助产仪来加速分娩过程的一项新式助产技术。运用该技术可以提高阴道分娩率及分娩的安全系数;能缩短产程,降低母婴并发症;转化某些难产为顺产,降低孕产妇死亡率及新生儿窒息的发生;适合在产科领域内推广使用。但需严格掌握适应证、禁忌证和助产术的关键技巧。熟练掌握气囊仿生助产仪施术的方法,以求达到临床应用的价值。

测评与训练

一、名词解释

1. 气囊仿生助产术　2. 单扩法　3. 双扩法

二、填空题

1. 实施气囊仿生助产术时,如胎儿先露在________时暂不宜施术。
2. 实施气囊仿生助产术时,如遇产妇宫缩乏力时可选用________。
3. 气囊仿生助产术可以提高________,缩短________,降低________。
4. 气囊仿生助产术施术分为________和________两种类型。
5. 双扩法分为________、________和________三步法。

(于黎民　胡向莲)

第8章　臭氧治疗妇科生殖道感染技术

【学习目标】

(1) 掌握妇科臭氧治疗仪在临床的应用、操作方法及使用的注意事项。

(2) 熟悉妇科臭氧治疗仪的功能及治疗生殖道感染的作用机制。

(3) 了解妇科臭氧治疗仪产品的特点。

第1节　概　　述

案例：患者，女性，26岁，已婚3年，G_2P_0。近期1周白带增多，伴有外阴瘙痒，尿频、尿急、尿痛而就诊。妇科检查：外阴、阴道充血，阴道分泌物较多，呈灰黄色、稀薄泡沫状，阴道后穹窿有"草莓样丘疹"；宫颈充血、Ⅱ度颗粒状糜烂；子宫前位，正常大小，无压痛，活动良好，双侧附件未见异常。该女士可能的临床诊断是什么？其诊断依据有哪些？拟行臭氧治疗，试述臭氧杀菌的作用机制？简述运用妇科臭氧治疗仪治疗生殖道炎症的注意事项。

一、臭氧的用途

臭氧(O_3)又称三氧、活性氧。人类自1785年发现臭氧以来，作为一种气体杀菌剂广泛应用在食品加工、运输、贮存，自来水生产，医疗、医药和水产养殖等领域。因为它不但能对空气消毒灭菌，而且也能作用于物体表面和内部，特别是近年来人们对臭氧的利用技术不断提高，应用的范围也越来越广。

二、臭氧的杀菌

臭氧是氧的同素异形体，在常温下是一种不稳定的淡蓝色气体，有刺激腥味，微量时具有一种"清新"气味。臭氧具有极强的氧化能力，对细菌、真菌、病毒具有强烈的杀灭性，这种作用是物理、化学、生物学方面的综合效果。

(一) 臭氧的杀菌机制

(1) 通过氧化分解细菌内部葡萄糖所需的酶，使细菌灭活死亡。

(2) 直接与细菌、病毒作用，破坏它们的细胞器和细胞核，使细菌的新陈代谢受到破坏，导致细菌死亡。

(3) 透过细胞膜组织，侵入细胞内，作用于外膜的脂蛋白和内部的脂多糖，使细菌发生通透性畸变而溶解死亡。

(二) 臭氧杀菌的特点

1. 高效快速　臭氧在1min内就可以100%杀灭细菌、酵母菌和黑曲霉菌。当水中臭氧的浓度超过阈值时，消毒灭菌是瞬间进行的；而一般的灭菌消毒剂，如次氯酸($HOCl_2$)、二氧化氯(ClO_2)的灭菌消毒是进行性和累积性的。

2. 安全可靠 臭氧稳定性差，很快自行分解为氧气或单个氧原子，而单个氧原子能自行结合成氧分子，不存在任何有毒残留物，是一种无污染的杀菌消毒剂。臭氧为气体，能迅速弥漫到整个灭菌空间不留死角，尤其在高湿度环境中，比紫外线、化学熏蒸法更实用，而且操作方便，对人体健康毫无影响。

3. 杀菌谱广 对细菌繁殖体、细菌芽胞、病毒、真菌等致病微生物均有极强的杀灭作用，并可破坏肉毒杆菌的毒素。

4. 价格便宜 生产 1 吨 0.5～1.5ppm 浓度的臭氧水仅需 0.8 元，是世界上最廉价的消毒灭菌剂。

（三）臭氧杀菌的影响因素

(1) 水中杀菌时，pH、温度、电导率等因素越高，臭氧的溶解度越低(水温达到 20℃时开始对臭氧的溶解度有影响，高于 30℃时最多只有 10%的臭氧能溶解在水中，其余的大部分则还原成氧气)。水中有机物较多时，亦会相应地降低臭氧在水中的溶解度。

(2) 空气及物体表面杀菌时，温度低、湿度大则灭菌效果好。湿度在 60%时灭菌效果才逐渐增强，由于相对湿度提高，使细胞膨胀、细胞壁变薄，使之更容易受到臭氧的渗透溶解。相对湿度在 95%时灭菌效果达到最大值。如果空气中杂质较多时，臭氧会与杂质发生反应，从而降低臭氧的灭菌效果。

(3) 臭氧的浓度也会影响其灭菌能力，当浓度在 0.2mg/L 以下，几乎没有杀灭作用。

三、臭氧的获取

臭氧可通过高压放电、电晕放电、电化学、光化学、原子辐射等方法得到，其原理是利用高压电力或化学反应，使空气中的部分氧气分解后聚合为臭氧，是氧的同素异形体转变的一种过程。臭氧制成后可根据需要，溶解于水、血液、体液或直接作用于组织，达到不同的治疗目的。

第 2 节　臭氧治疗女性生殖道感染

女性生殖器官炎症是妇科常见病之一，可以发生于任何年龄，在生殖器官的任何部位。正常情况下，阴道内寄生有多种正常菌群，这些菌群间形成动态的生态平衡而不致病，当这种平衡一旦被打破或病原体侵入，机体抵抗力降低，即可导致炎症发生。如雌激素水平低下、频繁性交、阴道灌洗，可使阴道内的 pH 升高，不利于乳酸杆菌生长。另外，长期应用抗生素抑制乳酸菌生长，从而使其他致病菌成为优势菌，导致炎症发生。

一、妇科臭氧治疗仪治疗生殖道感染的原理

妇科臭氧治疗仪系高科技电子医疗器械产品，综合了电子学、微生物学、妇科生理学和病理学等学科的特点，针对妇科病的病理现象，采用低温等离子和生物工程技术，将空气中的气体分子电离而产生高浓度的臭氧和多种活性成分，用于治疗各种致病微生物引起的妇科生殖道感染性疾病，其活性成分可促进上皮细胞生长和创伤面的愈合，臭氧杀菌谱广。

导气头设计合理，治疗中无创伤、无痛苦。

二、妇科臭氧治疗仪产品的特点

(1) 微电脑控制，设有病种和高低浓度选择，数码计数/计时功能，便于操作与管理。

(2) 气体弥散能全方位接触病灶，不留死角、治疗彻底，治疗过程中无需用药。

(3) 杀菌速度快，疗程短，如阴道炎、宫颈炎经过1次治疗症状即有明显改善。

(4) 设计人性化，无创伤、无痛苦，尤其适合未育女性。

(5) 具有杀菌、消炎、止痛功能。

(6) 臭氧和活性成分可增加细胞活力，加速创面愈合，缩短修复期。

(7) 直接作用于患病部位，其还原产物为氧，无毒副作用。

三、妇科臭氧治疗仪治疗生殖道感染的适应证

适应证包括：①宫颈炎、滴虫阴道炎、假丝酵母菌阴道炎、细菌性阴道炎、淋球菌性阴道炎，盆腔炎；②各种细菌性皮肤瘙痒等；③女性生殖保健及各类性病的预防；④家庭居室空气及物品灭菌消毒。

四、妇科臭氧治疗仪治疗生殖道感染的操作程序

仪器的生产厂家和型号不同(图8-1)，其操作界面也有所区别，其基本程序为：

(1) 施术者彻底清洁双手。

(2) 导气管、接驳器、治疗头依次和主机连接。

(3) 接通电源后绿色指示灯亮，仪器处于待机状态。

(4) 按"开机"按钮，红色指示灯亮，听到机器的工作声，并能在治疗棒(导气头)处闻到淡淡的鱼腥气味(臭氧的气味)，表明仪器处在工作状态。

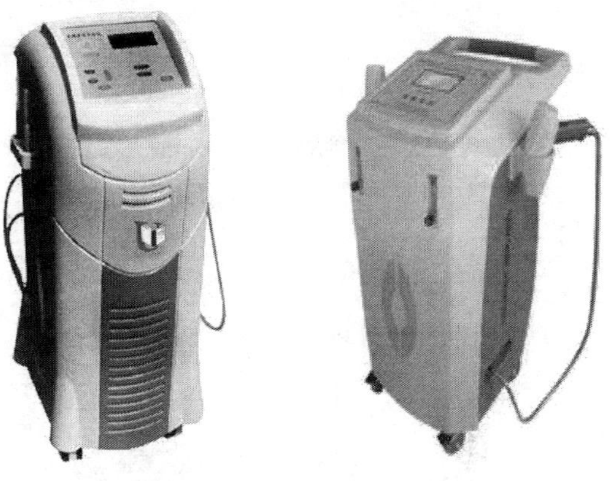

图8-1　妇科臭氧治疗仪

(5) 将妇科治疗棒(导气头)置于盛有约1L凉开水的容器内(容器干净)，开机5min后臭氧便溶入水中制成清洗液，同时清洗消毒治疗棒(导气头)或吸盘球(用于美容、皮肤、刀口、创伤等皮肤的消毒治疗)。

(6) 受术者排空膀胱，取膀胱截石位，用阴道冲洗器吸取清洗液将阴道分泌物冲洗干净，换上干净、宽松的内裤。

(7) 受术者取舒适的趟姿，设定仪器工作时间后按"开机"键，治疗棒(导气头)闻到有鱼腥味后将其送入阴道内，并作上下左右运动，不宜用力过大，使活性气体扩散达到最佳治疗效果。每次10～20min为佳。

(8) 治疗完毕后，将治疗棒(导气头)放在内裤里，对着外阴表面和内裤吹拂5min，杀灭外阴部和内裤里的病菌。

五、妇科臭氧治疗仪治疗妇科感染的疗程及禁忌证

(一) 疗程

1. 总体方案　3～5min，1～2/d，疗程1/d。视病情轻重，1个程序结束后，可停止5d再做1～2个疗程的巩固治疗。

2. 具体方案

(1) 外阴炎1个疗程。

(2) 阴道炎(滴虫性、霉菌性、细菌性)1个疗程(夫妻同治)。

(3) 淋球菌性阴道炎2个疗程(夫妻同治)。

(4) Ⅰ度宫颈糜烂治疗1个疗程，巩固1个疗程；Ⅱ度宫颈糜烂，治疗2个疗程，巩固1个疗程。

(5) 盆腔炎治疗2个疗程，巩固1个疗程。

(二) 禁忌证

(1) 各种妇科肿瘤患者。

(2) 宫颈糜烂Ⅲ度及疑似癌变者。

(3) 生殖道出血及局部皮肤黏膜溃疡者。

(4) 严重心血管、肝肾及造血功能障碍性疾病患者。

(5) 妊娠及哺乳期妇女慎用。

六、妇科臭氧治疗仪使用的注意事项

(1) 在清洗阴道前，嘱患者排空膀胱，换上干净、宽松的内裤。

(2) 治疗前向患者做简单介绍，以缓解其紧张情绪。

(3) 臭氧气体现制备现用，不可保存，一般为5～20min还原为氧气。

(4) 制取清洗液时，治疗仪的底部要高于容器内的水面，防止水沿着橡胶管流入治疗仪内损坏仪器。

(5) 治疗棒(导气头)为一次性用品，切勿重复使用。

(6) 仪器工作时内有高压电，勿自行拆装，以防电击伤人。

(7) 仪器适宜的环境温度为5～40℃；相对湿度<80%；大气压力：700～1060kPa。

第3节 妇科臭氧治疗仪的临床应用价值

一、与口服及注射用药的比较

(1) 口服及注射用药的治病原理，是从人体内部的病理入手，有针对性地遵医用药，从而达到改变病变组织取得疗效，但药物的吸收有限，药效难以完全到达病灶区，且对人体器官副作用大，还可能产生耐药性而影响治疗效果。

(2) 臭氧治疗避免了口服药的胃肠道反应，消除了药物的毒副作用或滥用抗生素对机体产生的耐药性。

二、与局部用药的比较

1. 阴道、宫颈放药(栓剂、泡腾片等) 治病的原理是通过药物溶解、渗入宫颈病灶区达到治疗目的。阴道有许多横行皱褶，放药后药力无法全面覆盖病灶部位，易出现死角，不能彻底杀菌；此外药液易外泄给患者带来不便。

2. 阴道冲(灌)洗方法 会破坏阴道正常的酸碱平衡，往往治疗不彻底，反复发作易产生耐药性，容易重复感染。

3. 其他 喷雾剂，治标不治本；泡腾片，放入阴道熔化快，药力持续时间短；栓剂、药巾，药从衣裙内易散发出异味。

三、与物理疗法的比较

1. 激光、微波、冷冻、红外线疗法　通过各种技术使宫颈糜烂面的柱状上皮坏死→结痂→脱落，使新生的鳞状上皮重新替代；术后易引起多量出血、排液，患者痛苦大，病变恢复期相对较长；并需服用大量抗生素类药物辅助恢复，还可能引起宫颈口狭窄，导致经血不畅，或不育等。

2. 臭氧疗法　本法避免了反复多次治疗；治疗后无阴道流血、排液和宫口狭窄，特别适合未育妇女的治疗。

本章小结

臭氧(O_3)是氧的同素异形体，作为一种气体杀菌剂，具有杀菌快、杀菌谱广、无毒副作用、易于制取、价格低廉的特点。利用妇科臭氧治疗仪制取的臭氧治疗液和气体，能治疗各种致病微生物引起的妇科生殖道感染性疾病，其活性成分可促进上皮细胞生长和创伤面的愈合。仪器设备的导气头设计合理，治疗中无创伤、无痛苦，气体能全方位接触病灶，不留死角、治疗彻底。

测评与训练

简答题

1. 简述臭氧的杀菌原理、特点和临床应用价值。
2. 简述臭氧妇科治疗仪治疗妇科生殖道感染的适应证及禁忌证。

（胡向莲）

第9章　紧急避孕技术

【学习目标】

(1) 掌握紧急避孕的概念、类型、注意事项和禁忌证；放置宫内节育器的注意事项和禁忌证。

(2) 熟悉药物和宫内节育器紧急避孕的作用机制；放置宫内节育器的并发症及防治。

(3) 了解常用宫内节育器的类型、特点及术后处置。

第1节　概　　述

案例：患者，女性，28岁，家庭主妇，G_3P_2。平时月经为$\frac{4\sim6}{28\sim30}$d，月经量中等，无痛经史。月经干净12d房事时发现避孕套破裂，于第2d早晨来门诊咨询，要求采取紧急避孕措施。该女士既往身体健康，无药物及金属过敏史。妇科检查未见异常。请问紧急避孕措施有哪几种方法？其各自的避孕机制是什么？作为医生针对李女士的病史资料为她选用何种紧急避孕措施为宜，其注意事项有哪些？

一、紧急避孕的概念

紧急避孕是指女性在无防护性性生活和避孕失败后的72h(放置宫内节育器为120h)内，为防止意外妊娠而采取的一种临时性紧急补救措施。紧急避孕措施对预防意外妊娠、降低流产率具有重要的作用。WHO资料显示，全球每年有8000万例意外妊娠者，其中有4500万例行人工流产术(包括不安全流产1900万例)，造成6.8万例的孕产妇死亡，占母亲死亡相关因素总数的13%。另外，有1/5不安全流产会发生生殖道感染，严重的可导致女性终身不孕。因此，临床医生要理解和积极推进紧急避孕技术，保护妇女生殖健康，降低人工流产率和死亡率。

紧急避孕药只能对本次无保护性性生活起作用，在1个月经周期中只能服药1次，本周期服药后有性生活者仍应采取其他可靠的避孕措施，绝对不能将紧急避孕措施作为常规避孕方法反复使用。紧急避孕措施分为：口服避孕药和放置宫内节育器(含铜)两种。

二、紧急避孕措施的作用机制

(一) 口服紧急避孕药

(1) 紧急避孕药能竞争孕酮受体，使宫内膜的蜕膜化无法维持，导致内膜发育与孕卵着床不同步，达到抗着床功能。

(2) 紧急避孕药作用于下丘脑→垂体→卵巢的生殖内分泌轴线，使卵泡激素(FSH)和促黄体生成激素(LH)水平降低或消失，从而阻止或延迟排卵。

(3) 紧急避孕药能改变宫颈黏液黏稠度，加大精子穿透时的阻力，影响了精子和卵子结合。

(二) 含铜宫内节育器(IUD)

1. 机械作用　IUD作为一个异物，使子宫内膜发生一种轻度慢性无菌性炎性反应，从而改变子宫腔的内环境，阻止孕卵的着床。

2. 吞噬细胞作用　无菌性炎症使巨噬细胞、中性粒细胞发挥吞噬作用破坏精子。

3. 炎性细胞作用　炎性细胞的退变物质达到一定浓度后，毒害胚胎使之不能继续发育。

4. 前列腺素作用　宫内节育器可刺激宫腔内膜产生前列腺素。前列腺素使子宫、输卵管收缩蠕动异常，同时增强雌激素作用，使宫腔内环境不利于囊胚的着床。

5. 活性物质作用　含铜的IUD，缓慢释放铜离子使宫内膜、宫腔液等内环境发生变化，同时对精子有毒性作用，从而达到抗着床作用。

研究证明，带铜宫内节育器适用于在无保护性性生活120h内放入，避孕有效率达95%以上。

第2节　紧急避孕方法

一、药物紧急避孕法

（一）紧急避孕药的类型及服用方法

1. 激素类紧急避孕药

(1) 雌、孕激素的复方制剂：①复方炔诺孕酮事后避孕片。每片含炔诺孕酮0.5mg、炔雌醇0.05mg；首剂2片，12h后再服2片；②雌孕激素（YUZPE）法。于房事后72h内服炔雌醇(E. E)0.1mg，左旋18甲基炔诺酮（LNG)0.5mg；间隔12h再重复服1次。

(2) 单纯孕激素制剂：①左炔诺孕酮片。商品名为"毓婷"、"安婷"、"惠婷"、"诺爽"。每片含左炔诺酮0.75mg，72h内服1片，间隔12h再服1片，避孕效果达98%以上；②丹那唑。于房事后48h内服丹那唑400～600mg，间隔12h重复1次；③左旋18甲基炔诺酮（LNG)。于房事后72h内服LNG 0.75mg，于12h重复1次。

(3) 单纯雌激素制剂：①53号探亲避孕片8粒法。于房事后即刻或次日晨（最晚不超过48h)服1粒，此后每晚服1粒，连续服3晚，继之隔日晚1粒连续服4次，总量不少于8粒；②大剂量雌激素法。在边远缺药地区使用，于房事后尽早使用乙底酚25mg，2/d，连用5d。此法胃肠道的刺激反应较重。

2. 非激素类紧急避孕药　米非司酮（又名息隐、含珠停），规格有每片10mg、25mg、50mg 3种，其中以25～50mg的米非司酮用于紧急避孕效果最佳。

服用方法：当日口服任何一种剂量1片，间隔12h再服1片，服药前后需空腹2h。服药后妊娠几率可低于1%，个别服用者有月经改变。如服药后2h内出现呕吐，应将药物吐出，并补服同等剂量的药物1次。

（二）服用紧急避孕药的注意事项

(1) 服药前确诊未妊娠。

(2) 紧急避孕措施仅为一种应急措施，应正确选择适合自己的避孕方法。

(3) 在专业医生的指导下用药，在性生活后超过72h服用失败率较高。

(4) 服用紧急避孕药的有效避孕率明显低于常规避孕法，用药剂量大（1次药量相当于8d的常规短效避孕药量）、副作用也重。

(5) 超量及频繁使用紧急避孕药会导致月经周期紊乱或点滴状阴道出血。

(6) 服用紧急避孕药只对本次无保护性性生活起保护作用，之后在本周期内的性生活仍应采取其他可靠的避孕措施。

(7) 1个月经周期中只能用紧急避孕药1次，如第2次用药则会失效。

(8) 服用紧急避孕药失败者，新生儿畸形发生率高，必须及时终止妊娠。

(9) 服药后1h内出现呕吐者，应尽快补服1次同样剂量的紧急避孕药。

(10) 服药后月经周期推迟1周者，应首先排除妊娠。

二、含铜宫内节育器(IUD)紧急避孕法

适应于在无防护性性生活或避孕失败后的120h内使用。必须具备施术的相应条件，并由专业技术人员放置。其优势为：①含铜的IUD一次放入有效避孕期长达8～10年，适应于需要长期避孕者；②对避孕药有禁忌证的女性比较实用。

（一）宫内节育的类型及特点（图9-1）

1. T型宫内节育器 节育器外形为“T”型而得名。按照T型塑料支架带铜的面积(mm^2)分为：Tcu200、Tcu220、Tcu380等多种类型。为了防止T型横臂可能刺入宫壁，将两端做成圆珠型，在纵臂的末端带有尾丝，便于取出。预期放置8年左右。

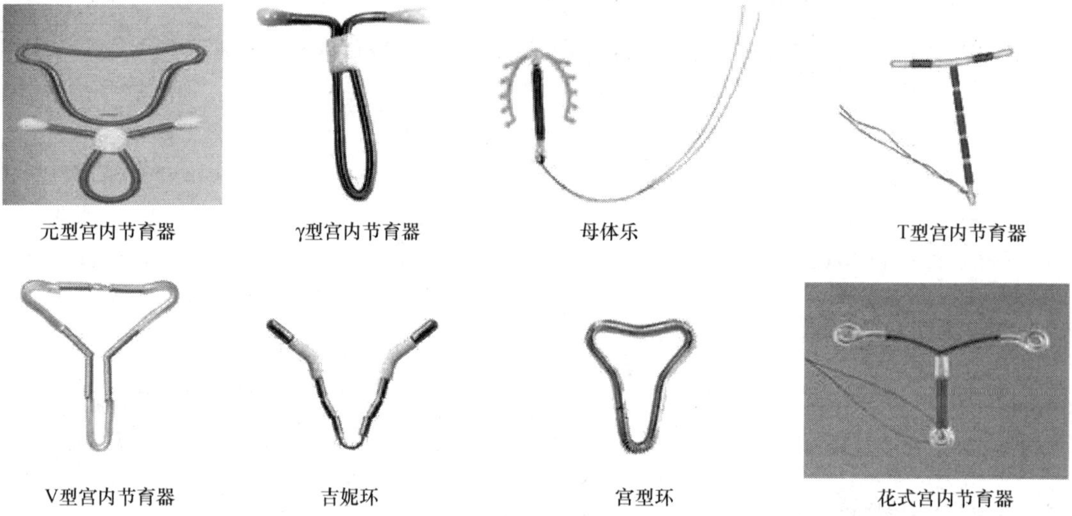

图9-1 各型宫内节育器

2. 硅橡胶带铜V型节育器 节育器外形为“V”型而得名。支架为不锈钢丝制作，外套硅橡胶管，管外套有200mm^2的铜丝，平均分为4段，分别绕于节育器的横臂及斜臂上，按横臂的长短分为24、26、28三种规格。在两个横臂的内侧端不锈钢丝环套，并系有尾丝便于取出。此类节育器形态与子宫腔相符，且铜丝均匀分布于子宫腔的着床区域，可增强避孕效果，预期放置5～8年。

3. 多负荷含铜节育器 又名母体乐。为引进荷兰技术而国内合资生产。支架为聚乙烯材料制成，两侧弧形侧臂的外侧有5个小齿，纵臂上绕有铜丝，其面积分为250mm^2和375mm^2两种，按其大小及纵臂长短分为大、中、小号，放置方法简便，在纵臂的末端带有尾丝，便于取出。预期放置8年。

4. 活性金单环165和带铜高支撑力环 两种环的外形和金属单环相似，以较粗的不锈钢丝为基本材料，支撑力达165g左右。在不锈钢丝螺旋腔内间隔插入2段铜丝簧和2段消炎痛的硅橡胶条者为活性金单环165；仅加入铜丝簧者为带铜高支撑力环。铜面积均为

$200mm^2$，分为20、21、22号3种类型。放取技术与金单环相似。环的不锈钢丝较粗，不易变形脱落，又有铜丝簧为活性物质，带有消炎痛可减轻其副作用，故临床效果较好，预期放置10年。

5. 活性γ型节育器　为最新研制的新型节育器，以不锈钢丝为基本材料，带有铜和消炎痛。其结构分为3层，内层为不锈钢丝支架呈γ型；支架上绕有铜丝$300mm^2$为中层；最外层套有不锈钢丝螺旋簧，于横管两端及纵臂上端咬合处带消炎痛的硅橡胶珠及块。分为24、26、28号3种，预期放置达10年以上。

6. 其他　国内外现有多种新的节育器在研究中，如药铜节育器、磁性节育器、带孕激素的节育器等。20世纪90年代以来研究的吉妮环系列较有前途，特点为无支架，6个铜套串在尼龙丝上，用特制的针把尼龙线结插入子宫底部肌层固定，使铜套悬挂在宫腔内，临床效果好，出血副作用少。

（二）宫内节育器的放置步骤

1. 受术者的准备

（1）询问病史、体格检查及妇科检查；血常规及阴道分泌物检查；特别要了解高危情况，如是否为哺乳期、多次和近期人流史、剖宫产史及有无长期服避孕药史等。

（2）介绍放置宫内节育器的优缺点及注意事项，受术者知情并签署同意书。

（3）测血压、脉搏、体温（相隔4h以上，测体温2次均＞37.5℃者暂不放置）。

（4）排空膀胱。

2. 物品准备　见实验七。

3. 放置步骤

（1）检查手术包和节育器的有效灭菌日期。

（2）术者穿清洁工作衣、戴帽子、口罩，常规刷手后戴无菌手套。

（3）受术者取膀胱截石位，常规冲洗、消毒外阴及阴道。

（4）常规铺巾、套腿套、垫治疗巾及铺孔巾。

（5）双合诊查明子宫大小、位置、屈度及附件情况，更换手套。

（6）窥阴器暴露阴道和宫颈，拭净阴道内积液。

（7）用2％碘酒及75％乙醇溶液（或碘伏）消毒宫颈及穹窿。

（8）宫颈钳钳夹宫颈前唇或后唇（后位子宫）。

（9）拭净黏液后，用棉签蘸消毒液消毒颈管。

（10）以执笔式握持子宫探针，沿子宫方向探测宫腔深度。

（11）根据宫颈口的松紧度和选用节育器的种类与大小，决定是否扩张宫颈口。如宫型节育器、γ型节育器、金塑铜环、药铜环165等，需扩宫至5.5～6号。

（12）选择节育器，并检查节育器消毒期及包装密封情况，撕开外包装袋取出节育器，有尾丝者测量尾丝总长度；如用消毒液浸泡的节育器，需用生理盐水或注射用水冲洗。

（13）将准备放置的节育器告知受术者，并示以实物。

（14）缓缓牵拉宫颈，拉直子宫轴线。

（15）置入节育器。

（16）撤出宫颈钳，拭净血液，取出窥阴器，手术完毕。

4. 各种常用IUD的置入方法

（1）带铜宫形IUD：有多种放置器，现以内藏式和套管式放置叉为例。

1）内藏式放置器放置。①手持IUD放置器于水平位，将套管上带有缺口的一方向下；

②将内杆下拉把 IUD 完全拉入套管内，然后缓缓上推内杆，待内杆上的小钩从缺口处自然脱落后，继续推进内杆(小钩会退入套管)使 IUD 露出套管顶端成圆钝状；③将限位器上缘移到宫腔深度的位置；④置入放置器达宫腔底部，固定内杆后退套管，IUD 即置入宫腔内；⑤ 放置器向上顶送 IUD 下缘后，退出放置器。

2）套管式放置叉放置。①将 IUD 横臂中点的下方嵌入套管的放置叉上，IUD 露在套管外；②将套管叉上的限位器上缘移到宫腔深度的位置；③带 IUD 的放置器沿宫腔方向轻柔通过宫颈口达宫腔底部；④固定内杆后退外套管，同时内杆向上推出套管叉上的 IUD，IUD 即置入宫腔，退下放置器于近内口处，再用放置器向上顶送 IUD 后，撤出放置器。

(2) TCu220c 或 TCu380A IUD：①将 T 型 IUD 的双横臂轻轻下折，并将双横臂远端插入放置管内，(横臂下折时间不宜超过 3min)；②将套管上的限位器上缘移到宫腔深度的位置；③将带 IUD 的放置器沿宫腔方向，送达宫腔底部；④固定内芯，后退放置套管使 IUD 的横臂脱出套管；⑤再将套管上推 IUD 并稍待片刻，使 IUD 处在宫腔底部；⑥先取出内芯，然后小心取出放置套管；⑦测量阴道内尾丝长度，以核对 IUD 是否放置到位(阴道内尾丝长度＝尾丝总长度＋IUD 长度-宫腔深度)；⑧在宫颈外口 1.5～2cm 处剪去多余尾丝。记录留置尾丝的长度。

(3) 母体乐 IUD：①将 IUD 放置器上的限位器上缘移到宫腔深度的位置；②将带有 IUD 的放置管按 IUD 的平面与宫腔平面相同的方向置入宫腔内，直至宫腔底部，等待 1～2min 抽出放置管；③放置后，用探针检查宫颈管，以确认 IUD 纵臂末端已进入宫腔；④测量阴道内尾丝长度，以核对 IUD 是否放置到位；⑤在宫颈外口 1.5～2cm 处剪去多余尾丝。记录留置的尾丝长度。

(4) γ 型 IUD：①将套管式放置器上端弧形口的前后唇置于节育器中心硅胶处，限位器上缘移到宫腔深度的位置；②将放置器沿宫腔方向快速通过宫颈内口后，轻轻送达宫腔底部，稍待片刻；③固定内芯后退套管，IUD 即置入宫腔；④内芯向上顶送 1 次后，连同套管一起撤出放置器。

(5) 活性环形 IUD

1）一次性放置叉放置：①检查带环的放置叉，环的上缘处在套管叉上，下缘被内杆的小钩拉住，环的结头在侧方；②拉下内杆至缺口处，把缺口嵌入套管下缘使环拉成长椭圆形；③将带环的放置叉上的限位器上缘移到宫腔深度的位置；④将放置叉上的环轻轻置入宫腔达宫底；⑤上推内杆使环的下缘从内杆钩上脱落；⑥后退放置器至近宫颈内口处，上推环的下缘，使环保持靠近宫底部后退出放置器。

2）金属放环叉放置：①避开环的结头，将环装在叉上；②将放置叉上的限位器移到宫腔深度的位置；③沿宫腔方向将叉偏水平位通过宫颈后转正，将环送达宫底；④然后将放置叉退至子宫内口处，再推环下缘保持靠近宫底部后退出放置器。

(6) VCu200 IUD：①将已安装节育器的放置器上的限位器上缘移到宫腔深度的位置；②沿子宫方向置入放置器达宫底(IUD 平面和宫腔平面一致)；③固定内芯后退套管；④先退出内芯后取出放置套管；⑤测量阴道内尾丝长度，以核对 IUD 是否放置到位；⑥宫颈口外 1.5cm 处剪去多余尾丝。记录留置的尾丝长度。

(7) 左炔诺孕酮 IUD(曼月乐 IUD)：①取出带 IUD 的放置套管，缓慢而持续地牵拉尾丝，使 IUD 的横臂向内合拢而牵入套管内，直至横臂顶端的结节处在套管口；②在套管下方拉直尾丝，置入内芯；③移动限位器上缘到宫腔深度位置(限位器和横臂均保持水平位)；

④持放置器轻柔通过宫颈管入宫腔，直至限位器上缘；⑤固定内杆后退套管至内杆有槽处，使节育器在宫腔内展开横臂；⑥同时将套管和内杆轻缓地向宫腔推进，直至限位器上缘；⑦固定内杆的环形尾端，后退套管触及尾环止；⑧固定套管退出内杆后小心地退出套管；⑨测量阴道内尾丝长度，以核对IUD是否放置到位；⑩在宫颈口外2cm处剪去多余尾丝。记录留置的尾丝长度。

(8) 铜固定式IUD(吉妮IUD)：①用食中拇三指稳稳把持套管末端和内芯避免移动，从放置系统中取出；②检查IUD顶端的线结是否挂在内芯尖端上，尾丝是否紧扣在内芯的柄上，然后移动限位器上缘到宫腔深度位置；③持放置器轻柔通过宫颈管入宫腔，直至宫底正中；④一手持套管紧紧顶住宫底，另一手持内芯柄向宫底肌层刺入1cm；⑤松解内芯上的尾丝后轻轻退出内芯，然后退出套管；⑥轻拉尾丝有阻力，说明IUD已置入肌层；⑦测量阴道内尾丝长度，以核对IUD是否放置到位；⑧在宫颈口外1.5～2cm处或宫颈外口内剪去多余尾丝。记录留置的尾丝长度。

(三) 术中注意事项

(1) 严格无菌操作，在放置IUD的过程中，避免进入宫腔的器械和IUD等接触阴道壁。

(2) 遇宫颈较紧或需要扩张宫口的IUD时，均须扩张宫口不能勉强行事。

(3) 动作轻柔，以防心脑综合反应。对高危型妇女更宜小心，以防子宫损伤。

(4) 放置过程中如感到IUD未放至宫腔底部时，应取出重新放置。

(5) 放置环形IUD时，放环叉应避开环的接头。

(6) 手术过程中，如遇多量出血、器械落空感、宫腔深度异常、受术者突感下腹疼痛等，应立即停止操作，进一步检查原因，采取相应措施。

(四) 术后处置

1. 手术记录表 见表9-1。

表9-1 宫内节育器放置术记录表

姓名______ 年龄______ 职业______ 门诊号______ 日期：______年______月______日

单位______ 家庭地址______ 邮编______ 电话______

孕/产次______/______ 末次妊娠终止日期：______年______月______日

末次妊娠结局：______ 哺乳：否 是(______个月)

月经史：经期/周期______/______ 经量：多 中 少 痛经：无 轻 重

末次月经：______年______月______日 避孕史：______ 既往史：______ 药物过敏史：______

体格检查：血压______/______mmHg 脉搏______/min 体温______℃ 心______ 肺______

妇科检查：外阴______ 阴道______ 宫颈______ 子宫大小______周 附件______

辅助检查：血常规______ 滴虫______ 念珠菌______ 清洁度______度

诊断：______ 检查者：______

放置日期______年______月______日 放置时期：月经净后______d 行经期______d 阴道分娩时 剖宫产时 产后______d(恶露净 未净) 人流吸宫术后 钳刮术后 中引清宫术后 其他______术时情况：子宫______位 宫腔深度______cm 宫颈扩张：未从______扩至______号

手术：顺利 困难 宫内节育器种类：宫铜形IUD TCu380A TCu220c 母体乐铜375 活性γ型 VCu200 铜环165 左炔诺孕酮IUD 铜固定式IUD 其他______大小：______号 尾丝：无 有(留丝______cm)

特殊情况记录____________________

预计可存放年限____________________

手术者：______

2. 宫内节育器随访卡 见表 9-2。

表 9-2 随访记录表

随访年月日	末次月经	主诉	定位检查			宫内节育器情况							处理	随访者
			B超	X线	尾丝	正常	下降	脱落	带器妊娠	意外妊娠	因症取出	非因症取出		

注:1.“宫内节育器情况”栏下,请在相应空格内填“√”

2. 凡因症和非因症取器者,停用原因请加说明

特殊情况记录:________________

3. 告知受术者注意事项

(1) 保持外阴清洁、干燥;放置后 2～3d 可能有少量阴道出血及轻微下腹不适感均为正常现象。如出血多、腹痛、发热、白带异常等,应及时就诊。

(2) 放置宫内节育器 3 个月内,在经期及大便后应注意宫内节育器是否脱出。

(3) 放置带尾丝节育器者,经期不使用阴道棉塞。

(4) 术后 1 周内不做过重的体力劳动。

(5) 术后 2 周内不宜房事和盆浴。

(6) 告知放置 IUD 的种类及放置年限。

(7) 于术后 1 个月、3 个月、6 个月、1 年各复查 1 次,以后每年复查 1 次。复查时间一般在月经干净后。

第 3 节 紧急避孕措施的禁忌证及副反应(并发症)

一、紧急避孕方法的禁忌证

1. 已确诊妊娠或妊娠可疑者

2. 1 个月经周期内仅对 1 次性无防护性性生活者有效

3. 口服避孕药的禁忌证

(1) 严重心血管疾病。

(2) 急、慢性肝炎或肾炎。

(3) 血液病或血栓性疾病。

(4) 内分泌疾病,如糖尿病、甲状腺功能亢进者。

(5) 恶性肿瘤、癌前期病变、子宫或乳房肿块患者。

(6) 精神病生活不能自理者。

(7) 哺乳期、产后未满 6 个月或月经未来潮者。

(8) 月经稀少或年龄＞45 岁者。

(9) 年龄＞35 岁的吸烟妇女不宜长期服用,以免卵巢功能早衰。

4. 放置宫内节育器禁忌证

(1) 生殖器官炎症，如阴道炎、急性或亚急性宫颈炎、急慢性盆腔炎、性传播性疾病等，未经治疗及未治愈者。

(2) 3个月内有月经频发、月经过多(左炔诺孕酮-IUD除外)或不规则阴道出血者。

(3) 子宫颈内口过松、重度撕裂(铜固定式IUD除外)及宫口重度狭窄者。

(4) 子宫脱垂Ⅱ度以上者。

(5) 生殖器官畸形，如纵隔子宫、双角子宫、双子宫。

(6) 子宫腔<5.5cm或>9cm者。

(7) 各种较严重的全身急、慢性疾患。

(8) 铜过敏史者，不能放置载铜的节育器。

二、紧急避孕措施的副反应(并发症)及处理

(一) 口服紧急避孕药

避孕药为雌、孕激素制剂，其副作用视个人自身情况而定，一般包括：胃肠道不适、头痛，乳房胀痛、体重微增、精神紧张、情绪低落、闭经，皮肤易出现黄褐斑和粉刺等。避孕药一旦服用过量，其副作用会更加明显，但一般在24h内消失。常见的有：

1. 类早孕反应　轻者一般不需处理，数日后可自行消失；重者可口服维生素C 100mg、维生素 B_6 20mg及甲氧氯普胺10mg，3/d，连续1周，可缓解症状。

2. 月经改变　月经周期缩短或延长，延期1周者应做妊娠试验，排除妊娠。

3. 子宫出血　少数妇女服药后会出现点滴样出血，一般不需处理，随时间延长可消失。

4. 其他　在服药24h内可能出现乳房胀痛、头痛、乏力等症状，一般较轻，无需处理。

(二) 放置宫内节育器的并发症及处理

1. 子宫出血　常发生于放置IUD后6个月左右，尤其是最初3个月内。表现为月经量增多、经期延长或不规则子宫出血。给予止血剂对症处理，疗效不佳时应考虑更换IUD的型号或改用其他避孕方法。

2. 腰腹酸坠感　IUD与宫腔大小或形态不符时，引起子宫收缩所致。轻者不需治疗，重者经休息和用解痉药物治疗无效时，应取出IUD，考虑更换IUD或改用其他避孕方法。

3. 感染　多因放置IUD时无菌操作不严格、生殖道本身的感染灶或节育器尾丝过长，导致上行性感染。表现为腹痛、白带增多等。诊断明确后抗感染的同时取出IUD。

4. 节育器脱落　多发生在放置后的第1年，其中约50%发生在术后3个月内。其因可能有宫口过松、经量过多，IUD与宫腔大小、形态不符或IUD未放至宫底部。受术者放器后1年内应定期随访，以便及时发现节育器脱落。

5. 带器妊娠　多因所选IUD大小型号不当，致IUD下移或异位。可于人工流产术的同时取出IUD。

6. 节育器嵌顿　节育器过大，表面光滑度不好，放置时子宫内膜损伤致节育器部分或全部嵌入肌壁。一经确诊应及时取出，取出困难者在B超、X线下或宫腔镜直视下取出。

7. 子宫穿孔、节育器异位　多因术前未查清子宫位置、大小，术中操作粗暴，哺乳期子宫软、壁薄等。术中子宫穿孔将节育器放置于子宫腔以外。确诊后应根据其所在部位经腹或经阴道取出IUD。

本 章 小 结

紧急避孕是指女性在无防护性性生活和避孕失败后的72h(宫内节育器120h)内,为防止意外妊娠而采取的一种临时性紧急补救措施。分为口服避孕药和放置宫内节育器(含铜)两种。紧急避避孕药只能对本次无保护性生活起作用,1个月经周期中只能服药1次,本周期服药后性生活仍应采取其他可靠的避孕措施,绝对不能作为常规避孕方法反复使用。宫内节育器可作为长期避孕方法的选择。紧急避孕措施的禁忌证和注意事项与常规同类避孕方法类同。

测评与训练

简答题

1. 简述紧急口服避孕药和带铜宫内节育器避孕的机制。
2. 叙述口服紧急避孕药、放置宫内节育器的禁忌证和注意事项。

(胡向莲)

第10章　NAHC个体化治疗方案及微机软件系统在人群高血压病预防中的应用

【学习目标】

(1) 掌握高血压病的危险因素、干预措施及NAHC个体化治疗方案;微机软件系统在社区防治高血压病管理中的应用。

(2) 熟悉NAHC个体化治疗降压目标、特点及创新点。

(3) 了解NAHC个体化治疗方案的背景。

第1节　概　　述

案例一:患者,男性,55岁,农民,于3年前体检时发现血压升高,后经多次测量均高于正常,血压最高达170/100mmHg,诊断为高血压病。病程中有头痛、头晕史,无视物模糊、视野缺损、泡沫尿等;无糖尿病、冠心病、脑梗塞等病史。吸烟多年,无饮酒嗜好。查体:血压148/95mmHg,脉搏60次/min,呼吸18次/min,体质指数为23.51;颈静脉未见充盈;心肺腹查体未及阳性体征;双下肢无浮肿。辅助检查:血、尿、便、生化常规均正常;尿微量白蛋白检测阴性。该患者的处理措施有哪些?

案例二:患者,男性,43岁,公司职员,2年前因偶感头晕、视物模糊就诊。经多次测血压均高于正常,最高达180/120mmHg,诊断为高血压病。有糖尿病病史4个月,空腹血糖最高达16.0mmol/L。夜间打鼾,并有睡眠呼吸暂停近10年,从未就诊。2009年出现左眼视网膜动脉栓塞致视力严重下降。有多量吸烟、饮酒10余年;3年前诊断为中度脂肪肝。查体:血压150/100mmHg,脉搏80次/min,体质指数33.31;左眼视力下降;颈静脉未见充盈;心界不大,心肺腹部检查体未及阳性体征;双下肢略有浮肿。辅助检查:超声心动图示升主动脉内径40mm,左室舒末径51mm,室间隔舒末厚度10mm,余测值在正常范围。睡眠呼吸监测示重度阻塞性睡眠呼吸暂停综合征。腹部B超示脂肪肝;颈动脉血管B超示左侧颈内动脉斑块;血浆胆固醇5.84mmol/L,三酰甘油2.01mmol/L,空腹血糖7.4mmol/L。该患者如何诊断?处理措施有哪些?

高血压病是一种最常见的慢性病,也是脑卒中、心肌梗死、心力衰竭及慢性肾病等发病的主要危险因素,这类疾病不仅致残、致死率高,而且严重消耗医疗和社会资源,给家庭和社会造成沉重的负担。高血压病是可以预防和控制的疾病,降低高血压病患者的血压水平,能减少脑卒中、心脏病的发病,明显改善患者的生存质量,有效降低因疾病造成的各种负担。

近年来,党和政府非常重视以高血压病为代表的慢性病防治工作,2009年将高血压病和糖尿病患者的管理,作为促进基本公共卫生服务均等化的重要措施,将其纳入深化医疗卫生体制改革的3年实施方案中;截至2010年底各地区已管理3553.8万例高血压病患者;同时《全国高血压病社区规范化管理》项目中,管理的50万例社区患者已满1年者,其血压的控制率达到70%。

一、中国人群高血压病患病流行情况

1. 高血压病患病率及其变化趋势 过去50年，国内曾进行了4次大规模高血压病患病率的人群抽样调查，其结果发现：高血压病患病率呈明显上升趋势。目前，按人口的数量与结构计算，国内约有2亿高血压病患者，即每10个成年人中有2个高血压病患者，约占全球高血压病总人数的1/5，从(表10-1)看出，中国人群高血压患病中不知晓率近占70%。大部分人没有测量过血压，意识不到自己有高血压，更谈不上高血压的治疗和控制。近年来，在政府和社会各界的共同努力下，尤其是新医改政策的落实，居民健康档案的建立，人群高血压的知晓率、治疗率和控制率有了明显提高(表10-1)。

表10-1 中国15组人群高血压患病率、治疗率和控制率的变化

调查年份	知晓率(%)	治疗率(%)	控制率(%)	治疗者控制率(%)
1992～1994	32.4	22.6	2.8	12.2
1998	—	—	5.2	19.2
2004～2005	48.4	38.5	9.5	24.0

2. 高血压患病流行的一般规律 高血压患病率随年龄增长而升高，女性在更年期前患病率略低于男性，更年期后迅速升高，甚至高于男性；高纬度寒冷区患病率高于低纬度温暖区；钠盐和饱和脂肪酸摄入越高，血压水平和患病率也越高。国内人群高血压流行有2个显著特点：①从北方到南方其患病率呈现递减趋势，可能与北方年平均气温较低，以及人群钠盐摄入量较高有关；②不同民族间高血压患病率也有差异，如藏族、蒙古族和朝鲜族等患病率较高，而壮族、苗族和彝族等患病率较低，可能与地理环境、生活方式等有关。

二、中国人群高血压病发病的重要危险因素

1. 高钠、低钾膳食 人群中钠盐摄入量与血压水平及高血压患病率呈正相关关系，钾盐摄入量与血压水平呈负相关关系。人体摄取钠盐的途径有：①天然含钠食物，尤其是动物脏器、蛤贝类，绿叶蔬菜等含钠亦较高；②部分半成品熟食、佐料等，在加工制作中加入过多的钠盐；③家庭食品烹饪中加入钠盐；④餐桌上加入钠盐；⑤饮料中的盐分；⑥某些药物中的钠盐等。研究表明，膳食钠盐摄入量平均增加2g/d，则收缩压和舒张压分别增高2.0mmHg和1.2mmHg。高钠低钾膳食是国内大多数高血压患者发病的主要危险因素之一。

2. 超重和肥胖 身体脂肪含量与血压水平呈正相关关系；如腰围男性≥90cm、女性≥85cm，则发生高血压的风险度为正常腰围者的4倍；超重和肥胖将成为国内高血压患病率增长的又一重要危险因素。

3. 饮酒 少量饮酒短时间内血压会有所下降，若长期少量饮酒可致血压轻度升高；当过量饮酒则使血压明显升高。如果平均饮酒＞3个标准杯/d(注：1个标准杯为12g酒精，相当于360g啤酒，或100g葡萄酒，或30g白酒)者，则收缩压和舒张压分别升高3.5mmHg和2.1mmHg，且血压上升幅度随着饮酒量增加而增大。

4. 精神紧张 长期从事高度精神紧张的工作，则人群高血压患病率增加。

5. 其他因素 如有高血压家族史、缺少体力活动、吸烟、血脂异常、糖尿病者等，高血压

发生的概率明显增加。

三、高血压病的风险分层

根据血压水平、心血管危险因素、靶器官损害的程度及有无并发症、糖尿病等，将高血压病分为低危、中危、高危和很高危 4 个层次（表 10-2）。

表 10-2　按患者的心血管危险因素绝对水平分层

其他危险因素和病史	血压（mmHg）		
	Ⅰ级高血压 SBP140～159 或 DBP90～99	Ⅱ级高血压 SBP140～159 或 DBP90～99	Ⅲ级高血压 SBP≥180 或 DBP≥110
无	低危	中危	高危
1～2 个其他危险因素	中危	中危	很高危
≥3 个其他危险因素，或靶器官损害	高危	高危	很高危
临床并发症或合并糖尿病	很高危	很高危	很高危

四、NAHC 个体化治疗方案及微机软件系统在人群高血压病预防中推广应用的技术背景

NAHC 个体化治疗方案及微机软件系统在人群高血压预防技术，在国内已推广 10 余年。本方案根据每位患者的病情特点，采用联合用药、阶梯式药物剂量和微机程序化管理模式，减少了高血压的传统用药剂量和副作用。

无论药物的种类、费用如何，同一组或同一规格的降压药物，不可能将伴有不同危险因素及危险度水平的中国 2 亿高血压患者的血压全部控制在理想水平。因此，本方案强调用药因人而异，使高血压的防治更加人性化，提高了患者用药的依从性，达到 24h 平稳降压。

高血压防治微机管理技术，由河北省唯一纳入国家卫生部“十年百项”计划的推广项目，《中华人民共和国卫生部通告》（2003 年卫通字 17 号），各省市自治区卫生厅、疾病预防控制中心对本项技术采用卫星传输、视频讲座、现场培训等方式进行推广，使 NAHC 高血压防治微机网络建设不断提速。目前，已在全国范围内建立了 1100 个高血压防治微机网点，覆盖了 1 亿人口的社区。由于采用了阶梯剂量和微机程序化管理模式，此技术已处于国际上高血压人群防治领域的领先地位，也是国际上最大的高血压人群防治微机网络。

第 2 节　高血压病防治中不良生活方式的干预措施

高血压的生活方式干预是指去除不利于身心健康的行为和习惯，以预防或延迟高血压的发生，达到降低血压、提高降压药物的疗效，最终降低心血管病的发病风险。

一、减少钠盐摄入

WHO 推荐每人摄入食盐＜6g/d。高血压患者应减少钠盐的摄入，增加食物中钾盐的含量，其措施：①减少烹调用盐，建议用定量的盐勺；如 3 口之家每月用盐＜250g；②减少味精、酱油等含钠高的调味品用量；③少食或不食含钠较高的各类加工食品，如咸菜、火腿、香

肠等;④增加蔬菜和水果的摄入量;⑤肾功能良好者,最好用含碘的烹调用盐,可使收缩压下降 2～8mmHg。

二、控制体重

超重和肥胖是导致血压升高的重要原因之一,以腹部脂肪堆积为典型特征的中心性肥胖者,高血压、心血管及代谢性疾病的风险明显增加。衡量超重和肥胖最简便和常用的测量指标是体质指数(BMI),其计算公式为:体质指数=体重(kg)÷身高$(m)^2$,同时要测量腰围(cm)。前者反映全身肥胖的程度,后者显示中心型肥胖的程度。正常成人体质指数为 18.5～23.9,若体质指数在 24～27.9 为超重,提示需要控制体重;如体质指数≥28 为肥胖,应减重。正常成人腰围 90/85cm(男/女),如腰围≥90/85cm(男/女),同样提示需控制体重。

减重的最有效措施为控制能量摄入和增加体力活动。在饮食中要做到平衡膳食,控制高热量食物,如高脂肪食物、含糖饮料及酒类等的摄入,适当控制主食,如碳水化合物的入量;坚持规律、中等强度的有氧运动。减重的速度因人而异,通常以每周减 0.5～1 kg 为宜;高血压的患者减重 10kg 可使收缩压下降 5～20mmHg。

三、戒　　烟

吸烟及被动吸烟是心血管病和癌症的主要发病危险因素。吸烟可致血管内皮损害,增加高血压患者动脉粥样硬化性疾病的风险;烟草依赖是一种慢性成瘾性疾病,不仅戒断困难,复发率也很高。因此,督促高血压患者戒烟,并鼓励寻求药物辅助戒烟,如用尼古丁替代品、安非他酮缓释片、伐尼克兰等,同时对戒烟成功者进行随访和监督,避免复吸。

四、控制饮酒

长期大量饮酒可导致血压升高,正常人日常生活中酒精摄入量男性<25g/d,女性<15g/d;不提倡高血压患者饮酒;如若饮酒者每天白酒、葡萄酒(或米酒)与啤酒的量分别应少于 50ml、100ml、300ml。

五、体育运动

定期锻炼可降低血压、改善糖代谢。正常人要进行 30min/d 左右的体力活动,每周有 1 次以上的有氧体育锻炼,如步行、慢跑、骑车、游泳、健美操、跳舞和非比赛性划船等。适宜的体力活动分为 3 个阶段:① 5～10min 的轻度热身活动;② 20～30min 的耐力活动或有氧运动;③5min的放松阶段。运动的形式和运动量均应根据个人的兴趣爱好和身体状况而定。

六、保持良好的心境

长期、过量的心理应激反应,尤其是负性心理反应会增加心血管病的风险。精神压力主要来自过度的工作和生活压力,以及病态心理如抑郁症、焦虑症、A 型性格、社会孤立和缺乏社会支持等。对于这组人群应采取各种措施,预防和缓解精神压力,纠正和治疗病态心理,必要时建议患者寻求专业心理辅导或治疗。

随着“整体危险评估”概念逐渐被人们认同和接受,针对多种危险因素开展的综合性干预措施,使心脑血管病的防治取得了辉煌的成就。有关资料显示,经过 5 年的随访观察,用饮食结合他汀类药物降脂的预防,使心脑血管病相关事件下降了 31%,死亡事件下降了

22%；用降血压、降胆固醇和抗血小板的联合治疗，使脑卒中发生危险性减少了60%，冠心病发生危险性减少了50%；通过控制高血压、血脂异常和吸烟，不仅使心脑血管病的发病危险因素得到了有效改善，而且对今后10年的冠心病死亡事件控制也有积极的影响。

【相关链接】　　**健康中国2020**

中华医学会心血管病分会提出《关于高血压患者及早启动降压联合他汀类药物积极抗动脉粥样硬化降压新理念的建议》，呼吁在临床中做到：①常规监测高血压患者的血脂水平；②门诊高血压患者常规问诊有关心血管病的发病危险因素；③高血压合并1个及以上心血管危险因素者，积极检查颈动脉内中膜厚度(IMT)，是动脉粥样硬化亚临床的标志，其与脑梗死的发病有关；④高血压合并3个及以上心血管危险因素，或1个靶器官损害的者，及早启动降压联合他汀类药物治疗。

第3节　NAHC个体化治疗高血压病的方案

案例一：某高血压患者，血压最高达170/100mmHg，有多年吸烟史。诊断为高血压病Ⅲ级中危。自发现高血压即服用北京降压0号、吲达帕胺"寿比山"等，用药1年后血压控制不佳，且有血钾下降。就诊后心血管风险评估分层为Ⅱ级高危。按NAHC个体化治疗方案：阿替洛尔片25mg 2/d、硝苯地平10mg 3/d、卡托普利25mg和阿司匹林100mg 1/d。用药2个月后，监测血压波动在(110～130)/(70～90)mmHg，头晕、头疼症状缓解。嘱其坚持服药、戒烟。

案例二：某高血压患者，病后未遵医嘱合理用药，仅在感觉头晕时服用卡托普利。患者身体肥胖，有吸烟、重度阻塞性睡眠呼吸暂停综合征、糖尿病、高脂血症等病史。就诊后心血管风险评估分层为Ⅲ级很高危。按NAHC个体化治疗方案：阿司匹林肠溶片100mg 1/d、硝苯地平10mg 3/d、阿替洛尔25mg 2/d、卡托普利25mg 2/d，用阿托伐他汀钙片调脂稳定斑块，同时给予二甲双胍、阿卡波糖降糖治疗。在药物治疗期间采用生活方式的干预，如低钠高钾糖尿病饮食，减轻体重，戒烟、戒酒，体育锻炼等。治疗2周血压血糖逐渐降低，2个月后血压维持在(140～145)/(85～95)mmHg，血糖维持在正常范围内，自觉症状明显减轻。在此后的一段时间出现咽部干痒、刺激性咳嗽和午后浮肿，不能坚持服药。就诊于上级医院调整治疗方案，将卡托普利改为坎地沙坦8mg，加用氢氯噻嗪25mg，均1/d，治疗2周血压正常，副作用消失，继续坚持服用。

一、NAHC个体化治疗高血压的方案

"NAHC个体化治疗方案在人群高血压防治中的推广应用"技术，是采用国际通用的、《中国高血压防治指南》中推荐使用的钙离子拮抗剂、β_1受体阻滞剂、利尿剂、血管紧张素转换酶抑制剂等基本降压药物，以小剂量、阶梯式、联合用药。NAHC治疗方案中的药物包括：硝苯地平(nifedipine，N)；阿替洛尔(atenolol，A)、氢氯噻嗪(hydrochlorothiazide，H)和卡托普利(captopril，C)，根据患者对药物治疗的效果调整其剂量，以达到对患者治疗的个体化，并用微机软件系统指导高血压病的治疗和管理。

1. 方案中基本药品规格

(1) 硝苯地平:黄色,10mg/片。

(2) 阿替洛尔:红色,25mg/片。

(3) 氢氯噻嗪:白色,6.25mg/片。

(4) 卡托普利:白色,25mg/片。

(5) 阿司匹林:白色,25mg/片。

2. 方案中药物的阶梯式剂量(1天剂量,分3次服用)

(1) 硝苯地平:15mg,30mg。

(2) 阿替洛尔:25mg,75mg。

(3) 卡托普利:25mg,50mg。

(4) 氢氯噻嗪:6.25,12.5mg。

按照各种药物作用的机制和应用特点,随血压、脉搏变化的情况进行阶梯式剂量增减,力求将血压控制在正常或正常高值,脉搏控制在60~80次/min;氢氯噻嗪作为每位患者降压基本药物,与其他降压药在每日首次剂量于清晨醒后即服用。

3. 降压目标 首要目标是最大限度地降低心脑血管病的发病和死亡总危险度。治疗高血压的同时要治疗所有已经明确的、可逆的危险因素,如吸烟、血脂异常和糖尿病,还要合理控制并存的临床疾患。一般高血压患者的血压均应严格控制在140/90mmHg以下;有糖尿病、慢性肾病、稳定性冠心病者血压控制宜个体化,一般降至130/80mmHg以下;脑卒中后高血压患者降压至140/90mmHg;老年人收缩压降至150mmHg以下。有并发症或相关症状者,酌情增加相关类药物;为避免血压过度下降,首诊从各药物最低剂量开始。

二、NAHC个体化防治高血压病方案的特点

1. 阶梯式剂量和联合用药的优势 临床研究表明:单一用药仅能控制40%~60%高血压患者的血压,对Ⅱ级以上高血压控制效果更差。2007~2009年欧洲高血压协会的高血压治疗指南中明确指出,为了达到目标血压,Ⅱ级及以上高血压患者需用2种或以上的降压药物联合治疗。综合考虑每位患者的实际情况,精选最佳的药物类型和用药剂量。将几类短效降压药以小剂量阶梯式联合应用,使半衰期不同的降压药物起到协同作用,尤其对清晨急剧升高的血压有明显的抑制作用;保证白天血压稳定在正常范围,夜间药物进入半衰期降压作用减弱,正好与《中国高血压防治指南》推荐的昼夜血压维持在:白天<135/85mmHg,夜间<125/75mmHg,24h血压平均值控制在<130/80mmHg的参考标准相适应。

NAHC个体化治疗方案用药的多样化改变了目前国内外高血压治疗中人为强调的A+B、B+C、A+C、C+D、B+D等模式,阶梯式剂量的调整,使整体人群中每位高血压患者在任何时间、任何环境下的血压控制都较为理想。

2. 降压药物剂量的调整 大多数非重症或急症高血压患者,降压药物的应用从小剂量开始,经过2~4周的治疗,如疗效不显著、不良反应少或可耐受者,考虑酌情增加药物剂量;如有不良反应不能耐受者,则需更换另一类降压药物;在随访期间宜在每天的同一时间段评估血压水平。重症患者需及早控制其血压,以较早递增剂量和联合用药;随访时除询问患者的主观感觉外,还要做必要的辅助检查,以了解靶器官的损害和有无药物不良反应。非重症或急症高血压患者,经治疗血压被控制并稳定维持在1年以上者,在不影响疗效的前提下,可酌情考虑减少药量,以减少其不良反应。

第 4 节　微机软件系统在 NAHC 个体化防治高血压中的应用

一、NAHC 个体化防治高血压病中应用微机软件的优势

(1) NAHC 个体化防治高血压中应用微机软件，缓解了高血压患者以往看病贵、看病难的问题，弥补了市场经济下的心血管病防治工作中资金短缺的问题。该软件在 Windows 98 系统的 UCDOS 环境下就可以运行，利用目前市场上大批量退役的计算机和打印机可节约网点的建设费用，特别是中西部经济贫困地区的网点建设尤为实用。

(2) 该软件是目前国内高血压、心血管病防治领域中唯一的应用最早、使用最广、实用性最强的软件，该软件有利于临床医生对高血压患者实施规范化的治疗和资料的管理，特别是其“BLSY. DBF”文件解决了对高血压患者基本数据的传输与统计。

二、NAHC 个体化治疗方案及微机软件在人群高血压病预防中的作用

(1) NAHC 是 1992 年在国际上率先应用于高血压防治工作中，该方案具有操作简便、临床疗效显著、药品价格低廉的特点；在门诊使用微机软件系统的管理，减少了病历的查找时间，如输入病历编号 1 秒钟内可查到患者的病历；在询问病情时将病史资料随即录入，并能立即打印出就诊情况及处理意见。

(2) 患者若不能按时就诊时，管理者可以根据其拟定就诊期限，迅速输入患者的姓名、编号、工作单位、家庭地址，以及前次就诊时间，迅速查找出患者的电话、联系人，以便及时通知其复诊或了解随访失访的原因。

(3) 将社区人口数和当地高血压发病率录入后，即可显示出本社区高血压的患病人数、实际治疗管理率、高血压控制率，以及在录入的高血压病历中，心脑血管病的发病率及病死率。

(4) 患者使用全国通用的高血压微机软件系统管理就诊卡，保证外出期间治疗的连续性。

(5) 微机管理系统操作简便、实用，管理者经过短期培训即可掌握对高血压患者的联合治疗和系统化规范管理。

(6) 本方案将国内多年的人群高血压防治管理工作，由调查、监测、试验转入到实战状态。

(7) 通过资料的规范化录入，将各地区入网患者治疗的 BLSY. DBF 文本文件转换成标准数据库，利于用统计软件包进行资料的汇总与评估。

(8) NAHC 个体化防治高血压项目网站的建立，解决了国内人群高血压防治微机网点信息直报和统计工作；并将各地入网的高血压患者人数进行公示，利于社会各界人士对人群高血压防治工作的舆论监督。

三、高血压社区防治的管理

1. 高血压易患个体的筛查　高血压病一旦确诊需要终身治疗和监测。高血压的社区防治对象是全体人群，尤其是高血压的易患人群(如正常高值血压人群、超重肥胖者、吸烟、酗酒及长期高盐饮食者)和高血压患者，重点采取一、二级预防措施，强调早期发现和控制

心血管疾病的危险因素，如在建立社区人群健康档案的过程中，做到详细询问病史，评估有否不良生活习惯，监测体质指数，测量血压、尿常规、血糖、血脂，检查肾功能，心电图等指标来筛查高血压高危个体和高血压患者。作为基层医务工作者必须承担高血压的检出、登记、治疗及长期系统随访管理工作。

2. 高血压个体社区管理流程 高血压社区管理框架操作流程见图 10-1，基层高血压分级管理见图 10-2。

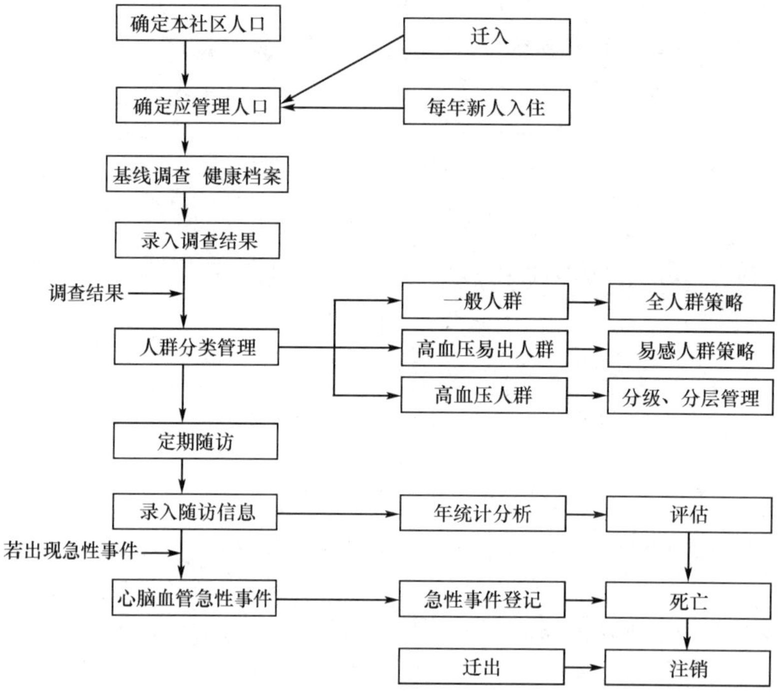

图 10-1 高血压社区防治框架操纵流程

四、危险分层的年度评估及分层与管理级别的调整

(1) 初诊明确高血压患者，根据血压水平、伴发危险因素、靶器官损害程度、临床症状等进行危险分层。对以往确诊为高血压的患者，无法确定既往病史，则根据目前的实际情况进行危险分层。

(2) 尽可能选择近一段时间内不同日所测血压的均值，作为高血压的危险分层或分级的参考值，或选用连续 7d 所测血压中的后 6d 平均血压值作为参考分层分级。

(3) 社区管理医师每年对危险分层分级管理的患者进行年度评估。根据随访记录如全年血压记录、危险因素的变化，确定新的管理级别。

(4) 在管理的高血压患者中，出现病情变化、发生高血压相关疾病时，应及时对患者进行临床评估，重新确定管理级别，并按照新的级别管理要求进行随访监测。

一般情况下，高血压伴有心脑肾疾病、糖尿病者，归为高危或很高危的危险分层和管理级别长期不变；伴有靶器官损害而归为高危者，管理级别一般不作变动；对仅根据血压水平和(或)1～2 个可改变的危险因素而归为中危或少数高危的分级管理者，在管理 1 年后视实际情况而调整管理级别；对血压连续 6 个月控制较好者，可谨慎降低分层级别和管理级别；

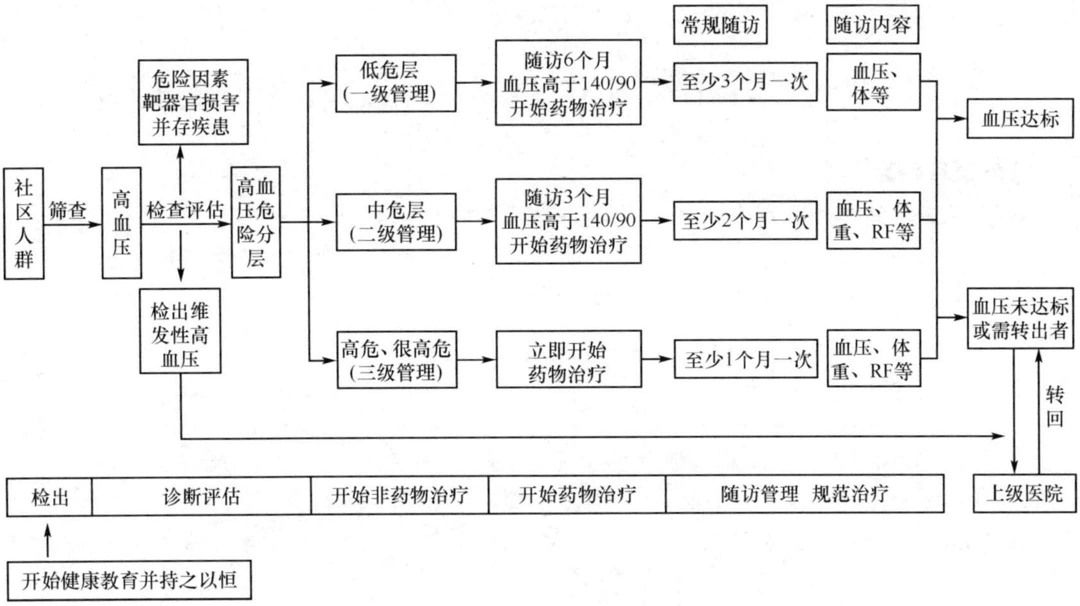

图 10-2　基层高血压患者分级管理流程图

对新发生心脑血管病、肾病及糖尿病者应及时评估，如原来为低危或中危的，则现归为高危或很高危，同时升高管理级别。

本章小结

高血压病是一种独立的慢性病，是一种进行性心血管综合征，也是心脑血管病最主要的危险因素之一。高血压患者的主要治疗目标是最大限度地降低心脑血管病发生与死亡的总体危险；要治疗所有可逆转的心血管危险因素、亚临床靶器官损害以及各种并存的临床疾病；不同的高血压患者的血压控制有其不同的达标值。NAHC 高血压防治微机软件系统是目前国内高血压防治领域中唯一的应用最早、范围最广、实用性最强的技术，该方案最适应临床医生在社区高血压患者防治及管理中的需要。

测评与训练

一、填空题

1. 患者，男性，65 岁，吸烟。血压 130/100mmHg，体质指数为 28.5，尿蛋白阳性，ECG 正常，其余均无异常。请问危险度分级属________。

2. 患者，女性，40 岁。血压 135/95mmHg，既往有糖尿病史，BMI 为 25.0，ECG 正常，其余均无异常。危险度分级属________。

二、简答题

1. 简述高血压病的诊断标准及危险分层。
2. 试问常用降压药有几种？请列举 2～3 种常见药物。
3. 试举出 NAHC 高血压防治微机软件项目基本降压药品规格。

（石学宁）

第 11 章　西部地区儿童营养不良的防治技术

【学习目标】

(1) 掌握婴幼儿的合理喂养方式及营养性疾病的防治原则。

(2) 熟悉学龄前儿童的合理膳食原则及儿童营养状况的评价方法。

(3) 了解婴幼儿生长发育的特点和营养需要。

第 1 节　营养学基础

案例：一女婴，9 个月龄，在常规体检时发现血红蛋白为 95g/L，被诊断为缺铁性贫血。该女婴足月出生，出生体重为 3.3kg，目前体重 8.5kg，身高 70cm，一直母乳喂养，6 个月以后开始添加辅食，辅食以米粉、粥和面汤为主。问题：该女婴为什么会得缺铁性贫血？如何评价该婴儿生长发育状况？

营养是指机体从外界获得营养素，以维持机体代谢和各种机能的过程。人体需要的 40 种以上的营养素都是人类赖以生存的物质基础，按结构和功能分为 6 大类，必须从食物中获取。这些营养素有每天需要量较大的，如碳水化合物、蛋白质、脂肪，称为宏量营养素；矿物质和维生素需要量较小，称为微量营养素。所有的食物中都含有一类或多类不同数量的营养素，每类营养素都发挥其特定的作用。

一、碳水化合物

碳水化合物是世界上绝大多数人能量的主要来源，1g 碳水化合物在体内氧化可产生 16.7kJ(4kcal)的能量。碳水化合物可分成单糖（如葡萄糖、果糖、半乳糖）、双糖（如蔗糖、乳糖、麦芽糖）和多糖。多糖包括淀粉、糖原和膳食纤维（如纤维素、半纤维素和果胶）。膳食纤维不能被人体消化，但对于保护消化道的正常功能是很重要的。富含碳水化合物的食物有稻米、玉米、小麦，多种根茎类作物，如土豆、山药、薯类，豆类，水果，蔬菜和糖。

二、蛋　白　质

蛋白质是生命的重要物质基础，机体所有重要组成部分都需要蛋白质参与。蛋白质也可提供能量，1g 蛋白质在体内氧化可产生 16.7kJ(4kcal)的能量。组成人体蛋白质的氨基酸有 20 种，其中有 8 种体内不能合成，必须从食物中获取，称为必需氨基酸。蛋白质含量丰富且质量良好的食物主要是动物性食物，畜、禽、鱼类蛋白质含量为 10%～20%；鲜奶 1.5%～4%；蛋类 12%～14%。豆类及豆制品也含有较高的蛋白质，其中大豆含量最高，为 20%～24%。坚果类，如花生、核桃、葵花子、莲子含蛋白质 15%～25%；谷类 6%～10%；薯类 2%～3%。如果食用多种类型的食物可使氨基酸得到互补，从而提高蛋白质的营养价值。所以提倡饮食多样化，注意荤素搭配、粗细搭配。

三、脂　　类

脂类是脂肪和类脂的总称。脂肪是指甘油和脂肪酸组成的甘油三酯，大部分构成食物脂肪和动物体脂的脂类都以甘油三酯形式存在。类脂包括磷脂、糖脂、固醇类、脂蛋白等。脂肪是高能量密度的食物，1g 脂肪在体内氧化产生 37.7kJ(9kcal)的能量，是三大产热营养素中产能最高的。

膳食脂类的来源包括烹调油及食物本身含有的脂类。动物性食物来源主要有猪、牛、羊等的脂肪、内脏，奶脂，蛋类及其制品；植物性食物来源主要是各种植物油和坚果，如花生油、菜籽油、豆油、玉米油、葵花子油、花生、芝麻、核桃等。人群调查发现摄入脂肪过高与肥胖、高血压、冠心病、胆结石、乳腺癌等疾病的高发有关，故脂肪的摄入量不宜过高。

四、能　量

人体所需的能量国际上以焦耳(Joule，简称为 J)表示，以往营养学上惯用卡(cal)或千卡(kcal)表示能量。

人体的能量消耗主要用于维持基础代谢、满足食物特殊动力作用和体力活动三个方面的需要。健康成年人摄入的能量与所消耗的能量应经常保持动态平衡，如果出现不平衡，摄入的能量过多或过少，会引起超重、肥胖或体重减轻，影响人体健康。膳食能量主要来源于食物中的碳水化合物、脂肪和蛋白质，这三大营养素又称为产热营养素。根据我国居民的饮食习惯，碳水化合物占总能量的 55%～65%，脂肪占总能量的 20%～25%，蛋白质占总能量的 10%～15%。

五、维　生　素

维生素是维持机体正常生理功能及细胞内特异代谢反应所必需的一大类低分子有机化合物。维生素大多数都是以其本体的形式或可被机体利用的前体形式存在于天然食物中，体内不能合成，必须从食物中获取。维生素既不参与机体组成也不提供能量，机体对其需要量甚微，但它们在体内具有非常重要的生理功能，许多维生素是体内重要代谢酶的辅酶。

维生素种类很多，化学结构和功能也不同，按其溶解性分为脂溶性和水溶性两大类。脂溶性维生素主要有维生素 A、D、E 及 K。水溶性维生素有 B 族维生素(B_1、B_2、B_6、B_{12})、烟酸、叶酸、泛酸、胆碱、生物素和维生素 C。当维生素摄入过多时，水溶性维生素常以原形从尿中排出体外，因而毒性很小，脂溶性维生素则可在体内积存引起中毒。

(一) 维生素 A

维生素 A 是构成和维持整个机体组织所必需的营养素。特别是对眼睛、皮肤、骨骼、呼吸道和消化道有重要意义，另外，维生素 A 还可增强机体的免疫功能。维生素 A 的主要食物来源是动物肝脏、鱼肝油、蛋、奶及其制品。另一类是来自植物性食物中的β-胡萝卜素和各种类胡萝卜素，绿叶蔬菜、黄色蔬菜和水果类含量较高，如西兰花、菠菜、豌豆苗、韭菜、胡萝卜等。

(二) 维生素 D

维生素 D 对人体钙的利用特别重要。食物中的维生素 D 主要是麦角钙化醇 D_2 和胆钙化醇 D_3；人体皮肤中含有一定量的 7-脱氢胆固醇，在日光或紫外线照射下可转变为维生素 D_3。动物性食物如动物肝、蛋黄、海产品等含有较多的维生素 D，人奶或牛奶含维生素 D 相对较低。

（三）维生素 B_1（硫胺素）

维生素 B_1 与能量代谢有密切的关系。维生素 B_1 广泛存在于天然食物中，含量较高的有动物内脏、瘦肉类、豆类、酵母、坚果等；谷类食物中，全粒谷物含维生素 B_1 较丰富，是我国人民维生素 B_1 的主要来源。谷类加工时碾磨精度越高，维生素 B_1 损失越多，如过度洗米或去米汤，则维生素 B_1 几乎全部损失，烹调加碱也会破坏维生素 B_1。

（四）维生素 B_2（核黄素）

维生素 B_2 是体内多种氧化酶不可缺少的辅基部分。维生素 B_2 广泛存在于动植物食物中，含量较高的有动物内脏、乳类、蛋类、鳝鱼、蘑菇、豆类和各种绿叶蔬菜也是维生素 B_2 的重要来源。

（五）叶酸

叶酸是构成正常红细胞所必需的，当缺乏时常引起儿童和妇女巨幼红细胞性贫血，孕早期缺乏叶酸可致胎儿神经管畸形。叶酸缺乏影响同型半胱氨酸合成蛋氨酸，目前研究认为同型半胱氨酸血症是动脉硬化的危险因素。叶酸广泛存在于各种动植物性食物中，含量较丰富的食物有动物肝脏、豆类、坚果、绿叶蔬菜、水果、小麦胚芽等。

（六）维生素 C（抗坏血酸）

维生素 C 能促进胶原蛋白的形成和起抗氧化作用，促进铁的吸收，有利于预防贫血；能够促进抗体的合成，有利于提高机体的免疫功能；还能够促进伤口愈合，影响骨骼发育。维生素 C 主要来自新鲜的蔬菜和水果，一般深色蔬菜、柑橘、柚子、猕猴桃、酸枣、刺梨、杨桃含量较高。蔬菜、水果保存的时间以及烹调方法等对维生素 C 有不同程度的破坏。

六、矿　物　质

根据每一种元素在体内所占的分量和机体对其需要量的多少，可将矿物质分为宏量元素和微量元素。根据我国居民的饮食结构，比较容易缺乏的元素是钙、铁和锌，在一些地区可能有碘或硒的缺乏。

（一）钙

钙在维护和增强骨骼、牙齿的健康中具有重要作用。儿童生长发育旺盛，对钙的需要量较多，严重缺钙可使骨骼的发育受到严重影响，发生佝偻病。目前，我国北方地区婴幼儿佝偻病仍较常见，特别是早产儿或孪生儿。奶类是钙的最好食物来源，不但含量丰富，而且吸收率高。虾皮、虾米和鸡蛋也是钙的良好来源，绿叶蔬菜中含钙也比较多，但是有些菜草酸含量高（如苋菜、菠菜），不但自身的钙不能很好地被吸收，还影响其他食物（如牛奶）中钙的利用。

（二）铁

铁是红细胞的主要成分，也是保持机体各种细胞正常功能所必需的。铁缺乏引起的缺铁性贫血是全世界最广泛的营养问题，常发生于儿童、孕妇和乳母。缺铁性贫血导致工作能力降低、学习困难、生长发育低下和增加疾病发病率、死亡率。食物中的铁以血红素铁（血红蛋白铁）和非血红素铁（非血红蛋白铁）的形式存在，血红素铁主要存在于动物性食物中，吸收率较高，如牛肉、羊肉、动物肝脏、动物血和蛋黄；非血红素铁主要存在于植物性食物中，吸收率较低，植物性食物中含铁较高的有深色蔬菜、蘑菇、发菜、黑木耳、芝麻等。

（三）碘

碘对生长发育非常重要，孕妇严重缺碘可影响胎儿神经、肌肉的发育及引起胚胎期和围生期死亡率上升；婴幼儿缺碘可引起生长发育迟缓、智力低下，严重者发生呆小症。海产品含碘较丰富，预防碘缺乏病最经济最有效的方法是食用加碘食盐。

（四）锌

儿童较容易出现锌的缺乏。锌缺乏可以导致生长发育迟缓、食欲减退、味觉迟钝甚至丧失、异食癖、性成熟延迟、第二性征发育障碍、性机能减退、皮肤创伤不易愈合、易感染等。锌广泛存在于动物性和植物性食物中，动物性食物中锌的利用率为 35%～40%，而植物性食物中锌的利用率仅为 1%～20%。含锌较丰富的食物有牡蛎、动物肝、脑、心、肾、牛肉等。

第 2 节　各类食物的营养特点

人类生长发育所需的物质基础是食物，而食物则是人体获得能量和各种营养素的基本来源。因此，了解各类食物所含营养素的种类、数量及其特点，对指导平衡膳食具有重要意义。

一、谷　　类

谷类是人类主要食物之一，包括小麦和稻米，其次是杂粮类，如小米、玉米、高粱、荞麦等。中国人膳食中 50%～70%的能量，55%的蛋白质，以及 B 族维生素和某些矿物质来源于谷类食物。

谷类食物的必需氨基酸的比例不合适，赖氨酸为第一限制氨基酸，某些蛋白质的营养价值低于一般动物性食物。因此，提倡禾谷类与菽类混食，并用动物性蛋白补充，从而提高蛋白质的营养价值。

二、豆类和坚果类

1. 豆类　包括大豆、蚕豆、豌豆、绿豆、红小豆、芸豆等。①大豆中蛋白质含量为 35%～40%，为所有植物性食物中大豆蛋白质含量最高，且为优质蛋白（富含谷类食物中普遍缺乏的赖氨酸）；②大豆中脂肪含量为 15%～20%，其中不饱和脂肪酸含量高达 85%，大豆油脂中还含有 1.64%的磷脂和 0.09%～0.28%的维生素 E（较好的食用油）；③大豆中碳水化合物的含量为 25%～30%，其中不能为人体消化吸收的棉籽糖、水苏糖约占大豆碳水化合物的一半，可促进肠道内双歧杆菌的增殖，对抑制病原菌、防止便秘与腹泻、保护肝脏等具有重要的作用；④大豆还含有丰富的钙、磷等无机盐；⑤富含 B 族维生素。

2. 坚果类　包括花生、葵花子、核桃、榛子、松子等，其脂肪含量达 50%～70%，蛋白质约为 15%～20%，但板栗含碳水化合物较多约为 40%～50%。坚果类食物中无机盐和 B 族维生素含量较为丰富。

三、蔬菜、水果类

蔬菜和水果是人类膳食中的重要食物，是维生素 C、胡萝卜素、维生素 B_2、钙、铁和膳食纤维的主要来源；富含各种有机酸、芳香物质及天然色素等成分，可增进食欲、促进消化；含有一些酚类及具有特殊功能的生物活性物质，具有抗菌消炎、降低胆固醇等作用，对维持微血管的正常功能具有重要意义。

【知识链接】 **深色蔬菜**

根据蔬菜颜色的深浅分为深色蔬菜和浅色蔬菜，深色蔬菜的营养价值一般优于浅色蔬菜。深色蔬菜指深绿色、红色、橘红色和紫红色。深色蔬菜富含胡萝卜素，为中国居民膳食维生素A的主要来源，深色蔬菜还含有其他多种色素物质和芳香物质，可以增进食欲，并具有一些特殊的生理活性。

四、畜、禽肉及鱼类

动物性食物是优质蛋白质、脂溶性维生素和矿物质铁的良好来源。动物性食物蛋白的氨基酸组成更适合人体需要，且赖氨酸含量较高，有利于补充植物蛋白中赖氨酸的不足。鱼类特别是海产鱼所含不饱和脂肪酸有利于儿童神经系统的发育；动物肝脏富含维生素A、维生素 B_2 和叶酸等；脂肪的含量与动物的种类、部位有关，猪肥肉脂肪含量高达90%，鱼、禽脂肪的含量低。动物性食物的营养价值，内脏高于瘦肉，瘦肉高于肥肉。

五、乳类及其制品

乳类是一种营养成分较齐全、组成比例适宜、易于消化吸收、营养价值高的天然食品。主要提供优质蛋白质、维生素A、维生素 B_2 和钙。牛奶中蛋白质含量达3.0%，主要为酪蛋白，少许乳清蛋白和乳球蛋白，必需氨基酸的含量和构成与鸡蛋相似，属于优质蛋白质。脂肪含量约为3.0%～4.2%，以较小的微粒形式分散在乳浆中，极易消化吸收。碳水化合物主要为乳糖，具有调节胃酸、促进消化液分泌和胃肠蠕动的作用，还能促进钙吸收、促进肠道乳酸菌繁殖、抑制腐败菌生长。牛乳中富含钙、磷、钾，尤以钙含量丰富，可达110mg/100ml。牛乳中无机盐含量为0.7%～0.75%，但铁含量较低，喂养儿应注意铁的补充。牛乳中含有人体所需的各种维生素，以维生素A含量较多。其含量随季节和奶牛的饲养条件而变化，放牧季节食青草多时，牛乳中维生素A、维生素D、维生素C和胡萝卜素含量相对较高。

乳制品是指将鲜乳根据不同需要加工制成的产品，包括消毒乳、乳粉、酸奶、奶油、奶酪等。

六、蛋　　类

鸡、鸭、鹅、鹌鹑等禽类的蛋，以鸡蛋的产量最大，食用最广泛。①蛋清中含有人体所必需的各种氨基酸，氨基酸模式与人体接近，是所有食物中最理想的优质蛋白质；②蛋黄中富含矿物质（如钙、磷、铁等）及维生素A、维生素 B_1、维生素 B_2 和维生素D等，还含有较多的磷脂及胆固醇。

第3节　婴幼儿的营养与膳食

从出生到3周岁为婴幼儿期，该期是人的一生中最重要的时期之一，由于生长发育迅速，对营养的需要相对较成年人高，营养是否达标，对人类的体质有非常重要的影响。

一、婴幼儿的生理特点

从出生至28d为新生儿期，生后28d至1周岁为婴儿期，1～3岁为幼儿期。

1. 身高(长)、体重迅速增加　正常新生儿出生时的体重平均为 3000g,5～6 个月的婴儿体重可增至出生时的 2 倍,1 岁时达出生时的 3 倍。身高与体重增长相似,年龄越小,增长越快,至 1 岁时身高(长)达 75cm 左右。幼儿期体格生长速度减慢,呈现稳步增长趋势,每年体重增加 2000g 左右,身高增加 5～7cm 左右。

2. 大脑发育迅速　脑神经细胞在出生后 6 个月为激增期,出生时脑重约 370g,约为成人脑重(1300g)的 27%,6 月龄时脑重约 600～700g,2 岁时达 900～1000g。该期是人生中生长发育第 2 个高峰期(第 1 个期为胎儿期),智能发育较快,语言、思维能力增强。

3. 消化器官不成熟　婴幼儿胃容量小,各种消化酶的活性较低,致使消化及代谢功能欠佳,体内营养素的储备量相对不足;婴儿对母乳以外的食物的耐受性较差,容易发生过敏而导致腹泻,进而影响营养素的吸收。

二、婴幼儿的营养需求

1. 能量　除维持基础代谢、各种活动和食物特殊动力作用外,生长发育所需能量为婴幼儿期所特有,其需要量随年龄增长速度的快慢而增减。1 岁内总能量的 25%～35%用于生长发育,约体重每增加 1g 需 5kcal 能量。

2. 蛋白质　蛋白质不仅用于补充代谢需要,而且要满足生长发育中不断增加的新组织需要。母乳所含的必需氨基酸量和比例符合婴儿需要。母乳喂养时蛋白质的需要量为 2.0g/(kg · d),牛乳喂养时为 3.5g/(kg · d),混合喂养时为 4.0g/(kg · d);此外,婴儿时期除了 8 种必需氨基酸外,组氨酸也为必需氨基酸。

3. 脂肪　婴幼儿对脂肪需要量相对成年人高,尤其各种不饱和脂肪酸和类脂,如磷脂和糖脂,对生长发育、视网膜、神经和脑的发育有极重要的意义。婴幼儿每日所需脂肪应达其摄入总能量的 30%～45%,其中必需脂肪酸提供的能量不应低于总能量的 1%～3%。

4. 碳水化合物　碳水化合物是主要的供能物质,有助于完成脂肪氧化和节约蛋白质作用,同时还是脑细胞代谢的基本物质。婴儿的乳糖酶活性比成年人高,有利于消化吸收奶中的乳糖。婴儿出生后 3 个月内因缺乏淀粉酶,故不易喂淀粉类食物。

5. 矿物质

(1) 钙:新生儿体内的钙含量约占体重的 0.8%,到成年时增加为体重的 1.5%～2.0%。因此,在生长过程中需要贮存大量的钙。母乳喂养的婴儿一般不会引起明显的缺钙。

(2) 铁:正常新生儿有足够的铁储存,可满足出生后 4～6 个月的需要。4 个月(早产儿和低体重儿生后 2 个月)体内铁储存逐渐耗竭,应及时添加富含铁的食物。

(3) 锌:正常新生儿体内锌储备较少,当锌摄入不足时易引起生长发育迟缓、脑发育受损、食欲不振、味觉异常、异食癖等。

(4) 碘:据估计全世界约有 8 亿人受缺碘威胁,中国约有 4.25 亿人口生活于缺碘地区。膳食碘供给不足将引起缺碘性疾病(IDD),新生儿缺碘可致甲状腺功能低下。

6. 维生素　儿乎所有的维生素缺乏都会影响婴幼儿的生长发育,其中关系最为密切的有以下儿种。

(1) 维生素 A:母乳喂养的婴儿可获得平衡膳食,营养充足,乳量足够,一般不会发生维生素 A 缺乏病。婴幼儿维生素 A 缺乏可影响体重增长,反复呼吸道感染、干眼症、夜盲症等。

(2) 维生素 D:母乳及牛乳中维生素 D 含量较低,婴幼儿缺乏户外活动时,易发生维生素D缺乏性佝偻病,可适当补充鱼肝油,但应注意避免过量补充。

(3) 其他维生素:母乳中维生素 B_1、B_2 含量不多,若乳母常食用去米汤的"捞饭"或精制米面制品,常可导致婴幼儿维生素 B_1 缺乏症(婴儿脚气病),其症状较成人重,有延误治疗而致死的报道。乳类中叶酸受热易破坏,应引起注意。羊奶中叶酸含量极低,用羊奶喂养儿应注意及早补充叶酸,以防巨幼红细胞性贫血的发生。

三、婴幼儿的合理营养

(一) 婴儿喂养

1. 母乳喂养 指出生6个月内完全以母乳满足婴儿的全部液体、能量和营养需要的喂养方式。母乳是6个月以内婴儿最佳的天然食物,是任何动物乳汁不可比拟的。母乳分为初乳、过渡乳和成熟乳。初乳指产后12d以内的乳汁,其蛋白质含量较高,且富含抗体蛋白质,脂肪、乳糖、能量较低,便于新生儿吸收;过渡乳指13d到满月时的乳汁,成熟乳为第2～9个月的乳汁。母乳喂养的优点有:

(1) 母乳营养丰富,最适合婴儿消化和需要富含免疫球蛋白(IgA、IgG、IgM)等,使婴儿获得免疫力。

(2) 成熟乳中乳清蛋白与酪蛋白之比为60∶40,而牛乳中为16∶82;人乳在婴儿胃中被胃酸作用后形成细小而柔嫩的凝块,利于消化吸收。

(3) 必需氨基酸组成及比例适合婴儿生长发育需要。

(4) 母乳中富含乳糖和多种不饱和脂肪酸,尤以亚油酸和二十二碳六烯酸含量高,对婴儿神经和脑发育有一定的作用。

(5) 母乳中的铁和锌利用率高于牛乳,母乳中虽含钙量不高,但钙磷比例适宜(2∶1),易于吸收。

(6) 维生素含量受乳母营养及膳食情况的影响,除维生素D外,一般能满足6个月龄婴儿的需要。

(7) 母乳中含有各种生物活性物质,如生长因子、免疫因子、牛磺酸及各种消化酶等,可增强婴儿对疾病的抵抗力。

(8) 母乳喂养能促进母婴间的情感交流及母体的产后康复。

(9) 母乳喂养经济、方便、温度适宜,无污染。

因此,WHO建议全世界至少有80%的婴儿至少母乳喂养4个月,4～6个月时添加辅助食品,并继续母乳喂养至10～12个月。

2. 人工喂养 指在不具备母乳喂养的情况下,选用牛奶、羊奶或其他代乳品喂养,这种非母乳喂养婴儿的方法称为人工喂养。完全人工喂养的婴儿最好选择婴儿配方奶粉。

(1) 婴儿配方奶粉的基本要求:大多数婴儿配方食品是在牛奶的基础上,尽可能模仿母乳营养素的成分,调整蛋白质的构成及其他营养素含量以满足婴儿需要,如将乳清蛋白比例增加至60%,降低蛋白质的总量,以减轻肾负荷;减少酪蛋白至40%,以利于消化吸收;增加婴儿需要的牛磺酸和肉碱等;脱去牛奶中全部或部分含饱和脂肪酸的奶油,加入富含不饱和脂肪酸的植物油,添加有助于大脑发育的长链多不饱和脂肪酸(如二十二碳六烯酸、花生四烯酸),使脂肪酸的构成接近母乳;减少矿物质总量,减轻肾负荷;同时调整钙、磷比例,增加铁、锌,维生素A、维生素D、维生素K等含量,以满足婴儿营养需要。

(2) 婴儿配方食品的种类:婴儿配方食品根据应用对象的不同分为三类,即:①起始婴儿的配方奶，适用于 0～6 个月龄不能用母乳喂养的婴儿；②后继或较大婴儿配方奶，适用于 6 个月龄以后的婴儿；③特殊医学用途配方奶，适用于生理上异常需要或特殊膳食需求的婴儿，如早产儿、先天性代谢缺陷（苯丙酮酸尿症）儿设计的配方，乳糖不耐受儿设计的无乳糖配方，为预防和治疗牛乳过敏儿设计的水解蛋白或其他不含牛奶蛋白的配方等。

(3) 人工喂养的注意事项：①选择合适的奶瓶、奶嘴，奶瓶及奶嘴的清洗、消毒要彻底；②用清洁饮用水调制食品，选用配方奶粉喂养时，认真阅读奶粉冲调说明，严格按照说明上水与奶粉比例、冲调程序进行；③温度适宜，可将调好的奶液滴在手腕内侧或手背，以不很热为合适；④每次喂奶 15～20min，不宜超过 30min，2 次喂哺间隔 3～4h；⑤喂完奶后，抱起婴儿轻拍背部驱除胃内空气，防止溢乳；⑥每次不必强求婴儿把奶瓶内奶喝完，剩余的部分立即处理掉，并及时清洗奶瓶，避免细菌生长；⑦若婴儿对牛奶有过敏反应（腹痛、湿疹、荨麻疹等），立即停止使用，在医生指导下改用其他不含牛奶的代乳品。

3. 辅助食品添加　婴儿由母乳喂养至 4～6 个月后，随着生长发育的加快，乳类喂养已不能满足其需要，从 6 个月开始，需要逐渐补充一些非乳类食物，包括液体食物（如果汁、菜汁等），泥糊状食物（如米粉、果泥、菜泥等）和固体状食物（如软饭、烂面，切成小块的水果、蔬菜等）。这类食物被统称为辅助食品，简称为“辅食”。

(1) 添加辅食的顺序：首先为谷类食物（如婴儿营养米粉），其次蔬菜汁（蔬菜泥）、水果汁（水果泥）、动物性食物（如蛋羹、鱼、禽、畜肉泥/松等）。动物性食物添加顺序为：蛋黄泥→鱼泥（剔净骨和刺）→全蛋（如蒸蛋羹）→肉末。

(2) 添加辅助食品的原则：婴儿生长发育以及对食物的适应性和爱好都存在个体差异，辅食添加的时间、数量以及快慢等要根据其实际情况灵活掌握，遵循原则：①由一种到多种：逐一添加，当婴儿适应一种食物后再开始添加另一种新食物；②由少到多：辅食的量要根据婴儿的营养需要和消化道成熟度来决定，开始添加的食品1/d，以后逐渐增加次数和量，并逐步减去母乳喂哺次数，最终达到停止母乳喂养；③由稀到稠、由细到粗：食物从流质开始，逐渐到半流质，再到软固体食物，最后为固体食物（如米汤→烂粥→稀粥→软饭）；食物的性状应从细到粗（如先喂菜汤→试喂细菜泥→粗菜泥→碎菜→煮烂的蔬菜）；④观察消化能力：添加新食物后，如有呕吐、腹泻等反应时，暂缓添加，待症状消失后再从小量开始添加，但不能认为孩子不适应此种食物而不再添加；如婴儿在患病期，可根据情况暂停添加新的辅食；⑤忌强迫进食：当婴儿不愿意吃某种新食品时，切勿强迫，可改变方式，常常会收到良好的效果。如婴儿口渴时给予新的饮料，在饥饿时给予新的食物等；⑥辅食单独制作：制作时少用盐或不用盐；食物要新鲜，制作过程要卫生，不要喂剩存的食物。

(3) 添加辅食的数量：从 6 个月开始添加泥糊状食物（如米糊、菜泥、果泥、蛋黄泥、鱼泥等），7～9 个月时过渡到可咀嚼的软固体食物（如烂面、碎菜、全蛋、肉末），10～12 个月时多数婴儿逐渐转为进食固体食物为主的膳食。婴儿各类食物推荐量见表 11-1。

表 11-1　6～12 月龄婴儿食物推荐量

月龄	母乳/配方奶粉(ml)	谷类		蔬菜		水果		鸡蛋		肉类		油(g)
		(g)	小碗	(g)	勺	(g)	个	(g)	个	(g)	勺	
6	800	40～50	1～1.5	25	1	25	1/4	15	1(蛋黄)	尝试	—	5
7～9	600	60～75	2～2.5	50	2～3	50	1/2	50	1	25～40	1～2	5
10～12	600	70～110	2.5～3	50	2～3	50	1/2	50	1	30～50	1.5～2.5	5～10

4. 婴儿膳食举例

(1) 6个月龄:①母乳喂养或婴儿配方奶粉,奶量800ml/d;②辅食,以尝试食物味道,培养进食兴趣,以不影响奶量为主;③1～2勺稠粥(或10～20g米粉)+1～2勺蔬菜泥(或1～2勺水果泥)+1/2～1蛋黄,品尝1～2/d。

(2) 7～9个月龄:①母乳喂养或婴儿配方奶粉,奶量800ml/d;②辅食,1餐饭(谷类+动物类食品+蔬菜)+1份小点心(水果、面包片、饼干);③每餐60g软饭(40g米粉);30g肉(鱼肉泥、猪肉泥、肝泥);60g菜或1/2～1个蒸蛋羹。即2勺软饭+1/2～1勺肉或半个蛋+2勺菜。

(3) 10～12个月龄:①母乳喂养或婴儿配方奶粉,奶量600～800ml/d;②辅食,2餐饭(谷类+动物类食品+蔬菜)+1份小点心(水果、面包片、饼干);③每餐60g软饭(40g米粉);30g肉(鱼肉泥、猪肉泥、肝泥);60g菜或1/2～1个蒸蛋羹。即2勺软饭+1勺肉或半个蛋+2勺菜。

(二) 幼儿膳食

幼儿饮食由乳类为主向以谷类、肉、鱼、蛋、菜类食品过渡,是饮食习惯形成的关键期。

1. 幼儿合理膳食的原则

(1) 平衡膳食、合理搭配:以谷类为主,有一定量的瘦肉、禽类、鱼肉、大豆及豆制品,牛奶或相应奶制品不少于350ml/d。每周食谱中至少安排1次动物肝、动物血及海产品,以补充视黄醇、铁、锌和碘。

(2) 合理烹调:主食以软饭、面糊、面条、馒头、面包、饺子、馄饨等交替食用。蔬菜切碎煮烂,瘦肉制成肉糜或肉末,便于咀嚼、吞咽和消化。硬果及种子类食物,如花生、黄豆等磨碎制成泥糊状,以免呛入气管;采用蒸、煮等方式,不宜选用油炸、烤、烙等;口味以清淡为好,不宜过咸,更不宜食辛辣刺激性食物,尽可能少用或不用含味精或鸡精、色素、糖精的调味品,注重食品的花样品种多样化,以利于激发幼儿进食的兴趣。

(3) 膳食安排:定时定量,4～5餐/d,除3餐外,可增加1～2次点心。早餐宜安排含一定量碳水化合物和蛋白质的食物,午餐应品种丰富并富有营养,晚饭后除水果或牛奶外应逐渐养成不再进食的习惯。进餐环境安静愉悦,餐桌椅、餐具可适当儿童化,鼓励、引导和教育儿童使用匙、筷等自主进餐。

(4) 尽早培养良好的饮食习惯:不挑食、不偏食、少喝含糖高的饮料,注意饮食卫生和口腔卫生,养成饭前便后洗手的习惯。

2. 幼儿每日各种食物的推荐量 谷类100～150g;新鲜绿色、红黄色蔬菜以及蕈类150～200g;新鲜水果150～200g;蛋类、鱼虾肉、瘦畜禽肉等100g;烹调油20～25g。

四、婴幼儿常见的营养问题

婴幼儿期的消化吸收及神经系统的调节功能发育尚不完善,但又必须摄入相对成人更多的营养素才能满足快速生长发育的需要。婴幼儿时期常见的营养问题有:

(一) 蛋白质-能量营养不良

蛋白质-能量营养不良是由于缺乏能量和(或)蛋白质所致的一种营养缺乏症,多见于3岁以内的小儿;临床上分为以能量供应不足为主的消瘦型、以蛋白质供应不足为主的浮肿型和介于两者之间的消瘦-浮肿型。根据体重下降程度分为Ⅲ度营养不良。Ⅰ度营养不良体重下降 15%～25%；Ⅱ度营养不良体重下降 25%～45%；Ⅲ度营养不良体重下降 40%以上。Ⅱ、Ⅲ度营养不良极易并发各种并发症，治疗也较困难，故应早期发现并积极治疗。

1. 病因

(1) 长期摄入不足：母乳不足未及时添加其他代乳品；奶粉配制过稀；突然断奶未及时添加辅食；长期以淀粉类食品（粥、奶糕）为主；不良的饮食习惯，如偏食、挑食、零食过多或早餐过于简单。

(2) 消化吸收障碍：如唇裂、腭裂、幽门梗阻、迁延性腹泻、过敏性肠炎等影响食物的消化；消化系统感染性疾病，如痢疾、腹泻、肠道寄生虫病等导致消化吸收功能障碍。

(3) 喂养方法不当：如喂食过多的蛋白、脂肪或高糖类食物，可出现消化吸收不良，如此反复会导致胃肠道消化吸收功能紊乱。

(4) 需要量或消耗量增多：如急、慢性传染病的恢复期、双胎儿、早产儿、生长发育快速阶段等。

上述因素可单独作用或共同并存，均可引起蛋白质-能量营养不良。

2. 临床表现　最早出现体重不增，然后体重下降，直至皮下脂肪减少、消失，出现水肿；常伴有各器官功能的紊乱。皮下脂肪减少的顺序为：腹部→躯干→臀部→四肢→面部；临床上常用测定腹部皮下脂肪层的厚度，作为判断营养不良程度的指标之一。

3. 并发症

(1) 贫血：与缺乏铁、叶酸、维生素 B_{12}、蛋白质等造血原料有关，其中以缺铁性贫血最常见。

(2) 各种维生素缺乏：常见有维生素 A、D 缺乏，少见的 B 族维生素、维生素 C 的不足。

(3) 感染：免疫功能低下易患各种感染，如上呼吸道感染、口腔炎、支气管肺炎、结核病、中耳炎、尿路感染等；特别是婴儿迁延性腹泻，加重营养不良。

(4) 低血糖：患儿面色灰白、脉搏细弱、血压降低，血糖降低；但无抽搐发生。

4. 预防

(1) 大力提倡母乳喂养、及时添加辅食品；纠正偏食、挑食、吃零食的习惯。

(2) 按时进行预防接种，对患有唇裂、腭裂及贲门狭窄等先天畸形者及早手术治疗。

(3) 加强生长发育监测，如体重增长缓慢或不增，应尽快查明原因，及时给予纠正。

5. 治疗原则

(1) 首先去除病因，纠正水、电解质失衡，维持内环境的稳定。

(2) 调整饮食结构，补充营养物质。营养不良的程度越重，补充蛋白质和热能越要从小量开始，逐渐添加、充实、巩固达到正常膳食；饮食应易消化、富含蛋白质，如乳类、鱼、肝、蛋、肉及豆制品，由半流质饮食，逐渐过渡到普食。

（二）维生素 D 缺乏性佝偻病

维生素 D 缺乏性佝偻病以 3～18 个月的小儿多见，发病率北方高于南方、冬季高于夏季、农村高于城市。临床上以钙、磷代谢异常，造成骨样组织钙化不良、骨骼生长发育障碍，重症患儿可遗留骨骼畸形。

1. 易发因素　早产儿、低出生体重儿、孕期缺钙、乳母缺钙、少晒太阳、生长发育太快、人工喂养儿等。

2. 临床表现　分为初期、激期、恢复期和后遗症期，前两期统称为活动期。

(1) 初期：多见于 3 个月左右的婴儿，主要为神经系统的症状，如烦躁、激惹、不活泼、睡眠不安、夜惊、多汗,枕秃,骨骼改变轻,此期可持续数周或数月。

(2) 激期:除上述症状外,主要为骨骼改变,如颅骨软化、头颅畸形、出牙迟、囟门晚闭,肋骨串珠、鸡胸、漏斗胸、郝氏沟、手足镯等,其次是全身肌肉松弛如头颈软弱无力、坐立行均较正常儿晚、蛙腹、肝脾下垂、且易发生脐疝,神经、精神发育障碍如条件反射形成缓慢、表情淡漠、免疫力低下等。

(3) 恢复期:神经精神症状最先恢复,其他临床症状和体征逐渐减轻或接近消失,生化指标、X线检查骨骼改变逐渐恢复正常。

(4) 后遗症期:见于3岁以后的小儿,临床症状消失,实验室各项指标正常,仅遗留不同程度的骨骼畸形,如"O"型或"X"型腿。

3. 预防措施 1岁以内婴儿是预防的重点对象。孕期宜多晒太阳、多喝牛奶,孕5个月后每天补充适量的钙(500mg),妊娠中、晚期补充维生素D 400~800U/d;从出生4周开始补充维生素D 400~800U/d;提倡母乳喂养,6个月以后要每天补充适量的钙剂,多喝牛奶,晒太阳0.5~1h/d。

(三) 营养性缺铁性贫血

营养性缺铁性贫血多见于6个月至3岁小儿,由于体内缺铁致红细胞内血红蛋白合成减少,临床上常用铁剂治疗有效。

1. 病因

(1) 先天性储铁不足:胎儿期体内的储铁仅满足出生后4~6个月的需要。早产儿、双胎儿、胎儿失血、孕母患缺铁性贫血可致胎儿储铁减少。

(2) 铁摄入不足:食物铁供应不足是导致小儿缺铁性贫血的主因。如单纯牛乳、人乳、谷类等低铁食品喂养儿,未添加含铁丰富的食物,或年长儿偏食常致缺铁。

(3) 铁需要量增多:如婴儿期和青春期生长发育快(尤其是早产儿),其铁需量相对增多,供给不足时,易发生缺铁。

(4) 铁丢失过多和(或)吸收减少:婴儿每日排铁量比成人多。生后2个月粪便排铁比从食物中摄入铁多。用未经加热的鲜牛奶喂养,患肠息肉、膈疝、钩虫病的小儿,常因慢性小量肠出血致铁丢失过多。慢性腹泻、反复感染可减少铁的吸收和利用。

2. 临床表现 缺铁性贫血的患儿食欲减退,疲乏无力,心慌气短,头晕眼花,面色苍白,指甲凹陷,异食癖如吃泥土、墙土、纸等,烦躁、呆滞,注意力不集中,记忆力下降,以致影响学习能力,严重者体力下降、细胞免疫水平低下,诱发上呼吸道感染、气管炎等。

3. 预防措施 WHO针对缺铁性贫血提出了3条基本策略,即改善饮食,强化主食原料和调味品中的铁及服用相应制剂。在饮食调整中应注意以下几方面:

(1) 孕期注重铁的储存,使胎儿期获得足量的铁,以满足出生后5个月内对铁的需要。

(2) 提倡母乳喂养,人工喂养儿选用强化铁的奶粉补充铁剂。

(3) 出生4~6个月开始添加蛋黄,6个月后添加肝泥、肉松等。如将鸡蛋、植物性食品与富含维生素C的瓜果、蔬菜汤同食,会增添铁在肠道的吸收率。

(四) 锌缺乏

儿童缺锌可引起食欲减退、异食癖、生长发育迟缓,脑细胞DNA和蛋白质合成障碍,从而影响脑的正常功能。常表现为认知行为改变、精神发育迟缓、共济失调、行为障碍等。预防措施有:

（1）大力提倡母乳喂养。

（2）适量及时添加富含锌的动物性食物，如动物肝、蛋黄、肉末、鱼泥、牡蛎、坚果等。

（3）膳食多样化，培养良好的饮食习惯，如不偏食、不挑食。

（五）维生素 A 缺乏

2002 年中国营养调查显示，3～12 岁儿童维生素 A 缺乏率为 9.3%，其中城市 3%，农村 11.2%。维生素 A 缺乏除眼部和皮肤的症状外，还可出现食欲下降、免疫功能低下，血红蛋白合成障碍等，以致影响儿童的正常生长发育。预防维生素 A 缺乏的措施有：

1. 提倡母乳喂养　母乳中的维生素 A 基本可以满足婴儿生长发育的需要，哺乳的母亲可以多吃富含维生素 A 的动物肝脏（每周 25g），或黄绿色蔬菜水果。

2. 婴幼儿及时添加辅食　如动物肝脏，1～3 岁小儿每月选用猪肝 75g，或鸡肝 50g，或羊肝 25g，奶类，蛋类，鱼子，红、黄、绿等有色蔬菜富含类胡萝卜素。

五、学龄前儿童营养与膳食

3～6 岁为学龄前儿童，该期生长发育不如婴幼儿期旺盛，但仍处于快速发育的过程，活动能力加强，智力发育迅速，对各种营养素的需求相对亦高。《中国居民膳食指南》中关于学龄前儿童的膳食指南特别强调了 2 点：一是每日饮奶；二是养成不挑食、不偏食的良好习惯。

（一）学龄前儿童的合理膳食原则

1. 食物品种多样化，搭配合理　各种食物所含的营养成分不完全相同，任何一种天然食物都不能提供人体所必需的全部营养素。学龄前儿童的食物种类与成年人相近，包括谷类，畜禽、水产类，蛋类，奶及奶制品，大豆及其制品，蔬菜、水果，烹调油和食糖等。在食物搭配上尽量做到饭菜多样化，营养全面。

2. 选择适宜烹调方式　在为学龄前儿童烹调加工食物时，尽可能保持食物的原汁原味，让孩子品尝和接纳各种食物的自然味道；膳食应清淡、少盐、少油脂，并避免添加辛辣等刺激性物质和调味品。

3. 合理膳食制度　养成自己进食的习惯，注意饮食卫生；实施一日“三餐两点”制，做到定时、定量、定点进食；各餐营养素和能量合理分配，早中晚正餐间加适量的食物，既保证了营养需要，又不增加胃肠道负担。一日三餐能量的分配一般为：早餐约占 30%（包括 10 点的加餐），午餐约占 40%（含 3 点的午点），晚餐约占 30%（含 8 点的少量水果、牛奶等）。

4. 培养良好的膳食习惯　避免或纠正吃零食、挑食、偏食或暴饮暴食、饥饱不均等饮食习惯。正确选择零食品种，合理安排零食时机，使之既可增加儿童对饮食的兴趣，又利于能量补充，也避免影响主餐食欲和进食量。零食应以水果、乳制品等营养丰富的食物为主，数量和时机以不影响幼儿主餐食欲为宜，控制纯能量类零食的食用量，如糖果、甜饮料等含糖高的食物。

（二）学龄前儿童每日各类食物的推荐量

谷类（米饭、面条等）180～260g；蔬菜类 200～250g；水果类 150～300g；鱼虾类 40～50g；畜禽肉类 30～40g；蛋类 60g；奶类 200～300g 或相当量的奶制品；大豆及其制品 25g；烹调油 20～25g；糖果少量。

【知识链接】 **3～5岁儿童零食消费指南**

零食即"非正常时间食用的各种少量的食物或者饮料(不包括水)"。零食被分作三个等级,包括可经常食用、适当食用和限制食用。3～5岁儿童零食消费指南:①零食应是合理膳食的组成部分,不要仅从口味和喜好选择零食;②选择新鲜、易消化的零食,多选用奶类、水果和蔬菜类食物;③吃零食不要离正餐时间太近,不应影响正餐的食量,睡觉前半小时避免吃零食;④少吃油炸、含糖过多、过咸的零食;⑤多喝白开水,少喝含糖饮料;⑥吃零食前要洗手,吃完零食要漱口;⑦注意零食品店的食用安全,避免豆类、坚果类等零食呛入气管。

第4节　儿童营养状况的评价

一、小儿体格发育评价

婴幼儿正处在生长发育的高峰期,其各项生长发育指标可直接反映其体格发育、智力发育、营养健康状况和喂养情况。通过定期监测婴幼儿的生长发育指标,能及时掌握婴幼儿当前的生长发育水平,提醒父母喂养婴幼儿的方法是否正确。婴儿的年龄越小,测量的间隔时间应越短,出生后前6个月每半月1次,病后恢复期可增加测量次数。生长发育指标主要包括体重、身长(高)等,其参考标准的计算公式为:

1～6个月:体重＝出生体重(kg)＋月龄×0.7(kg)

7～12个月:体重＝出生体重(kg)＋6×0.7(kg)＋(月龄－6)×0.5(kg)

1～12岁:体重(kg)＝年龄×2＋8(kg)

身高(cm)＝年龄×5＋80(cm)(或75cm)

二、0～5岁儿童群体营养状况评价方法

儿童营养不良包括生长迟缓、低体重、消瘦和微量营养素缺乏。评价儿童营养不良的指标主要有生长迟缓率、低体重率以及贫血率3个指标。生长迟缓是长期蛋白质和微量营养素不足的累积结果,身高低于正常水平,反映了慢性营养不良;低体重是由于近期蛋白质和能量等摄入不足,反映了儿童急性营养不良;缺铁性贫血是体内铁的储存不能满足正常红细胞生成的需要。*Z*评分法是目前进行学龄前儿童群体营养状况评价时最常用的方法之一。

*Z*值计算公式为:*Z*＝(测量数据-参考值中位数)/参考值标准差。

以＜－2和＜－3为界值点来诊断中、重度营养不良。

*Z*评分法评价儿童生长发育的指标有以下3个指标:

1. 年龄别体重*Z*评分(WAZ)　WAZ＜－2为低体重,WAZ≥2为超重,是判断儿童近期及长期营养状况的指标。国际上常单用这个指标作为判断营养不良患病率的依据。

2. 年龄别身高*Z*评分(HAZ)　HAZ＜－2为生长迟缓,主要反映儿童慢性营养不良。

3. 身高别体重*Z*评分(WHZ)　WHZ＜－2为消瘦,是急性营养不良,WHZ≥2为肥胖。

本章小结

人体需要的营养素包括碳水化合物、蛋白质、脂肪、维生素、矿物质和膳食纤维六大类,各种营养素有其各自的生理功能;各种食物的营养素含量也有其不同特点,任何一种食物

所含的营养素均无法满足人体的需要。因此，膳食中要做到各种食物均衡搭配以满足其机体的需要。婴幼儿期是人一生中生长发育的关键时期，对各种营养素的质和量相对成年人需要较高，但因其消化吸收功能不足，如果喂养不当，或供给不足时，极易发生营养失调，导致生长发育障碍、抵抗力降低，而诱发各种疾病。

婴儿期以母乳喂养为主，6 个月后要及时添加辅助食品；辅食品的添加要从一种到多种、由少量到多量、从稀到稠、从细到粗循序渐进的原则。儿童期膳食要合理搭配，品种多样化，口味清淡，宜采用蒸、煮等方式制作；膳食定时定量，实施一日“三餐两点”制；教育孩子不挑食、不偏食、少吃零食、少饮高糖饮料；注意饮食卫生和口腔卫生；定期进行生长发育监测，做好预防接种；积极防治蛋白质—能量营养不良，维生素 D 缺乏性佝偻病、营养性缺铁性贫血、锌缺乏、维生素 A 缺乏等疾病，为提高人类健康素质打下坚实的基础。

测评与训练

一、名词解释

1. 宏量营养素　2. 微量营养素　3. 必需氨基酸

4. 必需脂肪酸　5. 纯母乳喂养

二、填空题

1. 碳水化合物包括________、________、________和________。

2. 蛋白质、脂肪、碳水化合物在体内氧化可分别产生能量的值是________ kcal/g，________ kcal/g 和________ kcal/g。

3. 蛋白质的主要食物来源是________________________________。

4. 维生素 A 的主要食物来源是________，类胡萝卜素的食物来源是________。

5. 当计划怀孕时要注意补充________________，以预防胎儿神经管畸形。

6. 婴幼儿期能量需要包括________、________、________和________。

7. 评价儿童营养不良的指标主要有________、________和________。

三、简答题

1. 为什么提倡多吃大豆食品？

2. 为什么提倡儿童每天要喝奶？

3. 各种多不饱和脂肪酸和类脂对婴幼儿有何重要意义？

4. 母乳喂养的优点有哪些？

5. 婴儿辅食品添加的原则有哪些？

6. 试述营养性缺铁性贫血的临床表现及预防措施。

7. 试述幼儿的合理膳食原则。

8. 请设计 1 份幼儿 1 日营养食谱。

（赵伟明）

中 医 篇

第12章 微创埋线技术与临床治疗应用

【学习目标】

(1) 掌握微创埋线技术的操作。脑卒中后遗症、哮喘、便秘、失眠、月经不调的临床表现及微创埋线治疗。

(2) 熟悉微创埋线疗法的治疗原则与方案。癫痫、坐骨神经痛、头痛、颈肩肌筋膜炎的临床表现及微创埋线治疗。

(3) 了解微创埋线的技术背景。

第1节 概 述

案例:患者,女性,50岁。主诉:右下肢疼痛阵发性加剧20多天。患者经常腰痛,转侧不利3年余。曾经中西药及理疗等治疗,时轻时重。近20多天又日渐加重,右下肢疼痛从臀部沿大腿后侧腘窝处,小腿外侧向足背放射,不敢伸屈,触之加剧,夜间安静痛甚,彻夜难寐,不能久立,行走困难,腰椎片示:$L_{4\sim5}$椎体肥大(椎体前缘骨质增生)。根据症状该患者所患何病?可用何方法治疗?

一、微创埋线技术背景

微创埋线技术是应用一次性微创器械将生物可降解线体埋植入人体特定部位或穴位,通过注入的线体在经络穴位内形成长期刺激作用来治疗疾病的一种技术。

微创埋线技术是在20世纪60年代兴起的穴位埋线疗法的基础上进一步发展起来的。在传统的埋线疗法中,羊肠线由于价格便宜,来源方便,曾一度作为埋线材料,但是羊肠线埋植容易发生感染和蛋白过敏反应,并在埋线部位产生结节。另外传统穴位埋线疗法如切埋法、穿线法等创伤较大,这些都限制了其临床推广应用。现代研究发现高分子合成的可降解材料PGLA(聚乙交酯-丙交酯)可以作为新型的埋线材料,经过反复的试验和临床验证,开发了以PGLA为主要成分的新一代埋植材料,PGLA线体在体内最终分解为二氧化碳和水,具有刺激强度和时间可控、组织反应小、无蛋白免疫反应和吸收作用好等优点。新一代专用埋线针和新型埋植材料的出现大大方便了临床治疗,促进了埋线疗法的发展。微创埋线技术操作方便,安全有效,适合普及推广,因此2006年被国家卫生部评为“十年百项”计划推广项目。

二、微创埋线技术的器械与材料

(一) 微创埋线针

微创埋线针是在腰穿针的基础上经过进一步的创新研制出来的,针体为不锈钢制成,另外，为了控制埋线深度，在针体上设置有刻度，针芯通过针柄可以穿过不锈钢针体，当置有线体的埋线针刺入穴位后，推动针芯即可将线体推入皮下穴位。

根据不同的治疗需要，不锈钢针体可以选用 7 号、9 号、12 号，由于穴位深浅位置不同，不锈钢针体的长度也可以在 3～10cm 之间选择。

（二）埋植材料

微创埋线治疗主要依赖于埋植材料对穴位的刺激，广义上来说，凡是能够对穴位产生刺激，而且对机体无害的材料均可以成为埋植材料。传统埋线方法所用的埋植材料主要是羊肠线，但其存在感染和过敏发生率较高的缺点，尤其是容易产生难以吸收的结节，常常引起患者疑虑甚至造成不必要的医疗纠纷。

近年来，人们结合现代生物材料学的发展研制了高分子合成的可降解埋植线，如以 PGLA 等高分子材料为主的埋植线。这类线体在体内大多经水解酶的作用而被人体吸收，所以相当安全，具有刺激强度和时间可控、组织反应小和吸收作用好等优点。线体可以选用 00 号、0 号、1 号、2 号，在加工时一般被裁剪成 0.5～1cm 左右的线段，根据穴位情况可以选用不同长度、粗细的线段进行埋植使用。

第 2 节　微创埋线技术的操作

微创埋线技术作为一种方便安全的治疗技术，整个操作过程并不复杂，但也应该符合一定的技术操作标准和规范。

一、术前准备

1.心理准备　在进行微创埋线之前，首先要向患者详细介绍本疗法的治疗特色和疗效特点，交代埋线过程以及注意事项。相对针灸针而言，由于埋线针比较粗，患者往往有恐惧心理，这时需要向患者耐心解释，消除患者的紧张和怀疑心理从而积极配合治疗。

2.物品准备　物品准备包括一次性微创埋线针、埋线线体以及常规消毒所用的碘酒、75%乙醇及棉球等。目前微创埋线疗法应用的线体是医用 PGLA 专用线，有多种规格。粗线吸收、包裹时间稍长些，则有效刺激时间相应延长，对于病程长、病情重的患者，选用较粗的线体为好，可以减少埋线次数，延长刺激时间，提高疗效；细线吸收、包裹时间稍短些，则有效刺激时间相应缩短，对于一些病程短、病情轻的患者，应选用细线较为合适。

3.患者的体位　为了减轻患者的不适与疼痛，应该协助患者采取舒适的姿势，以降低肌肉的张力。微创埋线常用的体位一般为仰卧位和俯卧位，仰卧位适宜于取头、面、胸、腹部腧穴和上、下肢部分腧穴；俯卧位适宜于头、项、背、腰部腧穴和下肢背侧及上肢部分腧穴。根据需要也可以采用侧卧位、坐位等体位进行埋线治疗。

4.定穴　腧穴定位准确与否，直接关系到疗效。可根据腧穴定位方法，逐穴进行定取。为了求得定穴准确，可用指切揣穴法即用左手拇指指甲置于穴位上用力按压，以探求患者的感觉。

5.消毒　微创埋线治疗要有严格的无菌观念，切实做好消毒工作。针刺前的消毒范围应包括：医者的双手、患者的施术部位、治疗室用具等。

(1) 医者手指消毒：在针刺前，医者应先用肥皂水将手洗刷干净，待干后再用 75%乙醇溶液棉球擦拭，方可持针操作。持针施术时，医者应尽量避免手指直接接触针身，如某些刺法需要触及针身时,必须用消毒干棉球作间隔物,以确保针身无菌。

(2) 针刺部位消毒:在患者需要针刺的腧穴皮肤上用75%乙醇溶液棉球擦拭消毒,或先用2%碘酊涂擦,稍干后,再用75%乙醇溶液棉球擦拭脱碘。擦拭时应从腧穴部位的中心点开始以螺旋形动作从中心向外旋转涂擦,直径应在2cm以上。当腧穴皮肤消毒后,切忌接触污物,保持洁净,防止重新污染,也可用碘伏直接消毒。

(3) 治疗室内消毒:微创埋线治疗室内的消毒,包括治疗台上用的床垫、枕巾、毛毯、垫席等物品,要按时换洗晾晒,如采用一人一用的消毒垫布、垫纸、枕巾则更好。治疗室也应定期消毒净化,保持空气流通,环境卫生洁净。

二、一般操作技术

(1) 准备针具:检查针管针芯配合状态。

(2) 用小镊子取一段线体,置于埋线针针管的前端,用镊子将线体轻轻推入针管。注意线体一定要完全置入针内,不可露在针尖外面。

(3) 根据进针部位不同,左手拇、食指绷紧或提起进针部位皮肤,右手拇指和食指、中指捏持针柄,迅速用腕力将针刺入皮下,并进针到穴位适宜深度。

(4) 右手食指轻轻推动针芯,将线体完全植入穴位内,同时拇指和中指捏持针柄轻轻退出针体。

(5) 将针尖退出皮肤,同时立即用干棉签压迫针孔片刻,并敷医用输液胶贴。

(6) 埋线操作完毕后,让患者在床上稍微休息5～10min,即可离开,告知患者埋线后的注意事项。

三、注 意 事 项

(1) 多次尝试放入线体,线体前端可能变得毛糙,难以将线体置入针体前端,此时可以用无菌剪刀剪去线体前端膨大的部分1～2mm,然后再置入针管中。

(2) 当推针芯遇到阻力时,不可强推,应该反复弹压几次,再轻轻推出线体。出针时,左手准备好棉签,右手食指中指和拇指捏住针柄两侧,轻轻拔出,不可猛力拔出。

(3) 若遇患者紧张,肌肉绷紧,起针困难时,应轻轻敲击穴位周围,待患者放松时再拔出,棉签按压数秒至几分钟。

(4) 由于操作不当线体未能完全植入皮下时,应立即用镊子取出线体,重新埋线。

(5) 治疗时线体应该一次性用完,剩余线体应丢弃。

(6) 线体应存放在阴凉干燥处,长期保存应置于4℃冰箱内冷藏。

四、常用进针方法

1.垂直进针法 左手食指和中指绷紧穴区皮肤,右手持针柄,将针体垂直刺入皮肤,针体与皮肤呈90°角。适用于大多数腧穴,浅刺与深刺均可。

2.提捏进针法 用左手拇食二指捏起穴位处的皮肤,右手持针从提起部的上端刺入,适用于皮肉浅薄处,如面部穴位的进针。

3.斜刺进针法 用左手拇食指固定穴位处皮肤后,将针体与皮肤呈45°角左右倾斜刺入皮肤,适用于骨骼边缘和不宜深刺的部位。如需要避开血管、肌腱时也可用此法,或用于迎随补泻及刺向病所。

五、微创埋线的植线技术

1.垂直植线法　最常用的埋线方法，根据穴位解剖，将针垂直刺入一定深度或取得针感后，边推针芯，边退针管，将线体留置在穴位内。

2.一针多线法　将多根线体依次放入针管内(一般 2～3 根)，将针刺入皮肤到达一定深度后，推出 1 根线体，然后稍稍退针，再沿另一角度刺入一定深度，推出第 2 根线体，同法植入第 3 根线体。用于小面积痹症。

3.皮下扫散植线法　确定痛点或穴位后，在距穴位 2～3cm 处进针，方向刺向痛点或穴位，使针停留在皮下，勿使过深，然后手持针柄在皮下摆动数次，可迅速止痛，待疼痛缓解后，植入线体。适用于局限性痛症。

4.三部植线法(浮中沉)　为了扩大刺激面和更有效地激动经气，可将所刺腧穴的深度分为浮中沉三部。首先将 3 根线体装入针内，然后将针刺入沉部，将第 1 根线体植入；提针到中部，植入第 2 根线体；再继续提针相当于皮下肌层的浮部，将第 3 根线体植入，退出埋线针，按压针孔。

沉中浮三部植线法，具有一穴多能、刺激面大和激动经气多的作用，可以缓解局部组织酸胀疼痛，此法特别适用于四肢部肌肉丰厚部位的穴位，例如环跳、承扶和阳陵泉等。

5.透穴植线法　类似于透穴针法，多用于相邻穴位埋线。首先将一根较长的线体或两根线体放入针体，从一个穴位处进针，刺向另一穴位，到达目的位置后，逐渐推出线体并缓缓退出，将线体留在两个穴位处。

6.围线法　对于部位固定的痹症，可以从痹症位置周围不同的角度进针植线，进针方向均指向痹症中心，植入多根线体。

7.排线法　对于面积较大的痹症，可以将多根线体平行植入相应的部位，线体可以位于同一层次，加强对病变部位的刺激。

六、微创埋线的线体埋植深度

在进行微创埋线操作时，线体的埋植深度应该以穴位解剖作为主要依据。一般来说，线体应该埋在皮下组织和肌肉之间，肌肉较为丰厚的部位也可以埋入肌层。对于四肢末端由于组织较少，埋线比较困难，尽量不要埋线或选用短而细的线体。另外，对于肌腱较多的穴位如内关，埋线时也要慎重，尽量使用较短和相对柔软的线体，以不影响局部活动为度。穴位下方有大的血管和神经时应该避免深刺，以防伤及血管和神经。由于患者体质的不同，植线深度也有所不同，对于身体较为肥胖的患者，可以适当的深刺，对于身体较瘦的患者，应当控制针刺深度。

此外，病变部位也是线体埋植深度的一个重要依据。对于大部分局限性的痛症，应该首先使针尖到达疼痛部位，如果有软组织的粘连，可以应用针尖轻轻拨动局部，然后将线体置于病变部位。

七、术后反应

微创埋线术后的穴位局部反应，不仅与操作、部位有密切的关系，而且和线体材料有关。一般来说，羊肠线因为含有动物蛋白和加工过程中的杂质，埋植容易发生感染和蛋白过敏反应，并在埋线部位产生结节等不良反应。应用高分子材料合成的线体如 PGLA 则很少发生感染和炎症现象。所以为了减少术后不良反应发生，应尽可能使用优质的高分子合成线体。

1.出血和血肿 埋线操作出针后出血时，应立即用干棉球压迫止血，术后出现青紫或血肿，可先给予冷敷止血，24h后可给予热敷。

2.感染 一旦由于操作不当发生感染时，可以局部抗感染处理，或服用抗生素，出现化脓时应排脓。

3.过敏 PGLA高分子可吸收缝线过敏罕见。埋线后，局部出现红肿发热、搔痒、丘疹，甚至线体排异。埋线后出现红、肿、热、痛等应给予局部抗感染处理，严重者给予口服抗过敏药物。

八、疗　　程

根据线体在体内的分解吸收时间不同，治疗间隔有所差异。一般生物可降解线体埋线1/(1～2)周，5次为一疗程。患者症状控制后，应继续埋线1～3次以巩固疗效，此时可以适当延长埋线周期。

第3节　微创埋线技术的治疗原则与方案

微创埋线疗法是在中医辨证论治和经络理论的指导下完成的，同时也在一定程度上融合了神经解剖学的内容。在实际操作中微创埋线疗法还涉及各种手法的应用以及线体选择、疗程选择等因素。此外治疗方案的确立、埋线的手法、埋植线体深浅、治疗周期以及适应证的选择等都是影响微创埋线疗效的关键因素。所以掌握微创埋线治疗的基本原则，对于确立治疗方案、增强疗效和避免治疗后疾病的复发都是相当重要的。

一、微创埋线技术的治疗原则

1.辨证选穴要少，选穴组方要精 微创埋线疗法选穴组方是在分析病因病机、明确辨证立法的基础上来选择适当的腧穴，腧穴的选取是否恰当直接关系到治疗效果。在临床上根据经脉的循行分布、交叉交会和腧穴的分布、功能及特异性，结合疾病涉及的脏腑、病情的标本缓急进行严密组合。做到有法有方、配穴精炼、酌情加减、灵活多变。《针灸聚英·百症赋》曰："百症俞穴，再三用心。"《席弘赋》云："凡欲行针须审穴。"就是强调临证选穴的重要性。

埋线治疗穴位数量过多，会增加患者的恐惧心理，医生操作起来不仅烦琐、费事，也容易增加不良反应如晕针的概率。埋线治疗的有效刺激时间持久，疗效较针灸长，所以更应该精选穴位。

2.经络诊断　重视经络反应，筛选有效穴位 根据内脏有病会通过经脉的传导在体表出现各种不同病理反应区或反应点的原理，在一定的经络循行部位或有关腧穴上进行触扪、按压，寻找和体验各种阳性反应，从而判断病在何经。《灵枢·刺节真邪篇》曰："用针者，必先察其经络之实虚，切而循之，按而弹之，视其应动者，乃后取之而下之。"循经按压的方法一般是用拇指指腹沿经脉路线轻轻滑动，进行爪切、扪按，或用拇、食二指沿经轻轻撮捏，以探索肌肤浅层的异常反应。循经按压所得的异常反应，可有循经疼痛(酸痛、抽痛、压痛)、敏感、麻木、寒凉、灼热或肿块、结节、条索状反应物等等。不同性质的疾病有着不同形式的阳性反应。阳性反应物在何经，即可判定为何经的病变。《灵枢·百病始生篇》曰："察其所痛，以知其应。"穴位按压所得的异常反应有压痛、敏感、麻木、迟钝、舒适或皮下组织隆起、结节、松软、凹陷等。《素问·刺腰痛》所记："在郄中结络如黍米"，就是穴处出现结节的病理反应。上述种种病理反应尤其在特定穴上体现最为明显。

3.补泻手法　应用补泻手法，注意补虚泻实　补虚泻实即扶正祛邪，补虚就是扶助正气，泻实就是祛除病邪。《灵枢·九针十二原》："凡用针者，虚则实之，满则泄之，宛陈则除之，邪盛则虚之。"就是针对虚证、实证制定的补虚泻实的治疗原则。实践证明，埋线手法虽然不同于针灸，但如果配合一些经典的补泻手法和催气手法，也能提高疗效。

4.线体深度　埋线深浅适度，疗效明显有别　针灸治疗疾病时，针刺深浅疗效不同。浅刺，针感往往在局部，多治疗局部病症；深刺，通过催气和补泻方法可以使针感到达较远的部位，从而治疗远部病症。

5.结合疾病疗程，选择适宜线体　目前，微创埋线疗法应用的线体有多种规格，线体埋植到穴位中后将引起一系列生物物理或生物化学变化，对人体产生缓慢、柔和、持久的刺激，以疏通经络、调和阴阳、扶正祛邪，发挥治疗作用。线体的粗细与有效率或疗程也有关系，粗线吸收时间稍长，则有效刺激时间相应延长，对于病程长、病情顽固的疾病，选用较粗的线体为好，可以减少埋线次数，延长刺激时间，提高疗效；细线吸收时间稍短些，则有效刺激时间相应缩短，对于一些病程短、病情轻的患者，应选用细线较为合适。

6.选择埋线频率，防止反弹复发　对于大多数疾病，由于患者多采用其他方法不效，才来选择埋线治疗，所以病情迁延日久，一般需要多次埋线治疗方能取得良好的效果，有些疾病在治疗数次后才逐渐出现疗效。因此，正确选择微创埋线治疗周期和频率也是治疗中的重要环节。有些局限性的痛症，例如小面积的肌纤维组织炎，经过 1～2 次即可治愈。而对于慢性疾病，则需要有一定的治疗周期，一般来说，随着疗程的增加，效果逐渐出现。埋线作为一种刺激，由于线体在体内逐渐吸收，也有一定的刺激半衰期，如果不能及时进行连续治疗，症状可能复发。例如：在应用微创埋线治疗胃部疾病时，一般胃胀胃痛症状在 1 次治疗后即可大大减轻，但是这种减轻只能维持 1 周左右，所以必须及时进行连续的治疗，才能维持疗效，使病情逐渐痊愈。

在进行多次埋线后，治疗效果或治疗反应也可能出现平台期，此时标志着 1 个疗程的结束，无论是机体还是穴位都需要回复一定的状态，才能对新的治疗刺激产生反应。

二、微创埋线技术的配穴方法

配穴是在选穴的基础上，将具有类似治疗作用的≥2 个腧穴进行组合配伍，其目的在于加强腧穴之间的协同作用，相辅相成，提高疗效。配穴是否恰当，直接影响治疗效果。临证配穴一定要从整体出发，结合患者的具体情况，全面考虑。以法统方，以方示法，使处方严谨有序，腧穴主次分明。

1.经典配穴　常用的配穴方法主要包括本经配穴、表里经配穴、上下配穴、前后配穴和左右配穴等。配穴时应处理好主穴与配穴的关系，尽量少而精，突出主要腧穴的作用，适当配伍次要腧穴。

(1) 本经配穴法：当某一脏腑、经脉发生病变而未涉及其他脏腑、经脉时，即选取本经脉上的腧穴配伍成方。如肺病咳嗽，可取本经之尺泽、太渊。

(2) 表里经配穴法：以脏腑、经脉的阴阳表里配合关系为配穴依据的方法。即某一脏腑经脉有病时，取其表里经腧穴组成处方。如肝病可选足厥阴肝经的太冲配与其相表里的足少阳胆经的阳陵泉。

(3) 同名经配穴法：是以同名经“同气相通”的理论为依据，以手足同名经腧穴相配。如失眠、多梦以手足少阴经的神门、太溪相配；耳鸣取手足少阳经的外关、足临泣相配等。

(4) 上下配穴法：是指上部腧穴与下部腧穴同时配伍组方治疗疾病的方法。上，指上肢和腰部以上的腧穴；下，指下肢和腰部以下的腧穴。上下配穴法在临床上应用广泛，如偏头痛，上肢取外关，下肢取丘墟；头项强痛上取天柱，下取昆仑；胸胁痛上取支沟，下取阳陵泉。此外，八脉交会穴的配合应用，如内关配公孙，外关配临泣，后溪配申脉，列缺配照海等，都属于本法的具体应用。

(5) 前后配穴法：又叫腹背阴阳配穴法，前指胸腹，后指腰背。前后腧穴配合使用，谓之前后配穴法，此法多用于治疗脏腑病证。如咳嗽、气喘，前取膻中，后取肺俞、定喘；遗精、阳痿，前取气海、关元，后配命门、肾俞。

(6) 左右配穴法：由于十二经脉的循行是左右对称的，有的还具有左右交叉的特点，所以《素问·阴阳应象大论》又提出了“以右治左，以左治右”的配穴方法。左右配穴既可以左右交叉取(左病取右或右病取左)，也可以左右对称取(左右同取)。左右交叉配穴多用于治疗头面疾患，如左侧面瘫取同侧地仓、颊车，配右侧合谷、手三里；右侧偏头痛取同侧太阳、头维，配左侧外关、足临泣。左右对称配穴多用于治疗内脏疾患，例如胃痛取双侧梁门、足三里；咳喘取双侧肺俞、膏肓俞等。

2.三维处方配穴 临床上很多疾病都是脏腑气血和经络功能长期失调的结果，在病理方面常常出现虚实错杂的情况。根据脏象学说，疾病所表现出来的外在征象，即症状，必然存在体内脏腑功能的减退或失调，因此在临床治疗中，既要祛除一些主要疾病症状，同时也要调节内部脏腑机能。

微创埋线治疗主要从3个层次来进行处方配穴：一是对五脏阴阳平衡的调理，以脏腑背俞穴和任督二脉穴位为主；二是祛除气滞和痰、湿、瘀血等病理产物，在调理脏腑的基础上，选用具有祛痰、化湿、行气、活血、利水、通便等作用的穴位；三是解除有关的伴随症状，这些症状一般是由于脏腑失调引起的相关症状，一般在调理脏腑的同时可以恢复，但是对于较重的症状，仍然需要配以某些经验穴和循经取穴治疗。

(1) 背俞穴是五脏六腑机能调整的基础：《类经》曰：“五脏居于腹中，其脉气俱出于背之足太阳经，是为五脏之俞”，“十二俞……皆通于脏气”。由此可知背俞穴与脏腑有着直接的联系，是脏腑经气输注于背腰部的腧穴。《灵枢·背腧》篇云：“欲得而验之，按其处，应在中而痛解，乃其腧也。”说明背俞穴往往是内脏疾患的病理反应点，其表现可有压痛、敏感、迟钝、麻木、皮下组织变异等，并具有较高的诊断价值和很好的调治内脏疾病的作用。

背俞穴的治疗特点主要是扶正补虚、调节脏腑机能，偏于治疗相应脏腑的慢性虚弱性病症。如脾虚泄泻取脾俞；肾虚遗尿用肾俞；脾俞、胃俞调理脾胃。同时“五脏俞”还可用于治疗所开窍的五官病、所主持的五体病。肝主筋，开窍于目，肝俞就可治疗筋病和目疾；肺开窍于鼻、系于咽喉、外合皮毛，故肺俞又分别治疗鼻病、咽喉病和皮肤病。湿痹久治不愈，致四肢关节、肌肉肿胀疼痛，也可以根据脾主肌肉，运化水湿之理，取脾俞进行治疗。

(2) 任脉督脉穴是调节全身经络的枢纽：微创埋线治疗时，非常注重任督二脉的穴位。任脉循行于胸腹正中线，为阴脉之海，阴经均直接或间接交与任脉，如足三阴与任脉交会于中极、关元，冲脉与任脉交会于阴交，手三阴通过足三阴与任脉发生联系。在任脉穴位中，有许多穴位为脏腑募穴，如胃募中脘，膀胱募中极，小肠募关元，三焦募石门，心包募膻中。

而督脉为“阳脉之海”，督脉总督一身之阳经，有调节阳经气血的作用，六条阳经都与督脉交会于大椎。

任督二脉穴位在微创埋线治疗处方中有重要的枢纽作用。临床上，许多久治不愈的疾病，选用任督二脉的穴位都可以达到明显的治疗效果。例如，治疗高血压病时，选用头部与肝胆经穴位不效时，可以取上脘和水分，治疗后头重脚轻和眩晕的症状可以明显减轻，并有头目清爽和精神倍增的感觉。

对于一些全身性疾病，可以根据上中下三焦确定所应选用的穴位，上焦与上脘以上穴位相对应，例如上焦病症头昏、喘息、咳嗽、健忘、失眠等，在配方中可以选择巨阙、鸠尾等；中焦脾胃疾病可以选择中脘、建里、下脘等穴位；下焦泌尿、生殖系统疾病和月经病可以取水分、阴交、关元等。

(3) 循经取穴是治疗的基本原则：循经取穴是针灸治疗中的最基本原则，这是根据“经脉所通，主治所及”的原理而来的。循经取穴可包括近部取穴、远部取穴。近部取穴是指在病痛的局部和邻近的范围内选取腧穴，体现了“腧穴所在，主治所在”的治疗规律。多用于治疗病变部位比较明确、比较局限的病症以及某些器质性病变，如头痛选百会，面瘫选颊车，鼻病选上星。远部取穴在距离病变部位较远处选取腧穴，它是以腧穴的远治作用为依据的。临床上多选择肘膝关节以下的穴位治疗头面、躯干、脏腑病症，在具体应用时，既可取所病脏腑经脉的本经腧穴（本经取穴），也可取与病变脏腑经脉相表里的经脉上的腧穴（表里经取穴）或名称相同的经脉上的腧穴（同名经取穴）进行治疗。例如，胃脘疼痛属胃的病证，可选取足阳明胃经的足三里，同时可选足太阴脾经的公孙（表里经）；面部疾患选取合谷；目赤肿痛取行间；久痢脱肛取百会。《四穴总歌》之“肚腹三里留，腰背委中求，头项寻列缺，面口合谷收”就是远部取穴的典范。

(4) 应用奇穴加强疗效：奇穴又称为经外奇穴，是未纳入十四经穴而具有固定位置和较为特殊治疗作用的腧穴。如：哮喘时取定喘穴、失眠时配用安眠穴、痛经时配伍十七椎等。

总之，对于大多数脏腑失调症状，均可以将上述各类穴位有机组合起来形成一个完整的配方。从脏腑功能、任督调节、激发经气和加强疗效等方面进行组方治疗。例如：对于哮喘的患者，其组合配方的结构如下：

脏腑背俞穴：肺俞、肾俞。

任督脉穴：中脘、膻中、天突。

循经取穴：太溪、列缺。

奇穴或经验穴：定喘。

当然，三维配穴方法只是提供了一种微创埋线治疗过程中的治疗思路和逻辑思维模式，并不是固定不变的，上述处方穴位可以根据实际需要和病情进行增减。在实际应用中，也并非一次运用处方中所有穴位，而是经常在综合配方的基础上，轮流交替使用相应的腧穴进行治疗，逐渐恢复脏腑功能。

3.基于神经节段的配穴处方　基于神经节段的配方方式主要根据神经节段性支配的理论，选择与病变部位相应的脊神经根部穴位进行埋线治疗。一般可以用于神经痛症和神经损伤，也可以用于内脏病变。基于神经节段的配方方式一般不以传统脏腑理论为基础，病症表现或病因相对比较明确，但是可以和经络理论相互补充，或配合相应循行部位的经络穴位进行治疗。处方一般由三部分组成即夹脊穴、阿是穴和循经穴。

第 4 节　微创埋线技术的临床应用

一、坐骨神经痛

坐骨神经痛是指在坐骨神经通路及其分布区内的疼痛，为常见的周围神经疾病。本病多见于青壮年，男性较多。临床分为原发性和继发性两类。

（一）病因病机

原发性坐骨神经痛的主要发病原因为寒冷潮湿及扁桃腺炎、前列腺炎、牙龈炎、鼻窦炎等其他炎症病灶感染，有的同时伴发肌炎及肌纤维组织炎。继发性坐骨神经痛由于神经通路邻近病变的压迫或刺激引起，按其受损部位，又分为根性和干性坐骨神经痛，分别指受压部位是在神经根还是在神经干。根性多见，病因以椎间盘突出最常见，其他病因有椎管内肿瘤、椎间关节、骶髂关节、骨盆的病变和腰骶软组织劳损等；干性可由骶髂关节炎、盆腔内肿瘤、妊娠子宫压迫、髋关节炎、臀部外伤、糖尿病等所致。

（二）临床表现

本病男性青壮年多见，近些年来尤其常见于做办公室工作和使用电脑时间过长的人群。病症表现以单侧为多，疼痛程度及时间常与病因及起病缓急有关。

1. 根性坐骨神经痛　起病随病因不同而异，最常见的为腰椎间盘突出，常在用力、弯腰或剧烈活动等诱因下，急性或亚急性起病，少数为慢性起病。疼痛常自腰部向一侧臀部、大腿后、腘窝、小腿外侧及足部放射，呈烧灼样或刀割样疼痛，咳嗽及用力时疼痛可加剧，夜间更甚。患者为避免神经牵拉、受压，常取特殊的减痛姿势，如睡时卧向健侧，髋、膝关节屈曲，站立时着力于健侧，日久造成脊柱侧弯，多弯向健侧，坐位时臀部向健侧倾斜，以减轻神经根的受压。牵拉坐骨神经皆可诱发疼痛，或疼痛加剧，如屈髋伸膝试验阳性、直腿抬高试验阳性。腰骶部、脊柱部有固定而明显的压痛、叩痛，坐骨神经通路可有压痛。患肢小腿外侧和足背常有麻木及感觉减退。臀肌张力松弛，伸足母及屈足母肌力减弱。膝腱、跟腱反射减弱或消失。

2. 干性坐骨神经痛　起病缓急也随病因不同而异，如受寒或外伤诱发者多急性起病。疼痛常从臀部向股后、小腿后外侧及足外侧放射，行走、活动及牵引坐骨神经时疼痛加重。脊椎侧弯多弯向患侧以减轻对坐骨神经干的牵拉。压痛点在臀点以下如坐骨孔上缘、坐骨结节与大转子之间、腘窝中央、腓骨小头下、外踝等有压痛。直腿抬高试验阳性而屈髋伸膝试验阴性。小腿外侧、足背感觉减退，跟腱反射减退或消失。

（三）微创埋线治疗

1.治则　通经活络、祛风止痛。

2.处方　以坐骨神经通路上的穴位为主。

（1）原发性：环跳、秩边、承扶、殷门、委中、承筋、阳陵泉、绝骨、昆仑。

（2）继发性：以病变部位为主如椎间盘突出引起的选用病变脊椎夹脊穴，配合坐骨神经通路上的穴位。

白天痛甚加申脉，晚上痛甚加照海、三阴交。

3.操作　常规消毒后，将针体缓缓刺入肌肉层，进入肌肉层后，适当摆动针体缓缓深入，可以避开神经、血管等，同时加压针体做小幅度刺激按摩穴位，得气后埋入线体。

（四）按语

治疗坐骨神经痛必须诊断明确，对于由于肿瘤压迫引起的必须手术治疗，对于椎间盘突出或骨赘形成等引起的继发性坐骨神经痛必须积极治疗原发病。

二、颈肩肌筋膜炎

颈肩肌筋膜炎是指由于劳损、寒冷、感染等因素引起的颈、肩、背部的纤维组织损伤及无菌性炎症，由此而引起广泛的颈、肩、背部肌疼痛及痉挛等一组症候群。

（一）病因病理

本病的确切病因尚不十分明了，临床观察认为本病与轻微外伤、劳累及受寒等有关。

项背部肌筋膜炎疼痛来源及部位，临床研究证明可能有：①肌肉的小过敏灶；②皮下组织或筋膜中的纤维结节（有人认为系脂肪组织疝）；③脊柱深部骨与关节微小病变。

本病主要累及肌肉或筋膜等纤维结缔组织中的白色纤维，后者经受反复的微小外伤及慢性损害、病毒感染或外感风寒后，在肌肉或筋膜内形成过敏灶即大小不等的结节，或在肌肉内形成小硬瘢痕。这些小的病灶发出异常的冲动，使相应的神经轴突功能紊乱，构成肌筋膜纤维组织炎疼痛的根源。后者经激惹通过与过敏灶属于同一神经节段的脊神经后支，反射到其他部位。反射痛区的部位与其起点可以有一段相当的距离。此疼痛点及反射区的关系犹如扣动枪的扳机，子弹出膛打中目标，故疼痛过敏灶又称为“扳机点”。“扳机点”常位于肌肉筋膜的起止点、肌腹、肌肉与肌肉相交的应力点、神经在肌腱膜出口处、神经肌纤维通过骨凹陷（或骨纤维管）处。

（二）临床表现

本病多见于中年以上，女性显著多于男性，男女发病约为 1∶4。主要表现为颈、肩、背部肌肉及软组织处广泛性酸胀痛，呈持续性，早晨疼痛较重，下午较轻，疼痛与天气变化及空气湿度有一定关系，多为遇寒冷、潮湿加重，少数遇热时疼痛也加重。肩背部常有负重感及麻木，颈部肌肉痉挛，僵硬，向一侧偏斜。疼痛的性质与发生时间变化甚不一致，有时为非持续性的钝痛，也可为突然性锐痛，发生的时间长短不一。一般来说，疼痛越敏感，疼痛的放散区域越大，但并不符合周围神经或神经根的解剖分布。颈后及肩部为最常见的好发部位，也可见于颈前部，如胸锁乳突肌、咽喉部肌筋膜等。在棘突、椎旁以及斜方肌局部、提肩胛肌、冈上肌、冈下肌、菱形肌等处可有明显压痛点即扳机点。

（三）诊断要点

（1）长期低头工作的人群，如医生、会计、作家、老师等，其中又以中年女性多见。

（2）颈肩背部广泛性、持续性酸胀痛，晨起较重，下午较轻。

（3）颈肩部及肩胛内缘有广泛压痛，皮下可触及变性的肌筋膜及纤维小结，并可触及筋膜摩擦音。

（4）X 线无诊断意义但有鉴别价值。

（四）微创埋线治疗

1. 治则　舒筋活血、通络止痛。

2. 处方　取穴以阿是穴为主，辅以邻近腧穴。

阿是穴、风池、颈夹脊穴、大椎、肩井、肩外俞、天宗、秉风、膈俞。

操作:患者俯卧,枕头垫于前肩胸部,呈头低肩高俯卧位,暴露颈肩背部。若在项背部触及疼痛性结节、肌痉挛或纤维粘连瘢痕等,进针出现较强的酸胀感后,可施以上下左右的摇摆剥离以解除局部的粘连和挛缩、硬结,最后植入线体;或采用一针多向刺法的合谷刺,分别把3根线体植入病变部位;或采用皮下扫散法,将埋线针刺入痛点附近的皮下位置,方向朝向痛点,对局部痛点进行剥离和扫散手法,等痛点消失后,将线体置于皮下。其余穴位可常规针刺植入线体。

(五)按语

应用埋线技术治疗颈肩肌筋炎效果肯定,一般1次即可以有明显改善,临床还可配合推拿、理疗等手段。注意保暖,解除忧郁焦虑,保持愉快的心情,对本病的治疗康复具有重要意义。

三、中风后遗症

中风是以猝然昏仆、不省人事,或突然发生口角㖞斜、言语不利、半身不遂,或不经昏仆而仅以口㖞、半身不遂为主症的一种疾病。因其起病急剧、症见多端、变化迅速,犹如风之善行数变而名中风,又称卒中。

(一)病因病机

本病多发于中老年人。人至中年,由壮渐衰,气血亏虚,心、肝、肾三脏阴阳失调;或因房事不节,劳累太过,致肾阴不足,肝阳偏亢;或因体质肥胖,恣食甘腻,聚湿生痰,痰郁生热,以上是致病的基本因素。更兼忧思、恼怒、嗜酒等诱因,均可导致经络、脏腑功能失常,阴阳失衡,气血逆乱,挟痰挟火,横窜经络,蒙蔽清窍,而发为中风。脑为元神之府,瘀血痰浊上瘀于脑,窍闭神匿,神不导气为本病的主要病理机制。

1.积损正衰 年老体衰,肝肾阴虚,肝阳偏亢,加之忧思恼怒、劳倦过度等诱发因素,致使阴亏于下,肝阳鸱张,阳化风动,气血上逆,上蒙元神,突发中风。

2.饮食不节 饮食劳倦,内伤脾胃,健运失职,聚湿生痰,痰郁化热,阻滞经络,蒙闭清窍。

3.情志所伤 五志过极,心火暴盛;或素体阴虚,水不涵木,复因情志所伤,肝阳暴动,引动心火,风火相煽,气血上逆,心神昏蒙而卒倒无知,发为本病。

(二)临床表现

中风在临床分为中经络和中脏腑两大类。如属痰浊瘀血阻滞经络,病位较浅,病情较轻,无神识昏蒙,仅见肢体麻木不遂、口㖞、语涩等经络证候,称为"中经络"。如属风阳暴升,迫使气血并走于上,蒙蔽心窍;或属真气衰微,元阳暴脱,病位较深,病情较重,出现神识昏蒙、失语、肢体瘫痪等脏腑证候,称为"中脏腑"。中脏腑者,经救治脱险,多遗留中经络证候。

后遗症期辨证

1.半身不遂 气虚血瘀,脉络瘀阻,半身不遂,患肢偏废不用,瘫软无力为主,伴有患肢浮肿,言语蹇涩,口眼㖞斜,面色萎黄,乏力,气短,自汗,舌淡紫而暗,舌体不正,脉细涩无力。

肝阳上亢,脉络瘀阻,患肢僵硬拘急,兼见头痛,头晕,面赤耳鸣,舌红绛,苔薄黄,脉弦硬有力。

2.言语不利

风痰阻络:舌强语蹇,舌体歪斜,舌苔白腻,脉弦滑或滑缓。

肾精亏损:音暗失语,舌体痿软,腰膝酸软,心悸气短,便秘,遗尿,舌色暗淡,脉沉细无力，可兼见半身不遂，瘫软无力。

（三）微创埋线治疗

1.治则　疏通经络、行气活血、补益肝肾。

2.处方　以阳明经为主，兼取背俞穴。

肩髃、曲池、合谷、内关、环跳、足三里、阳陵泉、三阴交、脾俞、肝俞、肾俞。

方义：肩髃、曲池、合谷、环跳、阳陵泉疏通经络，行气活血。内关调理心气，促进气血运行。三阴交滋补肝肾，活血化瘀，配足三里健脾益气养血。

加减：风痰阻络加丰隆；气虚血瘀加气海、血海；肝阳上亢加太冲、太溪；口角㖞斜加颊车、地仓；言语不利加哑门、完骨、翳风、通里。

3.操作　常规埋线操作，取穴 5～6 个/次，1/周。

（四）按语

中风后遗症是针灸临床上的常见病之一，大量临床资料表明，针灸治疗中风后遗症状效果显著，而埋线治疗不仅可以获得长期持续刺激，还可以减少患者的针刺治疗次数。

四、头　　痛

头痛是指以头部疼痛为主要临床表现的病症。常见于西医学的紧张性头痛、血管神经性头痛以及脑膜炎、高血压、脑动脉硬化、头颅外伤、脑震荡后遗症等疾病。

（一）病因病机

头为“髓海”，又为诸阳之会、清阳之府，五脏六腑之气血皆上会于头。若外邪侵袭或内伤诸疾皆可导致气血逆乱，瘀阻脑络，脑失所养而发生头痛。

（二）临床表现

头痛的部位多在前额、巅顶、一侧额颞，或左或右或呈全头痛而辗转发作。疼痛的性质有昏痛、隐痛、胀痛、跳痛、刺痛或头痛如裂。

十二经脉中，六阳经及足厥阴经循行于头的不同部位，故针灸临床上可将前头痛、偏头痛、后头痛、头顶痛辨位归经为阳明头痛、少阳头痛、太阳头痛和厥阴头痛。

1.阳明头痛　即前额痛，包括眉棱骨痛和因眼（如青光眼）、鼻（如鼻窦炎）、上牙病引起的疼痛在内。

2.少阳头痛　即偏头痛，包括耳病引起的疼痛在内。

3.太阳头痛　即后枕痛，包括落枕、颈椎病引起的疼痛在内。

4.厥阴头痛　即巅顶痛，包括高血压引起的疼痛在内。

5.全头痛　即整个头部的疼痛，难以分辨出具体的疼痛部位。

（三）微创埋线治疗

1.治则　疏经活络、通行气血。

2.处方　以循经、辩证相结合，并配合阿是穴为主。

（1）阳明头痛：印堂、上星、阳白、攒竹透鱼腰及丝竹空、合谷、内庭。

（2）少阳头痛：率谷、足临泣、太阳、外关。

（3）太阳头痛：天柱、风池、昆仑。

（4）厥阴头痛：百会、通天、太冲、太溪。

(5) 全头痛:百会、印堂、太阳、头维、阳白、合谷、风池、外关。

方义:头痛乃头部经络气血瘀滞不通或经络气血亏虚不荣所致,本方以局部取穴为主,远部取穴为辅,共奏疏经活络、通行气血之功,使头部经络之气"通则不痛"。

加减:外感风寒加风门,风热加曲池,风湿加足三里、三阴交;痰浊上扰加丰隆、中脘;气滞血瘀加合谷、太冲;气血不足加气海、血海、足三里;肝阳上亢加行间;肾水不足加复溜。

3.操作 取穴位 3~5 个/次,常规埋线,1 次/周。

(四) 按语

针灸治疗头痛有较好的疗效。如多次治疗无效,或头痛持续且逐步加重者,须查明原因,注意与颅脑实质性病变作鉴别,以便及时采取有效的综合治疗措施,治疗其原发病。

五、癫　　痫

癫痫是一种反复发作的神志异常疾病。其特征为卒然仆倒,昏不知人,口吐涎沫,两目上视,四肢抽搐,或有鸣声,醒后神清如常人。

(一) 病因病机

本病之发病,多与先天因素有关,或因母孕受惊,或父母禀赋不足。亦有七情失调,肝郁不舒,气机逆乱,损伤肝肾,阴不敛阳,阳升风动,痰气上涌,蒙蔽心窍,壅塞经络,发为痫证;或因跌仆撞击,或胎儿产程头部受损,气血瘀阻,脉络不和,发为痫证。

癫痫,有原发性和继发性之分,前者与遗传有关,后者多因其他疾病所引起。

(二) 临床表现

起病急骤,每因惊恐、劳累、情志过极等诱发。发作前常有眩晕、胸闷等先兆。大发作时突然昏倒,项背强直,四肢抽搐,口吐白沫,醒后如常人,常反复发作;小发作时仅两目瞪视,呼之不应,头部低垂,肢软无力;局限性发作时可见多种形式,如口、眼、手等局部抽搐,或幻视、呕吐、多汗,或有言语障碍,出现无意识动作等。

脑电图检查多有异常放电现象。

1.实证 多见于痫证初期,卒然昏倒,不省人事,牙关紧闭,口吐白沫,角弓反张,筋急抽搐,或有吼叫声。发作后肢体酸痛疲乏,略加休息即可恢复正常。

(1) 痰火扰神:卒然仆倒,不省人事,四肢强痉拘挛,口中有声,口吐白沫,烦躁不安,气高息粗,痰鸣辘辘,口臭便干,舌质红或暗红,苔黄腻,脉弦滑。

(2) 风痰闭阻:卒然昏仆,目睛上视,口吐白沫,手足抽搐,喉中痰鸣,苔白腻,脉滑。

(3) 血瘀阻络:既往有脑外伤(或产伤)史,发作时卒然昏仆,抽搐,或仅见口角、眼角、肢体抽搐,颜面口唇青紫,舌质紫暗或有瘀点,脉弦或涩。

2.虚证 多见于痫证后期,发作次数频繁,抽搐强度减弱,苏醒后精神萎靡,表情痴呆,智力减退。

(1) 血虚风动:卒然仆倒,面部烘热,或两目瞪视,或局限性抽搐(四肢抽搐无力、手足蠕动),二便自遗,舌淡、少苔,脉细弱。

(2) 心脾两虚:久发不愈,卒然昏仆,或仅见头部低垂,四肢无力。伴面色苍白,口吐白沫,四肢抽搐无力,口噤目闭,二便自遗,舌淡、苔白,脉弱。

(3) 肝肾阴虚:卒然昏仆,或手足蠕动,四肢逆冷,语謇,失眠,健忘,腰膝酸软,舌质红绛、少苔或无苔,脉弦细数。

（三）微创埋线治疗

1.治则　醒脑开窍，涤痰熄风。

2.处方　督脉经穴和任脉经穴为主，同时配合足太阳经背俞穴、足阳明经穴，根据三维配穴方式配穴。

任督脉：大椎、腰奇、陶道、筋缩、鸠尾、癫痫穴。

背俞穴：肝俞、脾俞、肾俞、心俞。

循经穴：内关、间使、血海、足三里、丰隆。

方义：督脉是人体诸阳经之总汇，“总督诸阳”为“阳脉之海”，上通于脑，下连诸经，与脑、脊髓、肾有密切关系。因此选择督脉经穴百会、筋缩、长强、命门以及经外奇穴腰奇穴，可振奋一身阳经之气，起开窍通闭，醒神之功效。足三里、丰隆为足阳明胃经穴，用以健脾和胃、消热化痰、开窍定痫；内关、间使疏通心气；血海活血化瘀、养血祛风；背俞穴调理脏腑；癫痫穴为经验穴，位于风池穴内 1 寸上 1 寸斜方肌尽头处。

3.操作　实际微创埋线操作中，可以根据辨证情况将上述穴位分为几组来应用，取穴位 5～7 个/次，进行埋线治疗。在治疗时间上，埋线 1/(7～10)d ，一般 5～10 次为 1 疗程。注意多选督脉、任脉穴位，其中大椎、腰奇、陶道、筋缩、鸠尾、癫痫穴最为重要。

（四）按语

埋线治疗癫痫能改善症状，减少发作次数。对于继发性癫痫须详细询问病史，专科检查，明确诊断，积极治疗原发病。

六、哮　　喘

哮喘是一种常见的反复发作性疾患。临床以呼吸急促，喉间哮鸣，甚则张口抬肩，不能平卧为主症。哮与喘同样会有呼吸急促的表现，但症状表现略有不同，“哮”是呼吸急促，喉间有哮鸣音；“喘”是呼吸困难，甚则张口抬肩。临床所见哮必兼喘，喘未必兼哮。两者每同时举发，其病因病机也大致相同，故合并叙述。本病一年四季均可发病，尤以寒冷季节和气候急剧变化时发病较多。

（一）病因病机

中医学认为本病主要因痰饮伏肺而引发。外感风寒或风热，吸入花粉、烟尘等可致肺失宣肃而凝津成痰；饮食不当，脾运失健则聚湿生痰。每当气候突变、情志失调、过分劳累、食入海腥发物等而触引内伏之痰饮，痰随气升，气与痰结，壅塞气道，肺气上逆而发为哮喘。病初在肺，多属实证；若反复发作，则致脾、肺、肾、心诸脏俱虚。脾虚则运化失常，酿生痰浊；肺虚则气无所主，短气喘促；肾虚则摄纳无权，动则喘甚；心虚则脉动无力，唇甲青紫，汗出肢冷，甚则出现神昏、烦躁等危候。

（二）临床表现

多数病人在发作前会出现鼻咽发痒、咳嗽、喷嚏、胸闷等先兆症状。典型发作时突感胸闷、呼吸困难，喉中哮鸣，呼气延长，不得平卧，烦躁，汗出，甚则紫绀。发作可持续数分钟、数小时或更长时间。发作将停时，常咳出较多稀薄痰液，随之气促减轻，哮喘缓解。

1.寒饮伏肺　遇寒触发，胸膈满闷，呼吸急促，喉中痰鸣，咳痰稀白，初起多兼恶寒发热，头痛无汗，鼻流清涕，舌淡、苔白滑，脉浮紧。

2.痰热壅肺　喘急胸闷，喉中哮鸣，声高息涌，痰黄质稠，咯吐不爽，发热口渴，舌质红、苔黄腻，脉滑数。

3.肺脾气虚 咳喘气短，动则加剧，咳声低怯，痰液清稀，畏风自汗，神疲倦怠，食少便溏，舌淡、苔薄白，脉濡细。

4.肺肾阴虚 短气而喘，咳嗽痰少，头晕耳鸣，腰膝酸软，潮热盗汗，舌红、少苔，脉细数。

5.心肾阳虚 喘促短气，呼多吸少，气不得续，畏寒肢冷，尿少浮肿，甚则喘急烦躁，心悸神昧，冷汗淋漓，唇甲青紫，舌质紫暗或有瘀点、瘀斑，苔薄白，脉沉细或微弱而结代。

（三）微创埋线治疗

1.治则 实证祛邪肃肺，化痰平喘；虚证补益心肺脾肾，止哮平喘。

2.处方 取手太阴经及任脉的腧穴为主。

天突、膻中、定喘、孔最、丰隆。

方义：天突降逆顺气、祛痰利肺；膻中为气之会穴，宽胸理气、舒展气机；孔最为肺经郄穴，主急性发作性病症，肃肺化痰、降逆平喘；定喘为止哮平喘之经验效穴；丰隆为豁痰要穴。诸穴合用可收降气化痰、止哮平喘之功。

加减：寒饮伏肺加风门、太渊疏风宣肺；痰热壅肺加大椎、曲池、太白清化痰热；肺脾气虚加脾俞、足三里培土生金；肺肾阴虚加肾俞、关元、太溪滋肾益肺；心肾阳虚加心俞、肾俞、关元、内关补益心气、振奋元阳；潮热盗汗加阴郄、复溜滋阴敛汗。

缓解期可选用大椎、肺俞、关元、足三里等穴针灸，有减少发作或减轻发作症状的作用。

（四）按语

哮喘可见多种疾病，发作缓解后，应积极治疗其原发病。发作严重或哮喘持续状态，应中西药物配合治疗。气候转变应注意保暖。属过敏体质，须避免接触致敏原和进食过敏食物。

七、便　　秘

便秘是指大便秘结不通，排便周期或时间延长，或虽有便意但排便困难的病证。可见于多种急慢性疾病，西医学的功能性便秘、肠道易激综合征、直肠及肛门疾病所致便秘、药物性便秘、内分泌及代谢性疾病的便秘，以及肌力减退所致的便秘等，均可参照本节治疗。

（一）病因病机

本症概分为偏虚偏实两类。实则由素体阳盛，或嗜食辛辣厚味，肠胃积热，或邪热内燔，津液耗灼，肠燥腑气不通，或情志不畅，气机郁滞，疏泄失常，肠腑传导失职而秘结；虚证多因气血亏耗，气虚则运传无力，血虚则肠失润下，或下焦阳气不充，不能化气布津，阴寒凝结，肠道腑气受阻而秘结。

（二）临床表现

以排便困难为主症，临床上有各种不同的表现：或 2d 以上至 1 周左右大便 1 次，粪质干硬，排出困难；或虽然每日大便 1 次，但粪质干燥坚硬，排出困难；或粪质并不干硬，也有便意，但排出困难等。常伴有腹胀、腹痛、头晕、便血等症状。

1.热秘 大便干结，腹胀腹痛，面红身热，口干口臭，小便短赤，舌红、苔黄燥，脉洪大而数。

2.气秘 大便秘结，欲便不得，腹痛连及两胁，得矢气或便后则舒，嗳气频作或喜叹息，苔薄腻，脉弦。

3.冷秘 大便秘结，腹部拘急冷痛，拒按，手足不温，苔白腻，脉弦紧或沉迟。

4.虚秘　虽有便意但排便不畅，或数日无便却腹无所苦，临厕努挣乏力，心悸气短，面色无华，舌质淡，脉细弱。

（三）微创埋线治疗

1.治则　通调腑气、润肠通便。

2.处方　以大肠的俞、募、下合穴为主。

天枢、大肠俞、上巨虚、支沟、照海。

热秘加合谷、曲池；气秘加中脘、太冲；虚秘加脾俞、气海；冷秘加关元；老年人气津两虚者加气海、命门。

方义：便秘之因各殊，但大肠传导功能失调则一，故取大肠俞募穴天枢与大肠俞，配大肠下合穴上巨虚，以通调腑气，腑气通则传导功能自可复常。支沟宣通三焦气机，三焦气顺则腑气通调，照海养阴以增液行舟。曲池、合谷泻大肠腑气以泄其热。取腑会中脘通降腑气，太冲以疏肝解郁。脾俞、气海，扶助中气，脾胃气旺，自能生气化血，为虚秘治本之法。关元温通下焦阳气而消阴寒。

（四）按语

埋线治疗本病效果较好。如经多次治疗而无效者，须辨明原因。平时应坚持体育锻炼和多食蔬菜，养成定时排便习惯。老年性便秘因气津两虚，可适当调整食物品味，增加生津润肠益气之品，并鼓舞适当运动。

八、失　眠

失眠是指经常性不能获得正常睡眠为特征的一种病证。轻者就寝后难以入睡，或时寐时醒，或寐后易醒，醒后难以再寐，重者彻夜难眠。

（一）病因病机

本病多因思虑忧愁，操劳太过，损伤心脾，气血虚弱，心神失养；或因惊恐、房劳伤肾，肾阴亏耗，阴虚火旺，心肾不交，神志不宁；或因素体虚弱，心胆虚怯；或因情志抑郁，肝失调达，肝火扰动心神；以及饮食不节，脾胃不和，湿盛生痰，痰郁生热，痰火上扰心神而致不寐。

（二）临床表现

本病以不易入睡为主症，但症状表现不一。有初就寝难以入寐；有寐而易醒，醒后不能再寐；亦有时寐时醒，寐而不稳，甚至彻夜不寐等。由于病因不同，各有兼证。

1. 心脾两虚　兼见心悸健忘，头晕目眩，面色无华，易汗出，舌淡、苔薄白，脉细弱。

2. 心肾不交　兼见头晕耳鸣，腰膝酸软，五心烦热，遗精盗汗，舌红，脉细数。

3. 心胆虚怯　兼见心悸胆怯，善惊多恐，夜寐多梦易惊，舌淡、苔薄，脉弦细。

4. 肝郁化火　兼见烦躁易怒，头痛眩晕，胸胁胀闷，口苦，便秘，尿黄，舌红、苔黄，脉弦数。

5. 脾胃不和　兼见脘闷噫气，嗳腐吞酸，心烦口苦，苔厚腻，脉滑数。

（三）微创埋线治疗

1.治则　调和阴阳、宁心安神。

2.处方　以手少阴、足太阴经穴为主。根据辨证选取所属经脉穴位或背俞穴。

百会、神门、三阴交、安眠。

方义：本方旨在镇静养心安神，百会镇静安神；安眠为治疗失眠的经验效穴；神门调理心气，宁心安神，三阴交调理肝、脾、肾气机，滋阴清热，解郁除烦而安神。

加减：心脾两虚配心俞、脾俞；心肾不交配心俞、肾俞、太溪；心胆虚怯配心俞、胆俞、丘墟；肝郁化火配肝俞、太冲；脾胃不和配足三里、丰隆、内庭。

（四）按语

埋线治疗本病效果良好，治疗时间以下午和睡前为宜。由其他疾病引起的不寐者，应同时治疗其原发病。

九、月经不调

月经不调指月经的周期、经色、经量、经质出现异常改变，并伴有其他症状。包括月经先期、月经后期、月经先后无定期。

（一）病因病机

月经先期又称“经早”或“经期超前”，为月经周期提前7d以上，甚至10余天一行。连续2个月经周期以上者。主要因于气虚不固或热扰冲任。气虚则统摄无权，冲任失固；血热则流行散溢，以致月经提前而至。月经后期又称“经迟”或“经期错后”，月经推迟7d以上，甚至40～50d一潮，连续2个月经周期以上者。有实有虚，实者或因寒凝血瘀、冲任不畅，或因气郁血滞、冲任受阻，致使经期延后；虚者或因营血亏损，或因阳气虚衰，以致血源不足，血海不能按时满溢。月经先后无定期又称“经乱”，月经或提前或错后，连续2个月经周期以上者。主要责之于冲任气血不调，血海蓄溢失常，多由肝气郁滞或肾气虚衰所致。本病与肾、肝、脾三脏及冲、任二脉关系密切。

（二）临床表现

月经周期异常改变（包括月经先期、月经后期、月经先后无定期），并伴有经量、经色、经质的异常。妇科检查、卵巢功能测定、超声波检查有助于本病的病因诊断。

1.气虚　经期多提前，月经色淡质稀，神疲肢倦，小腹空坠，纳少便溏，舌淡、苔白，脉细弱。

2.血虚　经期多错后，月经量少、色淡、质稀，小腹隐痛，头晕眼花，心悸少寐，面色苍白或萎黄，舌苔少，脉细弱。

3.肾虚　经期或前或后，月经量少、色淡、质稀，头晕耳鸣，腰骶酸痛，舌淡、苔薄，脉沉细。

4.气郁　经行不畅，经期或前或后，经量或多或少，色紫红、有血块，胸胁、乳房及少腹胀痛，喜叹息，苔薄黄，脉弦。

5.血热　经期提前，月经量多，色深红或紫红，经质黏稠，心胸烦热，面赤口干，大便秘结，舌红、苔黄，脉滑数者为实热证；经期提前，月经量少，色红质黏，潮热盗汗，手足心热，腰膝酸软，舌红、苔少，脉细弱者为虚热证。

6.血寒　经期错后，月经量少，色黯红、有血块，小腹冷痛，得热痛减，畏寒肢冷，苔白，脉沉紧。

（三）微创埋线治疗

1.治则　气虚、血虚、肾虚者益气养血、补肾调经；气郁、血热者疏肝理气、清热调经；血寒者温经散寒、调理冲任。

2.处方

处方：关元 血海 三阴交。

方义：冲任失调是本病的主要病机。关元为任脉要穴，又与足三阴经交会，任、冲同源，故关元是调理冲任的要穴；血海、三阴交均属脾经，三阴交还与肝、肾二经交会，为妇科理血调经要穴。

加减：气虚加足三里、脾俞健脾胃、益气血；血虚加脾俞、膈俞令气血生化之源旺盛；肾虚加肾俞、太溪调补肾气；气郁加太冲、期门疏肝解郁；血热加行间、地机清泻血分之热；血寒加归来、命门温通胞脉、活血通经。

（四）按语

埋线对月经不调有很好的疗效，如是生殖系统器质性病变引起的月经不调，应采取综合治疗措施。

本章小结

微创埋线技术是应用微创器械将生物可降解线体注入人体特定部位或穴位，形成长期有效的刺激来替代每日的针灸刺激，从而发挥治疗疾病的作用。本章重点介绍了微创埋线技术的操作、治疗原则与方案，以及微创埋线疗法对于一些常见病症的临床治疗。

测评与训练

一、填空题

1.微创埋线技术常用的进针方法有________、________、________。

2.微创埋线技术常用的植线技术有________、________、________、________、________、________、________七种。

二、案例分析

1.某女，30 岁。主诉：半月经行 1 次。病史：近半年，月经先期，甚至半个月经行 1 次，量多，色紫黑有块，质黏稠，在行经前腰酸腹胀，心烦易怒，口干苦，胸闷不适。检查：舌质红、无苔，脉弦数。要求写出中医诊断、辨证分型、治则、处方。

2.某男，23 岁。主述：失眠半年。病史：近半年因参加考研，学习紧张，出现失眠，伴多梦健忘，面色少华，肢倦无力，舌淡苔薄，脉沉细无力。要求写出中医诊断、辨证分型、治则、处方。

3.某女，35 岁。主述：腿痛 3d。病史：3d 前因汗出受凉，引起腰腿疼痛，经服用药物效果不显。现症状：左大腿从臀部沿下肢后侧，直到外踝后方疼痛，不能站立和行走。检查：左大腿后侧和小腿后外侧压痛明显，直腿抬高试验阳性。X 线片显示腰椎正侧位片未见异常。舌苔薄白，脉浮紧。要求写出诊断、治则、处方。

4.某男，42 岁。主述：右肩疼痛两月余，加重 1 周。病史：右肩酸楚不适半年有余，两月前出现疼痛，经服中西药治疗后，效果不显。近 1 周受凉而加重，肩关节功能活动受限，外展及抬举不便而痛甚，甚则牵扯右项及背痛，余无不适。要求写出诊断、治则、处方。

（杨 桦）

第13章　平衡针灸针刺肩痛穴治疗肩痛技术

【学习目标】

(1) 掌握肩痛穴的定位、平衡针灸针刺肩痛穴治疗肩痛的取穴原则、针刺方法、适应证与禁忌证。

(2) 熟悉平衡针灸针刺肩痛穴治疗肩痛的配穴与疗程、注意事项。

(3) 了解平衡针灸针刺肩痛穴治疗肩痛的技术背景、原理,肩痛的病因病机、分型。

第1节　概　　述

案例:患者,男性,54岁。主诉:右肩痛2个月加重半个月。患者2个月前因过年擦窗受凉,出现右肩酸楚疼痛,遇寒痛重,近半月来疼痛加重,穿衣、脱衣、梳头均感困难。查体:右肩关节周围广泛压痛,肱二头肌腱鞘沟压痛最明显,外展65°,上举130°,屈肘内旋拇指尖至腰,屈肘外旋指尖至头顶,X线照片肩关节未见异常。根据症状该患者所患何病?如何治疗?

一、平衡针灸针刺肩痛穴治疗肩痛的技术背景

平衡针灸学是由北京军区总医院王文远教授成功创立的传统医学与现代医学在针灸领域相结合的一门现代针灸学。是以中医的心神调控学说和西医的神经调控学说为理论基础,形成的针灸与心理-生理-社会-自然相适应的整体医学调控模式。其特点突出人体自身平衡系统——大脑高级指挥系统,通过针刺机体的信息高速公路——神经,实施对能量物质的再分配、再调整,间接地依靠患者自身来治疗自己的疾病。平衡针灸治疗颈肩腰腿痛特色技术2009年正式列为国家中医药管理局第一期常见病适宜技术推广项目。其中以传统针灸巨刺、缪刺和远道刺为指导,采用交叉取穴法,针刺经验穴——"肩痛穴"肩周炎取得了较好的疗效。

二、平衡针灸针刺肩痛穴治疗肩痛的原理

平衡针灸学的作用原理,主要是通过针刺神经干或神经支,给予患者一种适当的良性刺激信号,这种刺激信号既不针对病原体,也不直接针刺病变部位的组织器官,而是把医生的指令性信息通过针刺神经直接输给信息高速公路,以最快速度、最佳路线输送到高级中枢系统。这种来自人为的超强刺激信号,迅速传递到大脑中枢调控系统,大脑中枢调控指挥中心积极接收了医生给予的指令性信息,迅速对高级中枢指挥系统进行应激性调整,调动体内贮存的中枢递质,再通过神经指挥系统对失调与病变部位的子系统进行对症性调控,释放大量的能量物质,提高机体的免疫功能,提高机体的镇痛效应,增强机体的消炎和代谢作用等。对原来失调的病理状态和物质代谢紊乱过程,进行间接干预,通过自我修复达到一个新的平衡状态。这种平衡状态的形成是利用针灸外因刺激手段激发调动患者机体的平衡调控系统的功能来实现的。针刺肩痛穴治疗肩痛即是针刺下肢腓浅神经,直接针

对患者大脑中负责管理肩痛的中枢系统。因为肩痛的形成反映了患者的整体功能下降，特别是大脑高级中枢调控系统负责运动中枢的程序发生了紊乱与失调。

三、肩痛的概念、病因病机

（一）概念

肩痛，是肩周肌、肌腱、滑囊、关节囊的慢性损伤性、无菌性炎症，以疼痛、功能受限为主要临床特点，为中、老年人的常见病、多发病之一。从祖国医学角度讲，本病属“痹证”，“肢节痛”范畴，多为上肢筋脉、肌肉、关节等软组织受风、寒、湿淫邪外袭，闭塞经络，气滞血瘀所致。如主要表现为“肩痛累月，肩关节如胶连接不能举”，又称之为“肩凝症”。

（二）病因病机

1.外伤、劳损　肩关节是人体活动范围最广泛的关节，其关节囊较松弛。维持肩关节的稳定性，多数依靠其周围的肌肉、肌腱和韧带的力量。跨越肩关节的肌腱、韧带较多，而且大多是细长的腱，正常人的肌腱是十分坚韧的，但由于肌腱本身的血供较差，随着年龄的增长，常有退行性改变；另一方面由于肩关节在日常生活和劳动中，活动比较频繁。肩部软组织经常受到上肢重力和肩关节大范围运动的牵拉、扭转，容易引起损伤和劳损。损伤后，软组织的充血、水肿、渗出、增厚等炎性改变如得不到有效的治疗，久之则可发生软组织粘连，甚至肌腱钙化，导致肩关节出现疼痛、活动功能障碍。

2.精亏血虚　年老体弱，肾气不足，精血亏损，筋脉失养，则拘紧挛急。

3.外感风寒湿邪　“风寒湿三气杂至，合而为痹”（《素问 · 痹论》）。本病的发生与风寒湿三邪的侵袭有关。其中湿邪长期滞留于关节，是导致关节运动功能障碍的主要原因。因湿性重浊黏滞，使气血运行迟涩，易使肩部诸筋粘连。在日常生活中，患者久居湿地，风雨露宿或贪凉夜寐露肩当风，以致风寒湿邪客于血脉筋肉，血受寒则凝，使筋脉失养，脉络拘急而疼痛；寒湿之邪淫溢于筋肉关节，则关节屈伸不用。

四、肩痛的辩证分型

1.风寒阻络　肩部疼痛，活动受限，手指麻木，微恶风寒，舌淡苔白，脉浮紧。

2.气虚血瘀　肩部疼痛，活动困难，气短乏力，舌淡苔薄白，脉沉细或细涩。

3.寒湿凝络　肩部疼痛，遇寒加重，得热痛减，苔白腻，脉沉而迟缓。

五、平衡针灸针刺肩痛穴治疗肩痛的适应证与禁忌证

1.适应证　各种原因引起的肩关节部位的疼痛，包括肩周炎、颈椎综合征、胸廓出口综合征、肩袖损伤、颈肩肌筋膜炎、脆性骨软骨炎、冈上肌肌腱炎等引起的疼痛。

2.禁忌证

（1）孕妇禁用。

（2）合并有心血管、肝、肾和造血系统等严重原发性疾病、精神病患者。

第 2 节　平衡针灸治疗肩痛技术

一、肩痛穴定位

1.定位　位于腓骨小头与外踝连线的上 1/3 处，即足三里穴下 2 寸，偏外 1 寸。

2.局部解剖 在腓骨长肌与趾总伸肌之间，深层为腓骨短肌，分布有胫前动静脉肌支和腓浅神经。

【知识链接】 **肩 痛 穴**

是平衡穴位的代表穴位，也是平衡针灸法开始研究的第一个穴位。研究时间最长，用途最广泛。穴位的名称先后经历了肩周穴，中平穴，肩痛穴三个阶段。临床主要用于肩关节、内脏病变。特别对于冠心病、心绞痛、急腹证疗效更为显著。歌诀：肩痛穴称中平穴，三里下二偏腓侧。交叉取穴腓神经，肩部病变与落枕。胸痛腹痛与偏瘫，降压腰痛与昏厥。

二、取穴原则

交叉取穴：右侧病变取左侧穴位，左侧病变取右侧穴位。

三、操作方法

采用 28 号 3 寸毫针 1 支，直刺法，进针约 2.5 寸，行上下提插手法，待出现针感即可出针，整个针刺时间应控制在 3s 以内。病情较重、病程较长的患者可留针以增强针效，留针期间可适当配合肩部运动。

四、技术关键环节

(1) 肩痛穴定位必须准确。

(2) 交叉取穴，即右侧肩痛取左侧穴位，左侧肩痛取右侧穴位。

(3) 快速进针，针尖与皮肤呈 90°角向下直刺 2.5 寸左右。

(4) 快速针刺手法，即进针快，出针快，整个针刺过程控制在 3s 内。

(5) 针感要求以局部酸、麻、胀，并向足部放射为宜，个别患者可传导至肩部，传至肩部者疗效最佳。

五、治疗时间及疗程

发病 2 周以内者，针 1/d，14 次为 1 疗程；发病 2～4 周者，1/d，21 次为 1 疗程；发病 4 周以上者，1/d，28 次为 1 疗程。

六、肩痛穴治疗肩痛的配穴

(1) 肩痛放射到肘关节配肘痛穴。

(2) 肩痛放射到腕关节配腕痛穴。

(3) 伴有颈椎病配颈痛穴。

(4) 伴有高血压病配降压穴。

(5) 伴有糖尿病配降糖穴。

(6) 伴有冠心病心绞痛配右侧胸痛穴。

(7) 伴有消化道疾病配胃痛穴。

(8) 伴有偏瘫配偏瘫穴。

【知识链接】　　　　　　相关平衡穴定位

肘痛穴：位于髌骨与髌韧带两侧的凹陷中。

腕痛穴：位于足背踝关节横纹的中央，旁开 1 寸处。

颈痛穴：位于手背部，握拳第四掌骨与第五掌骨之间，即指掌关节前凹陷中。

降压穴：位于足弓，划一个十字，交点即为此穴。

降糖穴：位于前臂掌侧，腕关节至肘关节的下 1/3。

胸痛穴：位于前臂背侧，尺桡骨之间，腕关节与肘关节连线的下 1/3 处。

胃痛穴：位于口角下一寸或下颌正中点旁开 3cm(1.5 寸)。

偏瘫穴：位于耳尖上 3cm。

七、不良事件及处理方法

晕针是针灸常见的副作用，针刺“痛穴”只需 3s，时间极短，发生晕针的概率很小。病人首次就诊应让其卧床治疗，以防晕针。

八、注 意 事 项

(1) 在急性炎症期、水肿期所引起的肩部疼痛不能进行功能锻炼。待病情进入恢复期后可配合适度的功能锻炼，否则会增加新的炎症和水肿。

(2) 在急性炎症期、水肿期所引起的肩部疼痛，严禁在局部进行机械性治疗。如推拿、火罐、刮痧、针刀，药物封闭等，会加重肩关节的急性炎症和水肿。

(3) 对体质虚、体质过敏、伴有慢性病的患者，针刺肩痛穴后可出现局部痛或不适感觉，可以通过交叉针刺膝痛穴缓解。

本 章 小 结

肩痛是肩周肌、肌腱、滑囊、关节囊的慢性损伤性、无菌性炎症，以疼痛、功能受限为主要临床特点，为中、老年人的常见病、多发病之一。本章重点介绍了平衡针灸法针刺肩痛穴治疗肩痛的技术。本技术采用交叉取穴法，以快速针刺手法刺激患肩对侧肩痛穴下的腓浅神经，疗效显著。

测评与训练

一、名词解释

肩痛

二、填空题

1.平衡针灸治疗肩痛的取穴原则是________________________________。

2.肩痛穴定位是____。

二、简答题

1.简述平衡针灸治疗肩痛的适应证。

2.简述平衡针灸治疗肩痛的针刺方法。

（杨　桦）

第14章 隔药灸治疗溃疡性结肠炎技术

【学习目标】

(1) 掌握隔药灸治疗溃疡性结肠炎技术。

(2) 熟悉隔药灸的机制、隔药灸治疗溃疡性结肠炎适应证与禁忌证,溃疡性结肠炎的定义。

(3) 了解隔药灸治疗溃疡性结肠炎技术的背景。

第1节 概 述

案例:患者,男性,42岁,司机。3年前开始腹痛腹泻,有时里急下坠,伴脓血便、黏液便半年余。当时医院诊断为肠炎,服消炎药物,但效不显,吃药的时候症状缓和,但停药后马上复发。迁延不愈,现日腹泻5、6次,甚至20余次。伴神疲乏力,舌质淡,苔薄白,脉细。后经乙状结肠镜检查发现18~20cm处充血、糜烂,有出血点,遂诊断为溃疡性结肠炎。从赵某的临床表现和肠镜检查分析他患了什么病?中医属何证型?可以采用什么适宜技术治疗?

溃疡性结肠炎,是以腹泻、腹痛、里急后重、黏液或脓血便为临床主要表现的慢性非特异性溃疡性炎症性肠病。是一种原因不明的大肠黏膜的慢性炎症和溃疡性病变。病变多位于乙状结肠和直肠,也可延伸至降结肠,甚至整个结肠。其临床特点是病程缓慢,病情轻重不一,有缓解和反复发作的趋势,失治或治疗不当会造成反复发作,缠绵难愈,在后期常会导致肠纤维化,甚至恶变。本病发病机制虽未完全明了,但一般认为与免疫、精神神经、过敏、遗传及非特异性感染等因素有关。

溃疡性结肠炎属中医学"肠澼"、"泄泻"、"痢疾"等范畴,其中慢性复发型又属中医"休息痢"范畴,慢性持续型属中医"久痢"范畴。

一、隔药灸治疗溃疡性结肠炎技术的背景

本技术是上海针灸经络研究所吴焕淦教授在中医理论指导下,将不同中药按一定配方研末制成药饼,在穴位上施以隔药饼灸治疗溃疡性结肠炎,通过长期临床研究,取得了一定的疗效。本技术具有鲜明中医特色,安全可靠、操作简便、经济实用。国家中医药管理局为了提高中医临床疗效、提高基层医院及中医药技术人员的医疗技术水平,2006年入选国家中医药管理局第一批中医临床适宜技术推广项目。

二、隔药灸治疗溃疡性结肠炎的机制

隔药灸是针灸疗法艾炷灸的一种。艾炷灸包括直接灸和间接灸,直接灸是将艾炷直接放在皮肤上施灸。间接灸又称隔物灸,指在艾炷与施灸部位皮肤之间衬隔物品的灸法。隔药灸就属于间接灸,是将按一定处方配伍的中药研成药末调和后做成药饼,用药饼当隔物进行间接灸的方法。在穴位进行隔药灸既能起到药物的作用,又有艾灸穴位的作用。隔药

灸治疗溃疡性结肠炎的机制如下：

(1) 隔药灸中的中药具有温阳、行气活血的作用，能够改善病变部位血液循环，有利于止血及促进炎症的吸收，从而达到溃疡部位肉芽组织的新生、黏膜上皮修复的目的。

(2) 隔药灸能有效地纠正结肠黏膜病变，消除各种刺激因素，从而使结肠黏膜的分泌功能恢复正常。

(3) 隔药灸能调节溃疡性结肠炎患者体液免疫和细胞免疫功能，纠正患者的自身免疫异常状态，从而使肠黏膜病变得以有效的纠正。

(4) 隔药灸对细胞因子、蛋白和基因表达等均有调节作用。

三、溃疡性结肠炎的西医诊断标准和中医辨证分型

(一) 西医诊断标准

1.临床表现　有持续或反复发作的腹泻、黏液脓血便，伴腹痛、里急后重和不同程度的全身症状，病程多在 4～6 周以上，可有关节、皮肤、眼、口及肝、胆等肠外表现。

2.结肠镜检查　病变多从直肠开始，呈连续性、弥漫性分布。

(1) 黏膜血管纹理模糊、紊乱、充血、水肿、脆变、出血及脓性分泌物附着。亦常见黏膜粗糙，呈细颗粒状。

(2) 病变明显处可见弥漫性、多发性糜烂或溃疡。

(3) 缓解期患者可见结肠袋囊变浅、变钝或消失，假息肉及侨形黏膜等。

3.还可通过钡剂灌肠检查　黏膜病理学检查；手术切除标本病理检查来确诊。

一个完整的诊断应包括疾病的临床类型、严重程度、病情分期、病变范围和并发症。

(二) 中医辨证分型

1.大肠湿热证　腹泻黏液脓血便，腹痛或里急后重，肛门灼痛，身热，口干口苦，小便短赤，舌苔黄厚或腻，脉滑数或濡数。

2.脾气虚弱证　腹泻、便溏，有黏液或少量脓血，纳差食少，肢体倦怠，腹胀肠鸣，腹部隐痛喜按，面色萎黄，舌质淡胖或有齿痕，苔薄白，脉细弱或濡缓。

3.脾肾阳虚证　久痢迁延，脐腹冷痛，喜温喜按，腰膝酸软，形寒肢冷，腹胀肠鸣，面色晄白，少气懒言，舌质淡胖或有齿痕，苔白润，脉沉细或尺脉弱。

4.肝郁脾虚证　下痢多因情绪紧张而发作，腹痛欲便，便后痛减，胸胁胀闷，善太息，嗳气，食少腹胀，矢气频作，舌质淡红，苔薄白，脉弦或弦细。

5.寒热错杂证　黏液血便，腹痛绵绵，喜温喜按，倦怠怯冷，便下不爽，口渴不喜饮或喜热饮，小便淡黄，舌质红或淡红，苔薄黄，脉细缓或濡软。

6.热毒炽盛证　发病急骤，暴下脓血或血便，腹痛拒按，发热，口渴，腹胀，小便黄赤，舌质红绛，苔黄腻，脉滑数。

除上述 6 个证型外，尚可见瘀血、阴虚等兼证。

四、隔药灸治疗溃疡性结肠炎禁忌证与适应证

1. 适应证

(1) 符合溃疡性结肠炎的中西医结合分型诊断标准诊断的轻、中度腹泻患者。

(2) 中医辨证以脾气虚弱证为主的溃疡性结肠炎患者。

【知识链接】　溃疡性结肠炎的中西医结合分型诊断标准

溃疡性结肠炎按严重程度分轻度：患者腹泻 4 次/d 以下，便血轻或无，无发热，脉搏加快或贫血，红细胞沉降率（ESR）正常；中度：介于轻度和重度之间；重度：腹泻 6 次/d 以上，伴明显黏液血便，体温＞37.5℃，脉搏＞90 次/min，血红蛋白（Hb）＜100 g/L，ESR＞30 mm/h。

2. 禁忌证

（1）重度溃疡性结肠炎患者。

（2）合并有心脑血管、肝、肾和造血系统等严重危及生命的原发性疾病以及精神病患者。

（3）局部皮肤糜烂、溃疡、痈疖等感染及皮肤病患者。

（4）妊娠或哺乳期患者。

第 2 节　隔药灸治疗溃疡性结肠炎技术

一、操作步骤

1.药饼制备

（1）药物配方：附子、肉桂、丹参、红花、木香、黄连等药研成细粉（100 目筛）密藏备用。

脾气虚弱证：以附子为主药，配以适量肉桂、红花、丹参、木香等药粉。具体剂量为附子 10g、肉桂 2g、丹参 3g、红花 3g、木香 2g。

另外，还可采用隔药灸治疗的证有：

1）肝郁脾虚证、脾肾阳虚证：治疗药饼用药和剂量同脾气虚弱证。

2）大肠湿热证：以黄连、丹参、红花等为主药，配以适量木香粉。

（2）药饼制作：每只药饼含药粉 2.5g，加黄酒 3g 调拌成厚糊状，用药饼模具按压成直径 2.3cm，厚度 0.5cm 大小。

2.艾炷　将清艾条剪成 1.5cm 左右长艾段，作为隔药灸的艾炷。

3.选穴处方　主穴：中脘、天枢、气海。

配穴：脾气虚弱证加足三里；肝郁脾虚证加肝俞；脾肾阳虚证加关元；大肠湿热证加上巨虚。

【知识链接】　穴位定位

中脘：脐中直上 4 寸；天枢：脐中旁开 2 寸；气海：脐下 1.5 寸；足三里：外膝眼下 3 寸，胫骨前嵴外一横指（中指）；肝俞：第 9 胸椎棘突下，旁开 1.5 寸；关元：脐中下 3 寸；上巨虚：足三里下 3 寸。

4.体位　患者取仰卧位或俯卧位为主。

5.操作　暴露施灸部位，将做好的药饼放在待灸部位上，点燃艾段上部后置于药饼上施灸。

6.施灸壮数　每壮约燃烧 15min，感觉较烫时适当移动药饼。轻度每日灸 1～2 壮（壮：艾炷灸时计数的单位，一个艾炷称为 1 壮），重者灸 2～3 壮。

7.治疗时间及疗程　1/d,12 次为 1 疗程,疗程间休息 3 天,进行下一疗程,共治疗 5 个疗程为疗效观察阶段。

关键技术环节:诊断明确;按照标准进行规范化操作,以防不良事件的发生;药物的组成需采用统一规格,打成 100 目细粉,密封保存,药饼应严格按照配方制作,药饼大小、药物含量及艾条段的规格均须统一。

二、注 意 事 项

(1) 严格操作规范,药饼的放置应当平稳,移动时要小心谨慎。

(2) 注意患者对温热刺激的接受程度,如感到烧灼,应当及时处理,以防烧伤。

(3) 若皮肤烫伤起泡,可涂甲紫"龙胆紫"药水,外用敷料保护。溃烂者可涂红霉素软膏预防感染。

本 章 小 结

溃疡性结肠炎是以腹痛、腹泻、脓血便为主要表现的非特异性溃疡性炎症性肠病。因不明原因,反复发作,给患者造成很大的痛苦。本技术用附子、肉桂、丹参、红花、木香等药研成细粉,用黄酒调和做成药饼,选取主穴中脘、天枢、气海进行艾炷隔药灸。既有药物的作用,又有艾灸穴位的作用。主要适用于溃疡性结肠炎的轻、中度。操作时要注意药物的配方,剂量,药饼和艾炷的大小。此法具有鲜明中医特色,安全可靠、操作简便、经济实用,患者易接受。

测评与训练

一、名词解释

1.溃疡性结肠炎　2.隔药炙

二、填空题

1. 隔药炙治疗溃疡性结肠炎主要药物有________、________、________、________和________。

2. 隔药炙治疗溃疡性结肠炎选取主穴有________、________和________。

3. 溃疡性结肠炎临床上按严重程度可分为________、________和________三型。

三、简答题

1.简述隔药炙治疗溃疡性结肠炎的适应证。

2.简述隔药炙治疗溃疡性结肠炎的操作过程。

（杨丽美）

第 15 章　天灸疗法防治支气管哮喘技术

【学习目标】

(1) 掌握天灸疗法防治支气管哮喘的适应证与禁忌证；药物的制备与取穴；操作方法、疗程及注意事项。

(2) 熟悉天灸疗法的概念。

(3) 了解天灸疗法防治支气管哮喘技术的背景。

第 1 节　概　述

案例：患者，女性，23 岁。喉中哮鸣间作 10 年，复发 2d。患者 6 岁时在公园赏花后突然发生呼吸困难，喉中哮鸣有声，不能平卧，经治疗缓解。后常因季节变化或受凉而发作，不能自行缓解。3 天前因劳累、受凉而出现呼吸困难、喉中哮鸣有声，痰鸣如吼，呼吸急促，胸闷，时有咳嗽，痰稀薄色白，咯吐不利，面色晦滞带青，口渴喜热饮，头痛，舌苔白滑，脉浮紧。查体：体温：36.5℃，脉搏：90/min，心率：22/min，血压：120/80mmHg。营养均等，发育正常，双肺呼吸音粗，满布哮鸣音，尤以呼气时明显。心脏未见异常。血常规：WBC11×10^9/L，中性粒细胞 80%，嗜酸粒细胞 7%。胸片见双肺透亮度增加，肺纹理增多。动脉血气分析：PaO_2 80mmHg，$PaCO_2$ 30mmHg，pH 7.41。从中西医两方面考虑患者所患为何病？辨病辨证依据怎样？可以采用什么适宜技术治疗？

一、天灸疗法的渊流与治疗机制

(一) 天灸疗法的渊流

天灸疗法是祖国医学中一种独特的外治疗法，它是将某些对皮肤有刺激作用的药物敷贴于穴位或患处，使局部充血潮红，皮肤起泡，达到治疗疾病目的的一种灸法。又称发泡疗法、药物发泡灸、穴位贴敷法。天灸按其操作方法的不同可分为直接发泡法和间接发泡法。直接发泡法对皮肤的刺激作用较强，发泡程度较重，间接发泡法次之。

天灸疗法历史悠久，在民间广泛流传和应用。起源于战国时期，奠基于晋、南北朝，在晋代葛洪《肘后备急方》中就记载“治疟疾寒多热少，或但寒不热，临发时，以醋和附子末涂背上。”到明清时期得到广泛应用。天灸疗法历经千百年的临床实践，一直沿用至今。具有适应证广，疗效显著，节省药源，毒副作用少等优点。

(二) 天灸疗法的治疗机制和特点

天灸疗法既有穴位刺激作用，疏通经络，调理全身经脉气血运行，又通过皮肤组织对药物有效成分的吸收，发挥明显的药理效应，因而具有双重治疗作用。经皮肤吸收的药物，极少通过肝脏，也不经过消化道，一方面避免肝脏及各种消化酶、消化液对药物成分的分解破坏，从而使药物保持更多的有效成分，更好地发挥治疗作用；另一方面也避免因药物对胃肠的刺激而产生的一些不良反应，所以可弥补药物内服的不足。天灸除极少数有毒药物外，一般无危险性和毒副作用，是一种较安全、简便易行的疗法。

天灸疗法防治支气管哮喘技术是通过选用温脾行气，祛痰平喘的药物敷贴穴位，药物由表及里，循经内达脏腑，以调节气血阴阳、扶正祛邪，体现内病外治之功。临床研究表明该方法可明显改善支气管哮喘症状，调整呼吸运动，增强抗过敏性，同时亦调整了呼吸通道的阻力和呼吸膜的通透性，从而改善肺功能。现代研究发现天灸可加快外周循环，促进免疫细胞的再循环及向淋巴组织移动，增强对局部免疫反应的诱导和巨噬细胞的吞噬功能；IgE是哮喘特异性体质标志，该疗法可使哮喘患者IgE显著下降。

二、天灸疗法的临床应用

天灸疗法越来越受到学者和专家们的重视，尤其是近十几年来，在理论探讨和临床应用等方面，均有突破性的创新，并开始用于疑难痼疾的治疗。在基础理论研究方面，认为天灸疗法治病机制在于调整机体的免疫功能，使亢进者下降，低下者升高，趋向协调平衡，正是《内经》“阴平阳秘，精神乃治”理论的体现。

（一）适应证

支气管哮喘、慢性支气管炎、过敏性鼻炎、慢性溃疡性结肠炎、胃脘痛、小儿消化不良、牙周病、面神经麻痹、痛经、肝炎、疟疾、强直性脊柱炎、类风湿关节炎、肩周炎、网球肘、坐骨神经痛、腰肌劳损、儿童反复呼吸道感染等。此外还可用于防病保健。

（二）应用举例

1.治疗关节疼痛 用斑蝥65g，鸡矢20g，雄黄10g，麝香3g，冰片2g，研末，白蜜调糊。治疗网球肘敷于肱骨外上髁压痛点处，腱鞘炎敷于压痛点上，肩周炎敷于肩髃、肩井、天宗等穴，下肢关节炎敷于环跳、膝眼、足三里或阿是穴。还可用雄黄、斑蝥、麝香等药发泡灸治疗风湿性关节痛。

2.治疗过敏性鼻炎 白芥子、细辛、甘遂按5∶3∶2用量研末，用姜汁调成药饼，三伏天灸肺俞、大杼、风门、膏肓、肾俞、脾俞等穴。

三、天灸疗法的操作方法

1.选穴 根据不同的病情辨证选定穴位，采取适当体位，敷药前将穴位清洗干净或局部消毒。

2.敷药 根据病情和药物性能将药物制成散剂、膏剂或饼剂等不同的剂型，将药物敷于选定的穴位上。

3.固定 用胶布固定敷药，以防药物移动或脱落。

4.时间 贴敷的时间可视药物特性和患者反应而定。一般刺激性小的药物，1～3d换药1次；刺激性大的药物，根据患者反应和发泡程度确定贴敷时间，数分钟至数小时不等；不需溶剂调和的药物，可适当延长至5～7d换药1次。如需再次治疗，应待局部皮肤基本恢复正常后再敷药。对寒性病证，可在敷药后，在药上热敷或艾灸。

5.灸后现象和处理 一般将药取下之后，敷药的部位皮肤表层红肿，这时患者有些胀痛感。6～12h后，灸处皮肤逐渐起泡，初为小米粒或黄豆大小的水泡，水泡会逐渐变大，最后溶成一个比较大的水泡或2至3个较大的水泡。待水泡内液体充盈、胀满时，经常规消毒，用消毒针头刺破水泡底部侧面,轻轻挤压或抽出水泡里面的液体。水泡愈合后灸处皮肤及周围可有些瘙痒。几天以后,结口处自行脱落,新长成的皮肤呈紫红色,一段时间后,皮肤紫红逐渐变浅变淡。发泡处的皮肤愈合复原后,根据需要还可再次发泡。

四、天灸疗法的注意事项

(1) 应选择适宜的药物与穴位,外敷的部位不宜过大。

(2) 由于发泡的药物多有刺激性,对皮肤有一定的创伤,所以应用时注意适应证。有些发泡的药物还有较大的毒性,所以发泡药物禁止口服和乱敷。

(3) 注意灸后的处理。发泡部位一般不会感染,愈合不留瘢痕。如发泡处感染,即外敷消炎药物。

(4) 如病情需要在原发泡处进行第 2 个疗程重复治疗时,必须待发泡处皮肤完全愈合后再进行。

(5) 治疗过程中注意饮食忌生冷辛辣、肥甘厚味、鱼腥发物等,避免冷水。

第 2 节　天灸疗法防治支气管哮喘技术

支气管哮喘是由嗜酸粒细胞、肥大细胞和 T 淋巴细胞等多种炎性细胞参与的气道慢性炎症。这种炎症使易感者对多种激发因子产生气道高反应性,并引起气道狭窄。临床表现为反复发作性喘息,呼吸困难、胸闷或咳嗽等症状,常在夜间或清晨发作、加剧,广泛多变的可逆性气道受阻,多数患者可经治疗缓解或自行缓解。支气管哮喘属中医学“哮证”等范畴。

一、天灸疗法防治支气管哮喘技术的背景

本技术是由广东省中医药管理局组织实施，以广州中医药大学刘柄全教授为组长的专家组,经过多年的临床验证而总结出来的,是一种简便易行、疗效确切的治疗支气管哮喘的方法。课题组经多中心、大样本、随机方法研究,并以安慰剂穴位敷贴进行对照观察,结果表明天灸治疗组远近期疗效均优于对照组,远期疗效优于近期疗效,且复发率亦低于对照组。本技术可减少哮喘发作次数,减轻症状,改善肺功能,减少医疗费用。2006 年入选国家中医药管理局第一批中医临床适宜技术推广项目。

二、支气管哮喘的中医诊断、辩证分型

(一) 中医诊断

支气管哮喘相当于中医的哮证。哮证是一种发作性痰鸣气喘疾病,以呼吸急促、喉间有哮鸣声为主症,发作的季节性较强。

(二) 中医辨证分型

1.发作期

(1) 寒哮证:呼吸急促,喉中有哮鸣音,痰白黏或清稀多泡沫,口不渴或渴喜热饮,形寒怕冷,舌苔白滑,脉浮紧。

(2) 热哮证:痰鸣如吼,胸高胁胀,呛咳阵作,痰黄稠厚,咯出不利,汗出,口渴喜饮,不恶寒,舌质红,苔黄腻,脉滑数。

2.缓解期

(1) 肺虚证:畏寒,自汗,面色㿠白,气短声低,极易感冒,每因天气变化而诱发,舌淡,苔

薄白，脉细弱。

（2）脾虚证：常咳嗽痰多，食少脘痞，便溏，倦怠，舌淡，苔薄腻或白滑，脉细软。

（3）肾虚证：平时气短，动则喘促，腰酸肢软，畏寒肢冷，面色苍白，舌淡，苔白，脉沉细。

三、天灸疗法防治支气管哮喘适应证与禁忌证

1. 适应证

（1）符合"支气管哮喘"西医诊断及中医"哮证"缓解期和发作期属"寒哮证"诊断标准。

（2）急性发作期属轻、中度者，非急性发作期属间歇性及轻、中度者。

2. 禁忌证

（1）合并严重心脑血管、肝、肾、造血系统等疾病者。

（2）哮喘持续状态或病情划分为重度、危重者。

（3）孕妇、血证、发热、皮肤对药物特别敏感者。

四、操作步骤

1.药物制备 将白芥子、细辛、甘遂、延胡索按4∶4∶1∶1的比例共研成细末（80目），用时以老姜汁调和成1cm×1cm×1cm的药饼，约8g药粉加入9ml姜汁，药饼质地干湿适中。剪约5cm^{2}的胶布备用。

2.取穴 哮证病位在肺，发病与外邪侵袭及肺、脾、肾三脏功能失调有关。因此选用膀胱经背俞穴及任脉穴。分三组穴位，如下：①肺俞、胃俞、志室、膻中；②脾俞、风门、膏肓、天突；③肾俞、定喘、心俞、中脘。

背部穴位均取双侧，1次1组，3组交替使用。

选穴依据：哮证与肺脾肾相关的中医病机；膀胱经背部穴位和任脉穴主治特点和性能；远近和前后配穴原则；三组穴位均有补益肺脾肾、理气平喘的作用，多组交替防止单一穴位刺激所致皮损及穴位耐受现象出现。

【知识链接】 穴位定位

肺俞：第三胸椎棘突下，旁开1.5寸；胃俞：第十二胸椎棘突下，旁开1.5寸；志室：第二腰椎棘突下，旁开3寸；膻中：胸部前正中线上，平第四肋间，两乳头连线的中点。

风门：第二胸椎棘突下，旁开1.5寸；膏肓俞：第四胸椎棘突下，旁开3寸；脾俞：第十一胸椎棘突下，旁开1.5寸；天突：颈部前正中线上，胸骨上窝中央。

定喘穴：第七颈椎棘突下，旁开0.5寸；心俞：第五胸椎棘突下，旁开1.5寸；肾俞：第二腰椎棘突下，旁开1.5寸；中脘：上腹部前正中线上，脐上4寸。

3.体位 选择合适的体位，坐位、仰卧位或俯卧位。

4.操作

（1）敷药：将药饼贴于穴位上。

（2）固定：胶布贴紧固定药饼。

5.时间及疗程 每次贴药1h左右，10d贴1次，治疗3个月，共9次。贴药时间以选择夏季三伏天和冬季三九天为佳。亦可在夏季三伏天的初伏、中伏和末伏以及冬季三九天的一、二和三九各贴3次，连续贴三年为一疗程。

关键技术环节：药材品种、加工、储存方法的差异直接影响疗效；姜汁制作、储存严格把关；按制定比例调配天灸药物；背部皮肤应干燥，以免药物贴后脱落；穴位定位要准确。

五、注意事项及灸后处理

(1) 在贴药当日戒烟酒、辛辣、海鲜、牛肉、韭菜及易致化脓食物，避免进食生冷及进行冷水浴。

(2) 敷贴药物即做即贴，保证药物有效成分少挥发。做完的药物马上使用，30min 后弃用。

(3) 对胶布过敏者应选用抗过敏胶布。

(4) 灸后现象和处理

1) 正常现象：红晕、轻度红肿、小水泡、轻度热痛感。

2) 可能的不良反应：局部皮肤严重红肿、大水泡、溃烂、疼痛、皮肤过敏、低热。

敷药后，敷药部位会渐渐发热、有少许疼痛(因个人局部皮肤情况不同，时间有所不同)。随时间推移，患者感局部灼痛感，蚁走感，皮肤潮红，当灼痛感强时，将敷药取下。如见局部皮肤红肿，无明显不适可不予处理，但自觉瘙痒、灼痛等明显不适，可外涂皮炎平霜、皮康霜等减缓刺激；小泡不必特殊处理或涂龙胆紫；大泡用消毒针具刺破水泡底部，轻轻挤压或抽出水泡里面的液体，涂以龙胆紫；溃破水泡以普通的消炎软膏涂敷，外用无菌纱布包扎。

本章小结

支气管哮喘发病率及复发率均很高，给病人及家属带来沉重的经济负担，天灸疗法对于本病有较好的预防复发作用。本法是通过具有温肺行气，祛痰平喘作用的药物敷贴穴位使药物由表及里，循经内达脏腑，调节气血阴阳，扶正祛邪，以达内病外治之效。方法：用白芥子：细辛：甘遂：延胡(4∶4∶1∶1)共研细末，用时以老姜汁调和。选取三组穴位：①肺俞、胃俞、志室、膻中；② 脾俞、风门、膏肓、天突；③肾俞、定喘、心俞、中脘，1 次 1 组，3 组交替使用。将药饼贴于穴位上，每次贴药 1h 左右，10d 贴 1 次，治疗 3 个月，共 9 次。贴药时间以选择夏季三伏天和冬季三九天为佳。注意灸后的现象和处理。

测评与训练

一、名词解释

天灸疗法

二、填空题

1. 天灸治疗支气管哮喘常用药物有________、________、________和________，比例为________。

2. 天灸治疗支气管哮喘贴药时间以选择________或________为佳。

三、简答题

1.简述天灸治疗支气管哮喘的适应证、常用穴位、注意事项和灸后现象及处理。

2.如何辨证哮证的缓解期和发作期属“寒哮证”？

(杨丽美)

第16章　耳尖放血疗法治疗高血压病肝阳上亢证技术

【学习目标】

(1) 掌握耳尖放血疗法治疗高血压病肝阳上亢证技术。

(2) 熟悉耳尖放血治疗高血压病肝阳上亢证的适应证与禁忌证。

(3) 了解耳尖放血疗法治疗高血压病肝阳上亢证技术的背景。

第1节　概　　述

案例：患者，男性，56岁。主诉：头晕，头痛，加重1周。病史：原有高血压病史6年，血压常波动在(180～205)/(110～120)mmHg。常头晕头痛。近1周来加重，且伴有烦躁易怒，耳鸣。舌质红，苔薄白，脉弦。血压180/110mmHg，心率84/min，律齐，眼底动脉硬化Ⅱ级。患者高血压病属中医何证？辨证依据？可以采用什么适宜技术治疗？

高血压病是一种以动脉压升高为主要临床表现的综合征，可伴有心脏、血管、脑和肾等器官功能性或器质性改变的全身性疾病，通常指原发性高血压。它是心脑血管疾病中最多见的基础性疾病。

高血压病属于中医学"头痛"、"眩晕"等范畴。中医学认为其主要发病机制是肝阳上亢、肝肾阴虚。肝阳上亢证是中医辨证的一个客观证型，即疾病发展到一定阶段所出现的病因、病理、病位、病势的综合表现。临床上主要见于高血压等心血管疾患。据统计，高血压病中肝阳上亢证的比例最高，且原发性高血压病肝阳上亢证型的脑卒中发生率明显高于其他高血压病证型。故该证型的深入研究对于高血压病、中风病的防治均有着重要意义。

一、耳尖放血疗法治疗高血压病肝阳上亢证技术的背景

本技术是由浙江省中医药管理局组织实施，浙江中医药大学陈华德教授为组长的专家组按照随机、大样本、多中心的规范化临床研究方法，经过多年的临床验证而总结出来的，为高血压病的治疗提供了一种新的方法。课题组采用耳尖放血治疗高血压病，并与口服络活喜片和耳尖放血＋口服络活喜片进行临床对照观察，发现耳尖放血＋口服络活喜片治疗高血压病效果最好；而单纯耳尖放血的疗效又明显高于单纯口服络活喜片。本技术简单实用、安全有效，患者易接受。国家中医药管理局为了提高中医临床疗效、提高基层医院及中医药技术人员的医疗技术水平，2006年将本技术入选国家中医药管理局第一批中医临床适宜技术推广项目。

二、耳尖放血疗法治疗高血压病适应证与禁忌证

1. 适应证

(1) 年龄在18～70岁的原发性高血压患者，属于高血压2级低、中、高危险层。

(2) 尤其适用于中医辨证为肝阳上亢证的高血压患者。主要表现为眩晕，头痛，面红目

赤或面部烘热、烦躁易怒，口苦而渴，脉弦等。

2. 禁忌证

(1) 妊娠期及哺乳期的妇女。

(2) 身体特别虚弱或有出血倾向者。

(3) 合并肝、肾和造血系统严重原发疾病及精神病患者。

第2节　耳尖放血疗法

耳尖放血疗法是中医学的一种传统的针灸疗法。临床上可治疗高血压、发热、头痛、眩晕、神经衰弱等病，具有操作简单，疗效明显，作用迅速，无副作用等特点。

耳与脏腑经络关系密切，耳尖放血有祛风清热、清脑明目、镇痛降压之功。研究证明，耳尖放血可以影响血中一氧化氮的浓度，抑制交感神经活动，降低血中儿茶酚胺的浓度，进而降低血压，达到治疗高血压的目的。同时，该疗法还能减轻高血压病对肾脏的损害。故可用于高血压的治疗。

【知识链接】　耳与脏腑经络关系

耳与脏腑经络关系密切。在《证治准绳》中说："肾为耳窍之主，心为耳窍之客。"而《厘正按摩要术》在汇集前人经验基础上，提出了耳与五脏的关系，指出："耳珠属肾，耳轮属脾，耳上轮属心，耳皮肉属肺，耳背玉楼属肝"。《内经》中所记述的经脉循行分布，手足六阳六阴经均直接或间接上达于耳，如手太阳小肠经入耳中；手少阳三焦经从耳后出耳上角，支脉入耳中；足少阳胆经下耳后，支脉至耳中，出耳前；手阳明大肠经别络入耳中；足阳明胃经上耳前；足太阳膀胱经则至耳上角等。故《灵枢·口问》曰："耳为宗脉之所聚。"所以在耳廓上的耳穴刺激可防治脏腑经络之病。

一、操作步骤

1.准备　一次性无菌采血针、2%碘酊、75%乙醇溶液、消毒干棉球、止血钳、无菌指套或手套。

2.体位　患者选择舒适的体位，以坐位为佳。

3.取穴　耳尖穴。耳尖穴是耳穴之一，位置在耳廓的上方，当折耳向前，耳廓上方的尖端处。治疗时取患者单侧的耳尖穴。

4.操作

(1) 按摩耳廓：先用手指按摩耳廓使其充血。

(2) 消毒：双手消毒后戴上无菌指套或手套(指套一般只戴接触穴位的指头即可)，先用棉球蘸取碘酊仔细擦拭耳尖穴及其四周，再用酒精棉球擦拭以严格消毒。

(3) 针刺手法(点刺)：左手固定耳廓，右手持一次性采血针(或注射针头、三棱针等刺血用具)对准穴位迅速刺入约1～2mm深，随即出针。

(4) 放血：先轻轻挤压针孔周围的耳廓，使其自然出血，然后用消毒干棉球或棉签吸取血滴。出血量一般根据患者病情、体质而定。每次放血约5～10滴，每滴如黄豆大小，约5mm直径大小。

5.疗程　一般是隔日治疗1次，一周治疗3次，12次为1个疗程。初次治疗取双侧耳尖放血，以后两耳隔次交替操作。

关键技术环节：针刺前要先对病人的耳廓进行揉按，使其充分充血；注意进针的深度，进针过浅则出血困难，过深则创伤较大，以刺入皮肤 1～2mm 深为宜，尽量使其自然出血，而又不损伤其他组织。

二、注 意 事 项

(1) 局部要严格消毒，防止感染。

(2) 患者治疗时取仰靠坐位，防止发生晕针。

(3) 挤压耳廓时要注意方法，不能局限于耳尖局部，应从较远的范围向耳尖进行轻微的挤按，尽可能减轻或消除疼痛等不良反应的发生。

(4) 如挤压后放血部位出现小血肿时要及时按压，应该用消毒干棉球按压出血点 1min 左右，以防血肿扩大。

本 章 小 结

高血压病是危害人类健康的主要疾病之一。中医认为高血压病的主要发病机制是肝阳上亢、肝肾阴虚，而以肝阳上亢型多见。耳部与全身脏腑经络的联系密切，《灵枢 · 口问》曰："耳为宗脉之所聚"。耳尖穴是耳穴之一，在耳廓的上方，当折耳向前，耳廓上方的尖端处。操作时用一次性采血针点刺此穴，每次放血约 5～10 滴。耳尖放血具有祛风清热、镇肝潜阳、清脑明目之功，治疗高血压病肝阳上亢证疗效确切，操作简单，无副作用，是一种安全有效、易学易用的治疗高血压病的中医针灸疗法。

测评与训练

一、名词解释

耳尖穴

二、填空题

1.中医认为高血压主要的发病机制是________、________。

2.耳尖放血具有________、________、________之功。

3.耳尖放血疗法治疗高血压的放血量一般每次为____至____滴。

4.耳尖放血疗法治疗高血压针对中医________证型。

5.高血压属于中医学的________、________等范畴。

三、简答题

1.简述耳尖放血疗法治疗高血压的适应证。

2.简述耳尖放血疗法治疗高血压病肝阳上亢证技术的操作步骤。

（杨丽美）

第17章　电针加手法针刺治疗女性尿道综合征技术

【学习目标】

（1）掌握电针治疗女性尿道综合征技术、适应证与禁忌证。

（2）熟悉尿道综合征的概念。

（3）了解电针治疗女性尿道综合征技术的背景。

第1节　概　　述

案例：患者，女性，36岁，工人。患者尿频尿急，偶有尿痛已1年余。曾尿细胞培养2次均为阴性。妇科及泌尿外科检查未发现异常。曾服用抗生素等药均效果不明显。现尿频、尿急，白天小便多达15～20次，夜晚3～4次，排尿时尿道有灼热感，腰酸肢软，小腹胀坠不适，精神不振，苔薄白，脉细弱。患者所患为何病？中医辩证应属何证型？可以采用什么适宜技术来解除患者的痛苦？

尿道综合征是指有下尿路刺激症状（尿频、尿急、排尿不畅和小腹坠胀等），而无膀胱、尿道器质性病变及明显菌尿的一组症候群，多发于中青年妇女，所以常称为女性尿道综合征。尿道综合征的治疗方法较多，但治疗的根本目标是一致的，提高膀胱尿意容量阈值，恢复膀胱尿道功能。

尿道综合征属中医学“淋证”、“癃证”等范畴。

一、电针加手法针刺治疗女性尿道综合征技术的背景

本技术是上海中医药大学附属岳阳中西医结合医院陈跃来主任医师采用“骶穴长针深刺”技术配合电针治疗女性尿道综合征，经多中心、随机对照等临床研究，结果说明运用此技术可明显降低尿道综合征患者I-PSS积分，改善排尿紊乱状况，明显改善生活质量，同时，在尿动力学检测指标上，可明显增加尿道综合征患者膀胱容量，提高尿流量。本技术疗效显著，操作简单，易规范，费用低，在临床上未发现任何不良反应，安全可靠。2006年入选国家中医药管理局第一批中医临床适宜技术推广项目。

二、尿道综合征的诊断标准和中医辩证

1. 诊断标准

（1）主症：具有典型的尿频、尿急、排尿不畅。

（2）次症：小腹坠胀或疼痛、尿痛、尿失禁。

（3）全身症状：神经衰弱、精神不振、疲乏无力、腰背酸痛、失眠等。

2. 中医辩证　中医属于淋证肾虚型：尿频，尿急，余沥不尽，小腹坠胀，神疲乏力，头晕，耳鸣，腰酸膝软，或四肢欠温，畏寒喜暖，舌淡，苔白，脉细弱或沉细。

三、电针加手法针刺治疗女性尿道综合征的适应证与禁忌证

1. 适应证

（1）女性，年龄18～70岁。

（2）主症至少具备尿频、尿急以及排尿困难等。

（3）符合中医属于淋证肾虚型。

（4）尿常规检查正常。

2. 禁忌证

（1）经期及妊娠期的妇女。

（2）针刺局部皮肤感染、溃疡、瘢痕或肿瘤的患者。

（3）膀胱未排空，急性尿潴留，凝血功能障碍，子宫大出血，严重心脑血管、肝、肾疾病的患者。

第 2 节　电针加手法针刺治疗女性尿道综合征技术

电针法是毫针刺入腧穴得气后，用电针仪输出脉冲电流，通过导线连接到毫针针柄上，作用于人体经络腧穴，以防治疾病的一种方法。它具有毫针刺激与电刺激相结合的双重作用。临床常用的电针仪有 G6805 型电针治疗仪、HANS-200 韩氏穴位神经刺激仪。

一、操作步骤

1.器械　0.35mm×75mm、0.35mm×50mm、0.35mm×40mm 一次性毫针，G6805 型电针仪。

2.选穴

（1）关元、大赫、水道、三阴交。

（2）肾俞、会阳、中膂俞、委中。

如伴有肝气郁结，表现胁肋胀满、口苦、烦躁等症者，加阳陵泉。

1 次 1 组，两组交替使用。

【知识链接】　**穴位定位**

关元：脐中下 3 寸。大赫：当脐中下 4 寸，前正中线旁开 0.5 寸。水道：当脐下 3 寸，前正中线旁开 2 寸。三阴交：在小腿内侧，当足内踝上 3 寸，胫骨内侧面后缘。肾俞：第 2 腰椎棘突下旁开 1.5 寸。会阳：尾骨尖旁开 0.5 寸。中膂俞：第 3 骶椎棘突下旁开 1.5 寸。委中：腘横纹中点。阳陵泉：在小腿外侧，腓骨小头前下方凹陷处。

3.操作

（1）进针得气（“骶穴长针深刺”和“气至病所”）：腹部、骶部穴位在膀胱排空后进针，肾俞直刺 25mm 以局部产生针感为度，中膂俞直刺 40～50mm，使针感持续传至膀胱及会阴、尿道部位，会阳向外上 45°斜刺进针 40～50mm，并使针感持续传至会阴及尿道部位；腹部穴位采用向下 45°斜刺 25～40mm，并使针感持续传至膀胱、会阴及尿道部位；下肢穴位进针 25～40mm，以局部酸胀为度。

（2）针刺手法（捻转补法）：在针刺得气后，顺时针方向捻转 45°角，频率 10/min，捻针 1min。

（3）电针：捻针后穴位分别接通电针，选用疏密波治疗，频率恒定为疏波 4Hz，密波 20Hz，电针强度以患者舒适为度。

（4）出针：将电针各旋钮转至零位，从毫针上取下导线，关闭电源，取出毫针，用消毒干棉球或棉签按压针孔。

4.治疗时间及疗程　每次治疗留针 20min，隔日 1 次，10 次为一疗程。

关键技术环节：

1.“骶穴长针深刺”技术 以膀胱经穴会阳、中膂俞为主穴治疗尿道综合征。采用长针深刺以增强针刺效应。

2.要求“气至病所” 针刺时要求针感传导，尤其是骶部及腹部的穴位，要求针感持续传至膀胱、会阴及尿道部位，产生“气至病所”，发挥“气至而有效”的效应。

3.针刺手法（捻转补法） 得气后，顺时针方向捻转45°角，频率10/min，捻针1min，然后留针。

4.电针参数 以电针疏密波为佳，频率恒定为疏波4Hz，密波20Hz，电针强度以患者舒适为度。

二、注意事项

（1）预防针刺意外。腹部、骶部穴位应在膀胱排空后针刺；过饥患者稍进食后针刺，刚进餐患者应在餐后1h接受针刺；因奔跑来诊致大汗出的患者应稍事休息后治疗，对其他不宜立即针刺的患者要做好解释工作。

（2）电针仪的使用要注意安全。

（3）针刺时和针刺后均要注意观察患者情况，及时调整针刺方向和刺激强度。

本章小结

尿道综合征是指有下尿路刺激症状尿频、尿急、排尿不畅和小腹坠胀等，而无膀胱、尿道器质性病变及明显菌尿的一组症候群，多见于女性。本技术治疗取穴分两组：①关元、大赫、水道、三阴交；②肾俞、会阳、中膂俞、委中。两组交替使用。针刺操作特点：①针刺骶部穴时长针深刺，要求“气至病所”；②实施手法，针刺得气后运用补法顺时针捻转1min，捻转角度为45°角；③结合电针，选用疏密波治疗。电针加手法针刺技术治疗女性尿道综合征疗效显著，操作简单，易规范，费用低。

测评与训练

一、名词解释

1.尿道综合征　2.骶穴长针深刺

二、填空题

1. 尿道综合征临床可见________、________、________等表现。

2. 女性尿道综合征电针治疗时选择的波型是________。

3. 电针加手法针刺治疗女性尿道综合征的操作特点有__________、__________、__________等。

三、简答题

1.写出女性尿道综合征的电针加手法针刺治疗的取穴。

2. 简述电针加手法针刺治疗女性尿道综合征的关键技术环节。

3.写出电针加手法针刺治疗女性尿道综合征的适应证。

4.简述电针加手法针刺治疗女性尿道综合征骶部穴位操作的特点。

（杨丽美）

第18章　推拿治疗腰骶部痛(慢性腰肌劳损)技术

【学习目标】

(1) 掌握推拿治疗腰骶部痛(慢性腰肌劳损)技术的操作步骤及注意事项。

(2) 熟悉腰骶部痛(慢性腰肌劳损)的概念、病因、诊断及推拿治疗该病的适应证与禁忌证。

(3) 了解推拿治疗腰骶部痛(慢性腰肌劳损)技术的背景。

第1节　概　　述

案例:患者,女性,45岁,农民。主诉:腰骶部酸痛1年余。1年前无明显原因出现两侧腰骶部酸痛。受寒、劳累后加重,热敷、休息后减轻,未经治疗。现症见双侧腰骶部酸痛,下肢活动正常。查体:腰肌较紧张,双侧骶棘肌轻度压痛,腰椎活动基本正常。直腿抬高试验阴性。腰椎X线、CT检查均正常。请对本案例进行分析:临床症状和体征有何特点?如何对本案例进行诊断?依据是什么?临床中使用哪种卫生适宜技术治疗?怎样操作?疗效如何?

一、推拿治疗腰骶部痛(慢性腰肌劳损)技术的背景

推拿治疗腰骶部痛(慢性腰肌劳损)技术项目操作简便易行,疗效显著,并且安全性高,易为患者接受,在基层医疗中有很好地应用前景。本技术在操作中,要求医者双手拇指触诊患者腰后部及骶骨后侧查找痛点,令其腰部前屈、背伸活动,在背伸的同时,用拇指顶按痛点并准确把握用力方向。此手法针对病变部位进行施治并配合腰部活动,能有效减轻腰骶部疼痛,使腰部活动范围加大。该技术作为治疗常见病的一项成熟技术,被收录在《农村医疗卫生适宜技术手册(第1辑)》之中并被推广应用。

二、腰骶部痛的概念、病因及诊断

(一) 腰骶部痛的概念

腰骶痛主要是因久坐久立、习惯性坐卧姿势不良或年龄增大等原因引起腰椎退行性病变,导致腰部内平衡失调、腰椎失稳,在此基础上身体感受寒凉,只要上身有轻微的前屈动作就造成腰骶部肌肉、筋膜、韧带等软组织的急性损伤,导致局部组织的细微解剖变化、肌肉痉挛、水肿、无菌性炎症等,从而引起腰骶部一侧或两侧的疼痛。疼痛的性质和面积根据受伤的部位不同,有时是一个点痛,有时是弥漫性痛,经常是腰痛牵掣臀部或腿痛。临床又称腰骶损伤综合征,是腰腿痛中常见疾病之一,常与职业和工作环境有一定关系,好发于30岁以后的各年龄段。

(二) 腰骶痛的病因

1.慢性劳损　慢性腰肌劳损是一种积累性损伤,主要由于腰部肌肉疲劳过度,如长时间的弯腰工作;或由于习惯性姿势不良;或由于长时间处于某一固定体位,致使肌

肉、筋膜及韧带持续牵拉，使肌肉内的压力增加，血供受阻，这样肌纤维在收缩时消耗的能源得不到补充，产生大量乳酸，加之代谢产物得不到及时清除，积聚过多，而引起炎症、粘连。如此反复，日久即可导致组织变性、增厚及挛缩，并刺激相应的神经而引起慢性腰痛。

2.急性损伤 急性损伤之后未得到及时正确的治疗；或治疗不彻底；或反复多次损伤，致使受伤的腰肌筋膜不能完全修复。局部存在慢性无菌性炎症、微循环障碍、乳酸等代谢产物堆积，刺激神经末梢而引起症状，加之受损的肌纤维变性或瘢痕化，也可刺激或压迫神经末梢而引起慢性腰痛。

3.先天性畸形 如隐性骶椎裂使部分肌肉和韧带失去附着点，从而减弱了腰骶关节的稳定性，一侧腰椎骶化或骶椎腰化，两侧腰椎间小关节不对称使两侧腰骶肌运动不一致，造成部分腰背肌代偿性劳损。

（三）腰骶痛的诊断

（1）腰骶部严重剧烈疼痛或伴有下肢的牵涉痛，起坐及走路困难，腰骶部有明显的沉重感，卧床时疼痛可以减轻，但翻身困难。

（2）腰部的姿势呈强迫位，症状严重的患者走路时必须有人搀扶才可勉强行走，甚者需坐轮椅。

（3）腰部肌肉紧张，骶棘肌在站立时紧张呈条索状，卧位时可呈松弛状态。

（4）X线表现腰椎生理前突消失，部分患者腰椎间隙明显狭窄，椎体骨质增生，腰椎排列不整。

三、推拿治疗腰骶部痛（慢性腰肌劳损）技术的适应证与禁忌证

1. 适应证 急性腰扭伤和慢性腰肌劳损患者。

2. 禁忌证

（1）脊柱感染性疾病，如脊柱结核、椎骨骨髓炎及其他化脓性感染。

（2）腰椎骨折、腰椎骨质疏松症及腰椎恶性肿瘤患者。

（3）妇女妊娠期及经期。

（4）局部皮肤破损、局部皮肤疾患者。

【知识链接】 **腰骶部痛的鉴别诊断**

增生性脊柱炎：腰痛主要表现为休息痛，即夜间、清晨腰痛明显，而起床活动后腰痛减轻。脊柱可有叩击痛。X线检查可见腰椎骨钙质沉着和椎体边缘增生骨赘。

陈旧性腰椎骨折：有外伤史，不同程度的腰部功能障碍。X线检查可发现椎体压缩或附近骨折。

腰椎结核：有低热、盗汗、消瘦等全身症状。血沉加快，X线检查可发现腰椎骨质破坏或椎旁脓肿。

腰椎间盘突出症：有典型的腰腿痛伴下肢放射痛、腰部活动受限、脊柱侧弯、直腿抬高试验阳性、挺腹试验阳性、腱反射异常和皮肤感觉障碍等神经根受压表现。可做腰椎CT或MRI检查助诊。

第 2 节　推拿治疗腰骶部痛(慢性腰肌劳损)技术

一、技术操作方法

(一) 操作步骤

1.器械准备　方凳。

2.详细操作步骤

(1) 患者取坐位,医者坐于患者后面以双手拇指触诊患者腰后部及骶骨后侧,再触摸两侧臀后部查找痛点。首先从腰部开始,当触摸到痛点时拇指按压痛点处,同时嘱患者腰部前屈,然后令患者背伸腰部,在患者背伸的同时拇指用力向前顶按,由腰部开始逐渐进行一直到骶尾部。

(2) 患者取坐位,医生用双手拇指触摸第一腰椎棘突,然后双手拇指置于棘突两侧继续让患者前屈、背伸,当患者腰部背伸时双手拇指向前下方用力顶按,依次进行至骶尾部。

(3) 患者取坐位,医者用双手拇指分别置于骶骨末端两侧及臀部后侧寻找压痛点及条索样物,然后拇指置于该处,让患者腰部前屈、背伸,当腰部背伸时,拇指向前向外用力顶压,反复进行数次即可。

(二) 疗程及要求

1. 治疗时间及疗程　此手法 1/d,10 次为一疗程,大部分患者治疗后 3～5 次症状明显好转,症状较重的患者 1～2 个疗程后可基本痊愈。

2. 关键技术环节　顶按点的把握和腰部活动的配合。

二、注意事项

(1) 操作中拇指顶按要与腰部活动同时进行。

(2) 嘱患者在劳动中尽可能变换姿势,注意纠正习惯性不良姿势。

(3) 加强腰部肌肉锻炼,平时休息睡硬板床。

【知识链接】　**腰背肌锻炼方法**

腰部前屈后伸运动:两足分开与肩同宽站立,两手叉腰,做好预备姿势。然后腰部充分前屈和后伸各 4 次,运动时要尽量使腰部肌肉放松。

腰部回旋运动:姿势同前。腰部作顺时针及逆时针方向旋转各一次,然后由慢到快,由大到小,顺、逆交替回旋各 8 次。

“拱桥式”运动:仰卧床上,双腿屈曲,以双足、双肘和头后部为支点(5 点支撑)用力将臀部抬高,如拱桥状,随着锻炼的进展,可将双臂放于胸前,仅以双足和头后部为支点进行练习。反复锻炼 20～40 次。

“飞燕式”运动:俯卧床上,双臂放在身体两侧,双腿伸直,然后将头、上肢和下肢用力向上抬起,不要使肘和膝关节屈曲,要始终保持伸直,如飞燕状。反复锻炼 20～40 次。

以上方法于睡前和晨起各做一次。

本章小结

腰骶部痛(慢性腰肌劳损)是一种静力性损伤。在慢性腰痛中,本病占有相当大的比例。推拿治疗对本病有很好的疗效,部分患者经以上手法治疗后腰骶部疼痛立即减轻,腰部活动范围加大,强迫位得到缓解。但在治疗的同时,必须消除长期弯腰、负重劳动及不良的习惯性姿势,才能取得理想的治疗效果。推拿治疗腰骶部痛(慢性腰肌劳损)技术的操作中要求拇指顶按痛点准确并把握用力方向,同时配合腰部前屈后伸活动。本技术项目操作简便易行,疗效显著,并具有很好的安全性,易为患者接受,可在临床上推广应用。

测评与训练

一、名词解释

慢性腰肌劳损

二、填空题

慢性腰肌劳损病症多表现为起病________病程缠绵,常常在阴雨天或________以后,腰骶部酸痛不适加重,本病可见于________的各个年龄层。推拿治疗腰骶部痛(慢性腰肌劳损)技术的操作中要求________准确并把握用力方向,同时配合腰部________活动。嘱患者在工作及生活中尽可能变换姿势,注意纠正________姿势。

三、简答题

阐述推拿治疗腰骶部痛(慢性腰肌劳损)技术的操作步骤及注意事项。

(田　彤)

第19章　仰卧拔伸手法治疗神经根型颈椎病技术

【学习目标】

(1) 掌握仰卧拔伸手法治疗神经根型颈椎病技术的操作步骤及注意事项。

(2) 熟悉仰卧拔伸整复手法的适应证与禁忌证。

(3) 了解仰卧拔伸手法治疗神经根型颈椎病技术的背景。

第1节　概　　述

案例：患者，男性，48岁，干部。颈及右上肢疼痛2个月余，近5d因伏案时间过久而疼痛加重，伴有手尺侧麻木。查体：颈部生理曲度消失，活动受限，活动范围：前屈30°，后伸10°，右臂丛神经牵拉试验阳性。右小指尺侧皮肤感觉迟钝，右肱二头肌腱反射减弱。舌质暗红，苔薄白，脉沉弦。颈椎X线片示：颈椎曲度变直，颈5～6、颈6～7椎间孔变窄、椎间孔变小，椎体后缘骨质增生。请对本案例进行分析：临床症状和体征有何特点？如何对本案例进行诊断？依据是什么？临床中使用哪种卫生适宜技术治疗，怎样操作？疗效如何？

一、仰卧拔伸手法治疗神经根型颈椎病技术的背景

颈椎病为临床常见病，近年来发病率有所升高，且发病年龄提早，低头工作者30岁左右即可发病，对人们的生活质量构成威胁。目前，对于颈椎病的治疗多采用非手术的方法，包括推拿手法、机械牵引、理疗、药物和功能锻炼等。

仰卧位拔伸整复手法是上海中医药大学附属曙光医院骨伤研究所所长詹红生教授，根据上海石印玉教授和浙江陈省三教授多年诊治颈椎病的经验，结合颈椎的结构特点和生物力学作用原理创立而成。该手法被收入《中医特色诊疗技术》和《实用临床推拿手册》两部专著。2006年被国家中医药管理局列为第一批中医临床适宜技术推广计划项目，在全国推广应用。

颈椎关节内外环境力学失衡是导致颈椎病的重要病理环节之一，推拿手法、机械牵引和功能锻炼可不同程度地改善颈椎关节的力学环境，因而具有一定的临床疗效。机械牵引为现代临床常用方法，但存在应力作用部位欠集中、部分患者依从性差、医疗成本较高等缺点，如果牵引力量过大则有造成脊髓损伤的潜在危险；功能锻炼主要用于预防；而推拿手法则是具有中医学特色的一种外治法。仰卧位拔伸整复手法首先着眼于恢复患者颈椎的生理弧度，在此基础上，运用柔和而又具有渗透力的手法松解颈椎周围的软组织、调整颈椎不良的位置关系，使之恢复正常，具有见效快、复发率低、适应面广、痛苦小、安全可靠等优点。根据颈椎病的高发病率和本治疗技术有效、安全的特点，将有很好的应用前景。

二、颈椎病的发病机制

颈椎生物力学失衡→颈椎节段不稳→颈椎病

颈椎椎间盘退变，椎间隙狭窄，当脊椎弯曲时椎体前后移动而产生椎体不稳。在椎间

盘膨出、移动时，可刺激窦椎神经而反射到后支，引起颈肩痛、项肌痉挛等症状。椎间盘破裂脱出向后方可压迫脊髓，引起相应症状。关节间隙变窄和小关节增生，椎间孔前后径及上下径均变窄，刺激脊神经根和脑脊膜返支窦椎神经，而钩锥关节过度增生也可刺激神经根、椎动脉和交感神经产生相应的临床症状。

颈部韧带和肌肉的劳损及痉挛可影响颈椎的曲度，并加速颈椎退变导致失稳。

外伤致颈椎骨折、脱位和颈部软组织损伤，可造成颈椎生理前凸消失或弧度减小，甚至椎间盘突出，致颈椎不稳加速颈椎退变增生。

三、仰卧拔伸整复手法的适应证与禁忌证

1. 适应证 18～70岁，男女不限，早中期的颈型、神经根型、椎动脉型、交感型、脊髓型(轻度)颈椎病。

2. 禁忌证

(1) 中度和重度脊髓型颈椎病。

(2) 局部皮肤破损、局部皮肤疾患者。

【知识链接】 **颈椎病的概念**

颈椎病又称颈椎综合征，是颈椎骨关节炎、增生性颈椎炎、颈神经根综合征、颈椎间盘脱出症的总称，是一种以退行性病理改变为基础的疾患。主要由于颈椎长期劳损、骨质增生，或椎间盘脱出、韧带增厚，致使颈椎脊髓、神经根或椎动脉受压，出现一系列功能障碍的临床综合征。表现为颈椎间盘退变本身及其继发性的一系列病理改变，如椎节失稳、松动；髓核突出或脱出；骨刺形成；韧带肥厚和继发的椎管狭窄等，刺激或压迫了邻近的神经根、脊髓、椎动脉及颈部交感神经等组织，并引起各种各样症状和体征的综合征。

第2节 仰卧拔伸手法治疗神经根型颈椎病技术

一、技术操作方法

(一) 操作步骤

1.器械准备 普通治疗床、方凳。

2.详细操作步骤

(1) 患者取俯卧位，以一指禅推法、滚法和按揉法在颈项、肩及上背部常规操作，10min。

(2) 患者取仰卧位，术者立其头端，双手重叠自第3、4颈椎下将颈部稍微托起，与水平方向呈15°～20°拔伸，着力点位于棘突之间，持续时间不少于1min，反复5遍。

(3) 以食、中、环三指指腹着力，由下而上沿直线平推，两手协同，交替进行，包括督脉和两侧膀胱经的颈段，每条线各6遍，共12遍。

(4) 以中指指腹着力，以中等强度力量沿项韧带及其两旁自下而上弹拨，两手交替进行，反复5遍。

(5) 以中等强度力量勾揉风池、风府穴、阿是穴，按揉肩井穴各2min。

(6) 在拔伸状态下左右旋转颈椎至极限位(约45°左右)，反复5遍，必要时可加做扳法。

（7）自颈根部将颈椎微微托起，然后边拔伸，两手边向头部滑移至发际，反复5遍。

（二）疗程及要求

1. 治疗时间及疗程　以上治疗每次总时间约20min，每周2～3次，6次为1个疗程。

2. 关键技术环节　施力方向与力的作用点把握。

二、注意事项

（1）必要时在皮肤表面涂以少量介质，以免损伤皮肤。

（2）治疗中如病情加重或皮肤损伤时应停止治疗，采取相应针对性处理措施。

【知识链接】　仰卧拔伸整复手法的理论基础

中医认为颈椎病的基本病机是“骨节错缝、气血不通、筋骨失和”。骨关节的位置关系出现细微的异常，称之为“骨节错缝”，颈椎的关节突关节和钩椎关节可因长时间受力不当或扭挫伤而发生位置关系失常，损伤络脉，气血外溢，瘀阻不通，引发疼痛；筋脉代偿不及，复加剧骨关节受力，久之形成恶性循环，从而导致病情愈来愈重。手法操作一方面针对颈椎关节本身进行治疗，目的是调整颈椎小关节的位置关系，矫正“骨节错缝”；同时，这类手法在调整关节位置的同时，通过一个较大的瞬间牵拉力，还可深部的“筋结”和“筋挛”得以松解。另一方面，采用松解类的手法，针对颈椎周围的“筋”进行治疗，通过松解筋结和筋挛而改善筋骨关系，脊椎关节位置复常，筋骨和合，则气血自畅，疼痛即消，活动自如。

本章小结

仰卧拔伸整复手法治疗颈椎病的疗效显著，具有很好的安全性，易为患者接受，其操作符合生物力学原理，其力学特点是，手法拔伸时应力主要集中于颈椎病多发的下位颈椎，对颈椎内部力学环境具有调整作用；而其他手法通过松解颈椎周围软组织，对颈椎外部力学环境具有调整作用。本技术项目操作规范，简便易行，可在临床上推广应用。

测评与训练

一、名词解释

颈椎病

二、填空题

仰卧位拔伸整复手法首先着眼于恢复患者颈椎的________，在此基础上，运用柔和而又具有渗透力的手法________颈椎周围的软组织、调整________的位置关系，使之恢复正常。手法拔伸时应力主要集中于颈椎病多发的________，对颈椎内部力学环境具有________作用。

三、简答题

1. 阐述仰卧拔伸手法治疗神经根型颈椎病技术的操作步骤及注意事项。

2. 简述仰卧拔伸整复手法的适应证与禁忌证。

（田　彤）

第 20 章　腰椎间盘突出症卫生适宜技术

【学习目标】

(1) 掌握提拉旋转斜扳法、冉氏“益气通经”指针法、董氏手法治疗腰椎间盘突出症技术的操作步骤及注意事项。

(2) 熟悉提拉旋转斜扳法、冉氏“益气通经”指针法、董氏手法治疗腰椎间盘突出症的适应证与禁忌证。

(3) 了解提拉旋转斜扳法、冉氏“益气通经”指针法、董氏手法治疗腰椎间盘突出症技术的背景。

案例：患者，男性，40 岁，工人。主诉：腰及右下肢疼痛，活动不利 2d。2d 前抬重物时，突然出现腰部剧烈疼痛，偏右侧，并向右下肢放射，腰部活动受限，难以俯仰，行走困难，经卧床休息未见好转。查体：脊柱腰段向左侧弯，$L_{4\sim5}$ 棘突间及右侧脊旁压痛，按压时有右下肢放射痛，右侧腰肌张力高，屈颈咳嗽试验阳性，右侧直腿抬高试验 30°，加强试验阳性。腰椎 CT 检查提示：$L_{4\sim5}$ 椎间盘向右后突出，压迫硬膜囊及神经根。请对本案例进行分析：临床症状和体征有何特点？如何对本案例进行诊断，依据是什么？临床中使用哪种卫生适宜技术治疗，怎样操作？疗效如何？

第 1 节　提拉旋转斜扳法治疗腰椎间盘突出症技术

一、概　　述

(一) 提拉旋转斜扳法治疗腰椎间盘突出症技术的背景

提拉旋转斜扳法治疗腰椎间盘突出症的规范技术是全国名老中医广州中医药大学林应强教授在多年临床工作中根据腰椎间盘突出症的生理病理特点总结出来特殊治疗手法，临床研究表明其近期和远期临床痊愈率均优于对照组，该法根据脊柱的生物力学原理精心设计，操作前的准备姿势使腰椎侧向成角，减少胸椎对手法作用力的缓冲，使患者躯干旋转力最大限度的作用于腰椎下部，减少手法对无关部位的影响。本项技术属于外治法，操作简单，疗效显著，费用低廉，易为广大患者接受，适合在基层大范围推广，具有广阔的应用前景。该手法被收入《中医特色诊疗技术》，2006 年被国家中医药管理局列为第一批中医临床适宜技术推广计划项目，在全国推广应用。

腰椎间盘退变后，由于外力或积累性劳损的作用，纤维环破裂，髓核突出，刺激或压迫邻近的神经而出现它所支配的部位和肢体出现一系列症状。突出髓核的水肿，纤维环及后纵韧带的损伤引起的渗出、粘连等无菌性炎症，使神经根受到机械性的压迫和化学的刺激，而出现腰腿痛、酸、沉、账、麻、凉、无力，甚至肌肉萎缩等症状。所以，解决突出组织对神经根的机械性压迫和无菌性炎症的化学性刺激是根治此症的关键。本手法治疗腰椎间盘突出症由于具有方法简便，舒适有效，并发症少等优点，已被作为治疗腰椎间盘突出症的重要方法之一，在各级医院中容易推广运用。

(二) 腰椎间盘突出症的发病机制

腰椎间盘突出症的发病原因主要与腰椎间盘退行性改变及外力和外感风寒之邪作用有

关。人体青春期后，各种组织即出现退行性变化，其中椎间盘的变化发生较早，主要是髓核脱水，椎间盘失去其正常的弹性和张力，在此基础上由于较重的外伤或多次反复的不明显损伤，造成纤维环软弱或破裂，髓核即由该处突出，从一侧(少数可同时在两侧)的侧后方突入椎管，也可由中央向后突出。由于外力作用或风寒之邪刺激，导致腰脊柱内外力失衡，突出的髓核刺激周围组织产生损伤性炎症变化，形成混合性突出物，刺激或压迫神经根而产生神经根受损伤征象；压迫马尾神经，造成大小便障碍；进入椎管，可造成广泛的马尾神经损害。

(三) 提拉旋转斜扳法的适应证与禁忌证

1. 适应证　符合腰椎间盘突出症的中、西医诊断标准，全身状态良好，年龄＜65 岁。

2. 禁忌证

(1) 合并严重的其他器质性病变(包括恶性肿瘤、骨折、骨髓炎、严重的骨质疏松等)。

(2) 合并有心血管、肝、肾等严重原发性疾病。

(3) 精神病患者，以及治疗不合作者。

(4) 孕妇、血证患者。

(5) 年龄＞65 岁者。

【知识链接】　腰椎间盘突出症的概念

由于各种原因(如扭伤、劳损等)使腰椎间盘受到挤压、牵拉和扭转导致腰椎间盘的纤维环部分或全部破裂，造成髓核向后或后外侧脱出，刺激或压迫了邻近的脊髓或脊神经根而出现以腰痛和根性坐骨神经痛为主的一系列临床症状(腰腿痛等综合征候群)，称为腰椎纤维环破裂髓核突出症，简称“腰椎间盘突出症”。在中医学中属于“腰痛”范畴。该症多发于中青年人，发病部位以腰 4～5 椎间盘多见，腰 5 骶 1 间盘次之，有时上下两个椎间盘同时发病。

二、提拉旋转斜扳法治疗腰椎间盘突出症技术

(一) 技术操作方法

1. 器械准备　普通治疗床。

2. 操作步骤

(1) 病人健侧侧卧于诊床上，肩下垫一厚的软枕头，患侧下肢屈膝 90°角以上，膝部伸出床边，健侧下肢伸直。

(2) 病人的健侧上肢由助手从胸前准备向天花板方向提拉，掌心对患者鼻尖，患侧的上肢环抱在头上。

(3) 术者双手掌压住患者患侧臀部的上半部，助手将患者的健侧上肢向天花板方向拉提，使患者保持上身离床悬空，健侧下肢伸直及骨盆贴于治疗床的架势(脊柱与床面的夹角约 35°)，这样可使患者躯干旋转作用力于痛点。

(4) 此时术者以肘压患者臀部，向下有节奏地加大压力，使患者躯干部旋转角度逐渐加大，脊柱旋转角度最大不超过 45°，这样下压及扳动 7 次，术中可听到脊柱在扳动时的“咯挞”声。

(5) 手法结束后检查椎旁压痛，脊柱侧弯，直腿抬高情况。

(二) 疗程及要求

1.治疗时间及疗程　治疗隔天 1 次，7 次为 1 个疗程。

2.关键技术环节

(1) 助手拉提用力要求稳健。

(2) 脊柱与床面的夹角约35°,患者要无特殊不适。

(3) 术者下压力应逐渐加大,忌粗暴。

(三) 注意事项

(1) 助手拉提用力要求稳健,并注意保护患者,防止跌落到地下。

(2) 术者双手要用力果断,瞬间爆发即收。

【知识链接】　提拉旋转斜扳法的原理

该法根据脊柱的生物力学原理精心设计,操作前的准备姿势使腰椎侧向成角,减少胸椎对手法作用力的缓冲,使患者躯干旋转力最大限度的作用于腰椎下部,减少手法对无关部位的影响。该手法操作是一种复杂的包括腰椎旋转和侧弯的三维运动,既有斜扳作用又有牵引和定位作用,所以能最大限度地减轻发病部位椎间盘压力,扩大椎间隙,以及提高神经根管容积,松动上下关节突,神经根管内容积和小关节突的粘连获得松解,使椎间盘的负压吸引力和后纵韧带的挤压力增大,最大限度地解除突出物对神经根和硬膜囊的压迫,极大地缓解临床症状,解除患者痛苦。

第2节　冉氏"益气通经"指针法治疗腰椎间盘突出症技术

一、概　述

(一) 冉氏"益气通经"指针法治疗腰椎间盘突出症技术的背景

腰椎间盘突出症是骨科常见病之一,以腰部疼痛,活动障碍,或伴有下肢麻木、疼痛为主要临床症状,严重影响患者的生活和工作。据流行病学调查,约1/5的腰腿痛病人患有腰椎间盘突出症。

冉氏"益气通经"指针法治疗腰椎间盘突出症技术是河南中医学院第三附属医院路玫教授整理、研究该院名老中医冉淑芳医师多年的临床经验总结得出的治疗腰椎间盘突出症的新技术。冉氏"益气通经"指针法以益气通经,平衡阴阳为主,辅以壮腰健肾,行气活血,治疗腰椎间盘突出症的临床疗效明显,在缓解局部疼痛,恢复运动功能,改善临床体征等多方面具有较好的疗效,该方法经济实惠,易学易用,2006年被国家中医药管理局列为第一批中医临床适宜技术推广计划项目,在全国推广应用。

运用冉氏"益气通经"指针法治疗腰椎间盘突出症疗效显著,见效迅速;患者舒适,医者省力;方法安全,没有风险;技术成熟,操作简便;易于规范,重复性强;中医特色,尤为突出,有很好的应用推广前景。

(二) 冉氏"益气通经"指针法的适应证与禁忌证

1. 适应证

(1) 符合诊断标准(国家中医药管理局1995年颁布实施的《中医病证诊断疗效标准》):①有腰部外伤、慢性劳损或受寒湿史。大部分患者在发病前有慢性腰痛史;②常发生于青壮年;③腰痛向臀部及下肢放射,腹压增加(如咳嗽、喷嚏)时疼痛加重;④脊柱侧弯,腰生理弧度消失,病变部位椎旁有压痛,并向下肢放射,腰活动受限;⑤下肢受累神经支配区有感觉过敏或迟钝，病程长者可出现肌肉萎缩。直腿抬高或加强试验阳性，膝、跟腱反射减弱或消失，踇趾背伸力减弱；⑥X 线摄片检查：脊柱侧弯，腰生理前凸消失，病变椎间盘可能变窄，相邻边缘有骨赘增生。CT 检查可显示椎间盘突出的部位及程度。

(2) 经影像学检查及病理分型确诊为腰椎间盘突出症的患者。

(3) 年龄在 25～60 岁。

2. 禁忌证

(1) 合并有严重的心脑血管、肝、肾等疾病危及生命者，以及意识不清者。

(2) 合并有严重感染者。

(3) 妇女妊娠期。

(4) 老年退行性腰椎管狭窄。

(5) 腰椎结核、腰肌劳损、腰椎肿瘤。

【知识链接】　中医辩证分型标准

血瘀证：腰腿痛如刺，痛有定处，日轻夜重，腰部板硬，俯仰旋转受限，痛处拒按。舌质暗紫，或有瘀斑，脉弦紧或涩。

寒湿证：腰腿冷痛重着，转侧不利，静卧痛不减，受寒及阴雨加重，肢体发凉。舌质淡，苔白或腻，脉沉紧或濡缓。

湿热证：腰部疼痛，腿软无力，痛处伴有热感，遇热或雨天痛增，活动后痛减，恶热口渴，小便短赤。苔黄腻，脉濡数或弦数。

肝肾亏虚：腰酸痛，腿膝乏力，劳累更甚，卧则减轻。偏阳虚者面色灰白，手足不温，少气懒言，腰腿发凉，或有阳痿、早泄，妇女带下清稀，舌质淡，脉沉细。偏阴虚者，咽干口渴，面色潮红，倦怠乏力，心烦失眠，多梦或有遗精，妇女带下色黄味臭，舌红少苔，脉弦细数。

二、冉氏“益气通经”指针法治疗腰椎间盘突出症技术

(一) 技术操作方法

1.器械准备　普通治疗床、椅子。

2. 详细操作步骤

(1) 先让病人仰卧床上，医者坐在患者床边的椅子上，面对患者。将食指(或中指)放于气海穴上，顺时针旋转点按 40min。指针力度以病人全身放松、舒适为准。

(2) 依次点按双侧风市、阳陵泉、足三里、丘墟、太冲穴，每穴逆时针点按 30s。

(3) 让患者俯卧，以腰部压痛点为准，取上、下各相隔 3 椎为起、止点，用双手食指、中指同时点按各椎棘突下旁开 1.5 寸处，每穴 30s，虚证顺时针点按，实证逆时针点按。之后重点指针阿是穴(压痛点处)。

(4) 依次点按双侧环跳、委中、承筋、承山、昆仑，每穴逆时针点按 30s。点按力度均以病人能耐受为佳。

(5) 让患者侧卧，握拳捶打环跳穴 8 下后，让病人慢慢起身、下床活动 5min。

(二) 疗程及要求

1. 治疗时间及疗程　治疗 1/d，20 次为 1 个疗程。

2. 关键技术环节

(1) 穴位选取要准确。

(2) 掌握指针气海穴的力度、频率和时间,其力度在 6.11～7.51g 之间,平均 6.82g;频率在 146～159/min 之间,平均 157/min,时间一般是 40min。

(3) 点按腰部和腿部的辅穴时间不宜长,一般每穴 30s(约 60 次)。

(4) 治疗结束后,嘱患者要及时下床行走活动。

(三) 注意事项

(1) 医者穴位选取要准确,指针力度要掌握适当。

(2) 治疗时病人必须全身放松,情绪平稳。

(3) 治疗结束后,嘱患者要及时下床行走,并注意适当行走锻炼。

(4) 嘱病人治疗期间及平时一定要注意腰、背、腹肌的适当锻炼。

(5) 嘱病人治疗期间及平时要平卧硬板床。

(6) 对有心脏病、脑血管病意外病史者,治疗时要慎重,并注意观察。

【知识链接】　冉氏"益气通经"指针法的现代医学研究

长时间指针气海穴可以使腰部肌肉松弛和韧带紧张得到缓解,从而直接解除突出的椎间盘对神经根的压迫,最终消除神经根周围的炎症和水肿,改善损伤组织周围的血液循环,并有利于突出的椎间盘的复位;指针下肢坐骨神经支配区,可促进局部血液循环,淋巴流动,松解痉挛的肌肉,还可对神经系统产生抑制调节作用,从而起到镇痛效应。运用冉氏"益气通经"指针法治疗腰椎间盘突出症疗效显著,且病痛越重,见效越快;对患者的生活质量提高非常明显,尤其在恢复肢体运动等方面效果较好。从多中心临床观察发现,其安全性高,可重复性很好。

第 3 节　董氏手法治疗腰椎间盘突出症技术

一、概　　述

(一) 董氏手法治疗腰椎间盘突出症技术的背景

董氏手法治疗腰椎间盘突出症技术是黑龙江中医药大学第一附属医院骨科主任董清平教授,以中医经络学和现代骨科生物力学为理论指导,继承独具特色的中医治疗手段并结合现代医学优势,创立了运用中医中药,针灸后外敷 909 膏及"脊-盆-髋调整手法"等系统疗法,在颈椎病、腰椎间盘突出症、腰椎管狭窄、膝关节骨关节病、半月板损伤、股骨头缺血坏死、骨折迟延愈合等疾病领域,形成了自己行之有效且风格独特,治疗安全、无副作用的诊疗体系,极大丰富了中医特色的适用范围,打破了多种疾病必须手术的界定。

该手法是国家中医药管理局中医临床诊疗技术整理与研究项目,经过随访、单盲、对照、多中心的临床研究,是我国第一个由国家中医药管理局资助研究,成果鉴定,批准推广的治疗腰椎间盘突出症的实用技术,第一批中医临床适宜技术全国推广项目。

本手法是从脊-盆-髋三维力学平衡观点出发,多角度、多靶点治疗腰椎间盘突出症,改变了腰痛单纯治腰的传统观点。临床研究结果表明,脊柱生物力学平衡破坏是腰椎间盘突出症的主要方面。脊柱-骨盆-髋关节构成三维立体平衡的力学构架系统,形成人体平衡及运动的中轴。由于某种原因(如劳损、运动损伤、不良姿势、外来暴力)破坏了脊-骨盆-髋构架系统的力学平衡产生偏心应力,应力集中一侧引起椎小关节紊乱、腰椎曲度改变、骨盆倾斜、髋关节应力不对称、软组织痉挛、脊神经受压等变化，直接影响腰椎间盘突出症症状的产生和治疗效果。脊-盆-髋调正手法是董清平教授承家传手法，并从40余年临床经验积累中总结出的系列手法，其特点是从中医整体医学出发，通过松脊、旋盆、调髋手法等系列手法调正脊-盆-髋力学构架系统，矫正椎小关节微小移位和骨盆倾斜，恢复脊柱正常生理曲度，充分调动患者适应性和代偿性，松解周围软组织痉挛，扩大椎管内储备间隙，恢复脊-盆-髋三维立体的力学平衡，从而改善腰椎间盘突出症存在的多种病理变化，为疾病痊愈提供了有效保证，在临床上获得满意效果。具有安全、显效、操作规范、指标量化、便于推广，患者依从性好的特点。

（二）董氏手法的适应证与禁忌证

1. 适应证

（1）符合腰椎间盘突出症诊断标准。

（2）腰椎间盘突出症首次或仅发作数次，病史时间较短者。

（3）休息后症状可减轻者。

（4）年龄在＜60岁，性别不限，排除其他腰椎疾病和全身性疾病。

2. 禁忌证

（1）病史超过半年，经常复发，多种非手术治疗无效者。

（2）首次发病即出现剧烈疼痛，下肢症状明显，呈被迫体位，难以行动及入睡者。

（3）下肢肌力进行性减退或出现二便功能障碍者。

（4）中央型腰椎间盘突出症，病史较长，疾病影响生活和工作者。

（5）合并腰椎管狭窄、骨质疏松等改交以及其他疾病，或曾进行腰椎手术者，或合并心脑血管疾病者。

（6）年龄＞60岁、妊娠期或哺乳期妇女。

（7）合并骨盆或髋关节疾病，不能实施手法者。

【知识链接】　腰椎间盘突出症的鉴别诊断

鉴别诊断包括：①脊柱结核；②腰臀肌筋膜病；③椎弓峡部不连与脊柱滑脱；④椎体压缩骨折后遗症；⑤脊髓疾病；⑥第三腰椎横突综合征；⑦腰椎管狭窄症；⑧强直性脊柱炎；⑨马尾神经瘤或硬膜外肿瘤；⑩下肢血管疾病。

二、董氏手法治疗腰椎间盘突出症技术

（一）技术操作方法

治疗准备：患者进入诊室，在治疗床上休息5～10min。让患者俯卧位，在两髂后上棘进行标记定位（以便确定手法着力部位）。

1. 松脊手法

（1）棘旁点穴手法：①病人俯卧位，术者立于病人患侧；②两手拇指相对，按顺序由下至上点按骶1～腰2患侧棘突旁（相当于棘突下大约1cm，又称为“内夹脊穴”）；③点按强度以患者能忍耐为度（大约相当10kg±2kg），每穴持续3s。反复操作3次。

（2）牵引下棘旁点穴手法：①病人俯卧位，由两助手分别把持其腋部、踝部，由轻渐重对抗牵引，持续1min；②牵引力不超过患者体重，患者腹侧面与床面接触；③在牵引状态下，术者进行上述点穴手法。操作方法同前，反复2次。

（3）小斜搬手法：所谓“小斜搬”是指手法使腰椎产生的旋转角度小于普通大力斜搬，不

超过 15°±3°。手法轻、缓，不发力。包括：①患者侧卧位，患肢在上，呈现屈膝屈髋放松状态，健侧下肢伸直；②术者肘部推顶患者肩前部向后上方，另一肘部推按臀部髂骨翼处向前下方；③两肘互相配合，同时使腰部旋转 15°±3°，放置支点偏下腰段。

2. 旋盆手法

(1) 臀伸肌点穴手法：①接前法，患者仍侧卧，患侧在上；②术者用两手拇指点接臀中肌压痛点(即髂骨翼与大粗隆顶点之间的压痛点)；③点按强度先轻后重，以患者能忍耐度(相当 15kg±3kg)，持续 1min。

(2) 牵引下旋盆手法：①病人俯卧位，两助手对抗牵引方法同前；②术者两手把持患者髂骨两翼左右交替旋搬骨盆；③骨盆旋转角度大约为 20°(相当于髂前上棘距床面 10cm 左右)，手法应轻缓，防止猛搬。左右交替旋搬各 3 次，15s 内完成。

3.调髋手法 此手法操作前先做患者两侧髋关节内收内旋活动度检查。检查方法：患者仰卧位，术者将患者一侧下肢屈髋屈膝 90°，然后内收内旋髋关节至最大限度；再用同样方法检查另侧髋关节；比较两侧髋关节内收内旋活动度。

(1) 髋内收内旋手法：用于髋关节内收内旋活动度较差一侧。病人仰卧位，术者立于患者该侧，一手使其屈髋位，并尽力推膝部向内，呈内收内旋位。另一手稳定同侧肩部(不要离床)。持续 6s 左右，然后逐渐将下肢伸直。

(2) 髋外展外旋手法：用于髋关节内收内旋活动度较好一侧。病人仰卧位，术者立于患者该侧，将其踝部置于对侧大腿上，使髋关节呈“4”字位，即髋外展外旋位；一手按压膝部向下，另一手按压对侧髂前上棘使骨盆稳定不离床面，两手同时用力，持续 6s 左右，然后逐渐将下肢伸直。

(3) 双侧屈髋屈膝手法：术者两手把持双小腿，使双下肢屈髋屈膝，双膝贴近胸壁至最大限度，持续 6s 左右，然后将双下肢伸直。调髋手法反复进行 3 次。

(二) 治疗时间及疗程

治疗隔日 1 次，30d(治疗 15 次)为 1 疗程，进行 1～2 个疗程。

(三) 注意事项

(1) 手法操作力度、角度及活动范围应严格控制在操作规范的标准范围之内，并以患者能够忍耐为度，贯彻安全第一的原则。

(2) 每项手法作用不同，相互关联。因此，要求操作时必须按脊-盆-髋规定程序进行，不宜调动先后顺序。

(3) 由于整个手法由诸多的操作细节组合而成。故手法实施时，要每一操作“细节”，做到手法轻柔、节奏均匀、缓和平稳。

(4) 手法实施时，应始终贯穿脊-盆-髋三维框架结构的理念，达到“手摸心会”、“手随心转”、“法从手出”的良好效果。

(5) 整个手法过程，牢记一个“松”字。通过每一步手法，逐渐达到松脊、松盆、松髋的目的，以恢复脊-盆-髋的力学平衡。

【知识链接】 董氏手法治疗腰椎间盘突出可能出现的意外情况及处理方案

治疗中如出现腰、髋部不适或轻微疼痛，确定为周围软组织反应者可继续治疗。

治疗中如出现腰、腿疼痛等症状加重，确系因手法治疗所致者，应暂停治疗、卧床静养、限制活动并佩戴腰围保护，待症状缓解后，做腰椎 CT 复查，腰椎间盘突出无加重者可恢复治疗。否则应停止手法治疗，选择其他治疗方法。

本章小结

提拉旋转斜扳法符合生物力学基本原理，是一种复杂的包括腰椎旋转和侧弯的三维运动，既有斜扳作用又有牵引和定位作用，还可以减少胸胁迸伤的发生，具有安全性、有效性、操作简便，适宜推广。

冉氏"益气通经"指针法与一般推拿、点穴方法的不同之处在于选取主穴及手法运用方面具有独到之处，强调整体调理，治病求本，重用气海，益气通经。病位虽在腰（阳位、督脉），但选用腹部气海穴（阴位、任脉）点按长达 40min，以益气通经，行气活血，补益肝肾，于"阴中求阳"，加之取肾俞、命门、大肠俞、至阳，强肾壮骨，疏利腰脊；取患、健双侧足太阳经、足少阳经穴，通经活络，行气活血，平衡阴阳，从而达到治疗疾病的目的。

董氏手法从中医整体观点出发，在治疗腰椎间盘突出症的过程中不单单盯住椎间盘一个结构的病理变化，而是从脊柱-骨盆-髋三个部位多角度、多靶点运用一系列手法调整其力学平衡。间接减低椎间盘内压力，松解神经根紧张状态，逐渐缓解了根性坐骨神经痛。为了巩固治疗效果，在施行手法后应佩戴腰围，纠正不良姿势，减少坐位时间，加强自我保护意识。运用本手法和其他任何方法一样，都要严格把握其适应证。

测评与训练

一、名词解释

1. 腰椎间盘突出症　2. 冉氏"益气通经"指针法　3. 董氏手法

二、填空题

1. 提拉旋转斜扳法是根据脊柱的________原理精心设计，操作前的准备姿势使腰椎________，减少胸椎对手法作用力的________，使患者躯干________最大限度的作用于腰椎________，减少手法对无关部位的影响。

2. 冉氏"益气通经"指针法以益气通经，________为主，辅以________，________，治疗腰椎间盘突出症的临床疗效明显，在缓解局部疼痛，________功能，改善________等多方面具有较好的疗效。它与一般推拿、点穴方法的不同之处在于________及________方面具有独到之处，强调________，________，重用________，益气通经。

3. 董氏手法的特点是从________出发，通过________、________、________手法等系列手法调正脊-盆-髋力学构架系统，矫正椎小关节________和骨盆________，恢复脊柱正常生理________，充分调动患者适应性和代偿性，松解周围软组织________，扩大椎管内储备间隙，恢复________脊-盆-髋三维立体的________，从而改善腰椎间盘突出症存在的多种病理变化，为疾病痊愈提供了有效保证。

三、简答题

1. 阐述提拉旋转斜扳法、冉氏"益气通经"指针法、董氏手法治疗腰椎间盘突出症技术的操作步骤及注意事项。

2. 阐述提拉旋转斜扳法、冉氏"益气通经"指针法、董氏手法的适应证与禁忌证。

（田　彤）

第21章　三部推拿法治疗心脾两虚型不寐技术

【学习目标】

(1) 掌握不寐的定义、心脾两虚型不寐的临床表现、三部推拿法治疗心脾两虚型不寐的操作技术，适应证与禁忌证。

(2) 熟悉不寐的诊断标准、心脾两虚型不寐的病因病机，三部推拿法治疗心脾两虚型不寐的技术环节、注意事项、不良反应及处理。

(3) 了解三部推拿法治疗心脾两虚型不寐的技术背景。

第1节　概　　述

案例：患者，记者，35岁。主述：失眠半年。病史：近1年来因工作繁忙，经常熬夜，半年前出现失眠，伴多梦健忘，食欲不好，疲倦无力。刻诊面色无华，舌淡苔薄，脉沉细无力。根据症状该患者中医诊断为何病？辨证为何型？可以使用中医哪些方法治疗？

一、三部推拿法治疗心脾两虚型不寐的技术背景

三部推拿法是河南中医学院周运峰教授多年临床经验的总结，是运用推拿手法作用于人体的3个部位，即头、腹、背部，对不寐证进行有效治疗，该法提出“调畅气机而安神”。人体在正常情况下，气血通达，阴阳调和，心肾相交，阳入于阴则寐。不寐的病因虽多，但其机制具有共性，就是气机不畅，阴阳不和，神不守舍而卧不得安。三部推拿法以手法作用于头部，对头面部进行全面疏通和调整，来通经络，调气血，养其志，安其神；以手法作用于腹部，可以达气机，健脾胃，助运化，除不寐；以手法作用于背部，则可畅气机，交心肾，养心血，安神志。头、腹、背三部手法共施，功专效宏，使人体气机调畅，上下通达，心肾相交，阴阳调和，则神自安宁。三部推拿法治疗不寐通过多中心临床研究，证实其具有显著的临床疗效。该疗法简便易行，可操作性强，并具有见效快、安全舒适、无创痛、无毒副作用、容易被人接受等特点，被列为国家中医药管理局中医临床实用诊疗技术推荐项目。

二、不寐定义

不寐亦称失眠，是指经常不能获得正常睡眠的一种病证。主要表现为睡眠时间、深度的不足，轻者入寐困难或寐而易醒，醒后不能再寐；重者彻夜难眠。常伴有头痛、头昏、心悸、健忘、多梦等症。是临床常见病证之一，虽不属于危重疾病，但常妨碍人们的正常生活、工作、学习和健康。

三、心脾两虚型不寐的病因病机

人之寤寐，由心神控制，而营卫阴阳的正常运作是保证心神调节寤寐的基础。劳倦、思虑过度，伤及心脾，心伤则阴血暗耗，神不守舍；脾伤则食少，纳呆，生化之源不足，营血亏虚，不能上奉于心，致心神不安。如《景岳全书·不寐》云：“劳倦思虑太过者，必致血液耗

亡，神魂无主，所以不眠。”；《类证治裁·不寐》也说：“思虑伤脾，脾血亏损，经年不寐。”。另久病血虚，年迈血少，引起心血不足，心失所养，心神不安而不寐，正如《景岳全书·不寐》中说：“无邪而不寐者，必营气不足也，营主血，血虚则无以养心，心虚则神不守舍。”可见，心脾不足造成血虚，则会导致不寐。

四、不寐的诊断标准与临床表现

1. 西医标准

(1) 有失眠的典型症状：以睡眠障碍为几乎唯一的症状，其他症状均继发于失眠，包括入睡困难，易醒，多梦，晨醒过早，醒后不能再睡，醒后感不适、疲乏或白天困倦。

(2) 上述睡眠障碍每周至少发生 3 次，并持续 1 个月以上。

(3) 失眠引起显著的苦恼，或精神活动效率下降，或妨碍社会功能。

(4) 不是任何一种躯体疾病或精神障碍症状的一部分。

2. 中医诊断标准

(1) 有失眠的典型症状：入睡困难，时常觉醒，睡而不稳或醒后不能再睡；晨醒过早；夜不能入睡，白天昏沉欲睡；睡眠不足 5h。

(2) 轻者入寐困难或寐而易醒，醒后不寐，重者彻夜难眠。

(3) 常伴有头痛，头昏，心悸，健忘，多梦等症。

(4) 各系统和实验室检查未发现异常。

(5) 有反复发作史。

3. 中医辨证心脾两虚型临床表现　多梦易醒，或朦胧不实，心悸健忘，头晕目眩，神疲乏力，面色不华，舌淡，苔薄，脉细弱。

五、三部推拿法治疗心脾两虚型不寐的适应证与禁忌证

1. 适应证

(1) 符合西医诊断标准。

(2) 符合中医不寐的诊断标准，中医辨证属于心脾两虚型。

(3) 年龄在 18～65 岁者。

2. 禁忌证

(1) 合并有心脑血管、肝、肾和造血系统等严重危及生命的原发性疾病及精神病患者。

(2) 妊娠或哺乳期患者。18 岁以下，65 岁以上的患者。

(3) 不是以不寐为主症的其他相关病症的患者。

第 2 节　三部推拿法治疗心脾两虚型不寐的技术

一、治 疗 原 则

治疗失眠应掌握三个原则，一是强调安神镇静。失眠关键在于心神不安，故安神镇静为治疗失眠的基本法则；二是注意调整脏腑气血阴阳。失眠主要由于脏腑阴阳失调，气血不和所致，所以，应着重调治所病脏腑及其气血阴阳；三是注重精神治疗。消除患者的顾虑及紧张情绪，保持精神舒畅，在治疗中有重要作用。心脾两虚型不寐的治疗重在安神镇静、补益心脾。

二、操作方法与步骤

（一）头部

患者取仰卧位。

(1) 医者双手用拿法施于头部两侧 10～20 次。

(2) 按揉印堂 1min，再由印堂以两拇指交替直推至神庭 5～10 次，拇指由神庭沿头正中线(督脉)点按至百会穴；指振百会穴约 1min。

(3) 双手拇指分推前额、眉弓至太阳 3～5 次。指振太阳穴约 1min。

(4) 侧击头部，掌振两颞、头顶，约 2min。

上述操作以患者有深沉力透感和轻松舒适感为宜。

（二）腹部

患者取仰卧位。

(1) 掌摩腹部 6min 左右，逆时针方向操作，顺时针方向移动。

(2) 按揉或一指禅推法施于中脘、神阙、气海、关元各 1min，指振各穴 1min，手法宜轻柔。

(3) 双掌自肋下至耻骨联合，从中间向两边平推 3～5 次。

(4) 掌振腹部 1min。

（三）背部

患者取俯卧位。

(1) 由内下向外上，提拿两肩井 1min，使患者有轻松舒适感为宜。

(2) 直推背部督脉及两侧太阳经，每侧推 10 次，手法要深沉有力，速度均匀和缓。

(3) 双手拇指分置于两侧华佗夹脊穴，同时用力，由轻到重，由上到下，逐个点按，以局部酸胀为度，施术 3～6 次。

(4) 双掌大鱼际由上向下按揉背部太阳经，以微热为度。

(5) 按揉心俞、脾俞、胃俞、肾俞，每穴 1min，由轻到重，以酸胀为度。

(6) 双掌交替轻轻叩击背部两侧太阳经。

三、治疗时间及疗程

治疗 1/d，连续治疗 15d 为 1 疗程。

四、关键技术环节

(1) 施术前要使患者精神放松、肌肉放松。

(2) 取穴要准确。

(3) 严格掌握各个部位的操作手法和操作力度。

(4) 背部操作中提拿肩井穴时注意操作部位应在穴位的内下方。

(5) 按揉背部穴位时着力部位要紧贴体表，不可移动，用力要由轻而重，不可用暴力猛然按压。

(6) 指振法时手指着力应在体表，为前臂和手部的肌肉强力地静止性用力，操作时力量要集中于指端或手掌上。

五、不良反应及处理方案

在临床诊疗过程中，个别患者由于手法过重或过长时间刺激后，局部出现疼痛或轻度肿胀，甚至青紫瘀斑，疲乏无力，但并不影响疗效。第2次治疗时，调整手法操作的力度和时间，这些疼痛或不适即可消失。

六、注意事项

（1）施术前一定要安慰患者，使其精神放松、肌肉放松。

（2）操作中，若患者有情绪波动，需安慰，休息后方可施术。

（3）患者若年老、体弱，相应手法要轻柔，力度要小。

本章小结

心脾两虚型不寐以多梦易醒，或朦胧不实，心悸健忘，头晕目眩，神疲乏力，面色不华，舌淡，苔薄，脉细弱为特征。三部推拿法运用推拿手法作用于人体的头、腹、背三个部位，头部操作，重在条达气血，安神定志；腹部操作，重在调理脾胃而安神；背部操作，旨在调畅气机而安神。操作时要严格掌握各个部位的操作手法和操作力度，做到手法柔和、有力、均匀、深透，取穴准确。

测评与训练

一、名词解释

不寐

二、填空题

三部推拿法治疗不寐是运用推拿手法作用人体的________、________、________三个部位。

三、案例分析

患者，女性，40岁，农民。其常年在田间劳作，家庭困难，常为生计忧愁。半年来多梦易醒，醒后不能入眠，常感心慌，健忘，劳动中时见头晕目眩，全身乏力，饮食也较以前减少，面色无华，舌淡，苔薄白，脉细弱。要求：①写出中医病名、证型、治法。②写出操作步骤。

四、简答题

心脾两虚型不寐的临床表现。

（杨　桦）

第22章　高氏揉捏法治疗小儿伤食泻技术

【学习目标】

(1) 掌握小儿伤食泻的临床表现、高氏揉捏法治疗的操作步骤、注意事项、适应证与禁忌证。

(2) 熟悉小儿伤食泻病因。

(3) 了解高氏揉捏法治疗小儿伤食泻的技术背景。

第1节　概　　述

案例：患者，女性，11个月。主诉：腹泻2d。患儿昨天大便5次，今天下午就诊前大便3次。大便前患儿出现哭闹，大便酸臭，夹有奶瓣含少量黏液，神疲，伴呕吐，食欲不振，哺乳后即泻。苔厚腻，指纹色紫。根据症状该患儿中医诊断为何病？辨证为何型？如何治疗？

一、高氏揉捏法治疗小儿伤食泻的技术背景

“高氏揉捏法”治疗小儿伤食泻，是河南中医学院第一附属医院推拿科高清顺主任医师30多年来临床经验的总结，具有安全、疗效好、见效快、取穴精、手法简、耗时少、病人依从性好等优点，被国家中医药管理局列为“十年百项”计划项目。

二、小儿伤食泻病因病机及临床表现

小儿泄泻是以大便次数增多，便下稀薄，或如水样为主证的一种小儿常见病。伤食泻是其中一种类型，临床上以大便次数增多，便质稀薄酸臭，含有不消化的乳食残渣等为特征。

(一) 病因病机

小儿脏腑娇嫩，“脾常不足”，《素问·痹论》曰：“饮食自倍，脾胃乃伤”。若小儿喂养不当，乳食无度，过食肥甜及生冷瓜果等，都易损伤脾胃。脾胃受伤，不能腐熟水谷，则水反为湿，谷反为滞，水谷不分，并走大肠，而成食积泄泻。

(二) 临床表现

大便稀溏夹有奶瓣或不消化的食物残渣，腹痛胀满，泻前哭闹，泻后痛减，大便酸臭，量多，嗳气纳呆，矢气频频臭秽，或伴有呕吐酸馊，苔厚腻或黄垢，脉滑，指纹色紫。

【知识链接】　　婴儿胃容量、排空及正常大便

不同月龄的婴儿，胃的容量不同，0～2周60～80ml，2周～2个月80～140ml，2个月120～150ml，3个月130～160ml，4个月140～180ml，5个月150～200ml，6个月200～220ml，6个月～1岁220ml，1岁时为250～300ml。婴儿胃排空的时间因食物种类而异，水是1～1.5h；母乳为2～3h；牛奶为3～4h。母乳喂养的婴儿粪便为黄色或金黄色，多为均匀糊状，有的含有颗粒状物，偶或稀薄略带绿色，有酸味，无臭味，2～4/d大便。牛、羊乳喂养的小儿，因该乳较人乳所含蛋白质高，粪便有明显的蛋白质分解产物的臭味，呈淡黄色或土灰色，质较硬，大便1～2/d。

三、适应证与禁忌证

1. 适应证

(1) 3个月至5岁患儿。

(2) 症见大便为黄绿色稀便、水样便,或蛋花样便,次数增多,但<10/d。

(3) 大便酸臭或如败卵,夹有奶瓣或食物残渣。

(4) 中医辨证为伤食泻,表现为纳呆,呕吐,嗳腐吞酸等。

(5) 无脱水及全身中毒症状。

(6) 大便化验可见脂肪球。

2. 禁忌证

(1) 痢疾、严重腹泻伴有脱水或出现全身中毒者。

(2) 合并其他内脏疾病者(如病毒性心肌炎、肺部感染、肾炎等)。

(3) 滑石粉过敏,治疗部位皮肤破损者。

(4) 年龄在3个月以下,5岁以上的患儿不适于使用本疗法。

第2节　揉捏法治疗技术

一、治疗原则

消食导滞、和中助运。

二、手法操作步骤

1. 揉腹　患儿仰卧。医者中指放于神阙、天枢穴,食指放于中脘穴,力度以皮肤凹陷3～5mm为宜,顺时针方向揉腹5～6min。

2. 揉足三里　患儿仰卧,双下肢微屈。医者以两拇指指腹放于患儿两侧足三里穴,力度以皮肤凹陷2～3mm为宜,左手逆时针、右手顺时针方向旋揉2～3min,频率80～100/min。

3. 揉背俞穴　患儿俯卧。医者食指、中指、无名指并拢分别放于脾俞、胃俞、三焦俞,力度以皮肤凹陷1～2mm为宜,点揉2～3min,先左侧,后右侧。

4. 捏脊　患儿俯卧。医者两手拇指桡侧顶住其脊柱两侧皮肤,食指和中指前按与拇指相对捏起皮肤,随捏随提,双手交替捻动并向前推进。先从大杼穴开始向下至下髎穴重复捏提6～9遍,一般捏提3遍后,在脾俞、胃俞、三焦俞处提1下;再从下髎穴向上至大杼穴处重复捏提3～6遍,捏提3遍后,在脾俞、胃俞、三焦俞处提1下,结束治疗。根据年龄、体质强弱不同,调节用力的大小。操作结束后,可用揉法放松患儿的皮肤,以缓解皮肤的不适。

方义:小儿饮食不节,伤及脾胃,不能腐熟水谷,则水反为湿,谷反为滞,水谷不分,并走大肠而成泄泻。揉腹(揉中脘、揉神阙、揉天枢)配揉脾俞、胃俞、足三里可以健脾和胃、消食导滞、助运化、祛水湿;"五脏有疾取其俞,六腑有病取其募",天枢乃大肠募穴,中脘乃胃之募,配合背俞穴,共取健脾胃、助运化、消积导滞之功;捏脊具有调阴阳、和脏腑、通经络、培元气之功能。诸法同用,可强脾胃,止泄泻。

三、疗　　程

每日或隔日治疗 1 次，7d 为 1 疗程。

四、关键技术环节

治疗时，揉捏部位要准确，揉捏力度应适宜，揉捏时要注意手法的频率。做到手法灵活，柔和有力，轻而不浮，重而不滞，不可太过，也不可不及，手随心动，法从手出。

五、注 意 事 项

(1) 操作前安抚患儿，让其身体放松。

(2) 在操作部位涂上适当的介质，如滑石粉、姜汁等，防止损伤患儿的皮肤。

(3) 注意手法的轻重适宜，注意手法的补泻，手法轻的为补，重的为泻，不轻不重为平补平泻。

(4) 不能让患儿腹部、背部长时间暴露，以免受凉感冒，加重病情。

(5) 如果患儿腹泻严重，出现脱水或中毒症状，应同时给予静脉输液等措施对症处理。

本 章 小 结

小儿伤食泻以大便次数增多，便质稀薄酸臭，含有不消化的乳食残渣等为特征。“高氏揉捏法”包括揉腹（揉中脘、揉神阙、揉天枢），揉足三里，揉脾俞、胃俞、三焦俞，捏脊四步，操作要求手法灵活，力量轻重适宜，切勿损伤患儿皮肤。

测评与训练

一、填空题

“高氏揉捏法”包括揉腹：________、________、________；揉________；揉背俞穴：________、________、________；捏________四步。

二、简述题

1. 高氏揉捏法治疗小儿伤食泻的适应证与禁忌证。

2. 高氏揉捏法治疗小儿伤食泻的操作步骤。

（杨　桦）

实　验

实验一　全血乙酰胆碱酯酶(AChE)活力测定

一、实 验 目 的

掌握全血乙酰胆碱酯酶(AChE)活力测定方法。

二、实验仪器与试剂

1. 实验仪器　载玻片、比色仪测试纸、标准比色板。

2. 试剂　消毒酒精。

三、实验内容与方法

水测定盒结构与操作步骤

(1) 塑料长方形外壳,盒盖内面装有测试纸;盒内是电池比色光源和塑料载玻片。

(2) 盒内上面是比色处和标准比色板。

(3) 用酒精棉球消毒耳垂下部;用刺血器刺耳垂处,用干棉球擦掉第一滴血;第二滴血滴在试纸片中央;血斑直径 8～10mm。

(4) 载玻片为两片塑料片,其两边有上卷的小沟,将血片纸放在此片上,将另一片一端插入小沟,再按下即可。

(5) 将夹有血片的载玻片,放于裤腰带内的贴身处(与皮肤可隔一单衣),孵温 20min。

(6) 孵温后,打开比色电源,将样品放在比色处比色,读出与样品相应的 AChE 活力百分比值。正常值为 80%～100%,不低于 70%。

四、注 意 事 项

1. 观察　纸片上血斑的颜色,可随孵温时间的延长而逐渐变红,所以孵温完成后,要及时比色观看结果;观察最多不晚于 5min。过早、过晚都影响结果。当血斑颜色不均时,以血斑最红处为准。有时血斑可呈三个圈状,应观察最红第二圈。

2. 血斑大小　血斑不可以太大或太小。过小,则血容易干涸,不能充分进行酶水解反应,其酶活力偏低;过大,血会渗出纸片,血斑厚薄不均,反应后,颜色也不均,结果不准。血斑大小以不超出纸片为准,尽量大点为宜。

3. 有酸中毒时,不用此法测酶活力　血滴在纸片上后,在载玻片上压好,立即在光源下,看一下血斑是否呈深蓝色。如果显示有“60%以上酶活力”,表明患者有酸中毒,应立即纠酸。此时不能用此法测酶活力。纠酸后,可用此法。

4. 确认试纸是否失效　本试纸有效期规定为 2 年。实际上,有效期可能不止 2 年。所以对时间过久的试纸,在急用时,可以给患者测酶活力,同时再给近期没有接触过农药的家属测一个血酶活力。如家属酶活力正常,表明试纸尚有效,暂时可用来作为参考值观察病人,并尽快更换试纸。

(杨立山　丁　勇)

实验二　回药脱敏凝胶治疗牙本质过敏技术操作

一、实验目的

(1) 掌握回药脱敏凝胶治疗牙本质过敏症操作技术。

(2) 熟悉回药脱敏凝胶治疗牙本质过敏症技术实验指导与考核评价。

(3) 了解回药脱敏凝胶治疗牙本质过敏症技术的涂抹法、抛光法、刷牙法和咕漱法的操作。

二、实验仪器与试剂

1. 实验仪器　石膏模型修整机、热塑真空压膜机。

2. 器械　口腔检查器械、口腔印模托盘、毛笔、排笔、特种铅笔、雕刻刀、橡皮碗。

3. 物品　热塑软膜、石膏模型、彩色石膏、印模材料。

4. 试剂　回药脱敏凝胶。

三、实验内容与方法

(一) 工作模型的制取

1. 工作模型的要求　包括牙、牙槽、移行皱褶、唇颊系带和腭盖等解剖特征,要准确、清晰和清洁,以便作为临床记录。模型修整后,无论位置如何,均能反映在口腔的真实情况等。

2. 工作模型操作前准备　调整椅位使病人的殆平面与地面平行,高度应使人的口唇与医生手臂高低一致;无菌口腔托盘的选择,嘱病人用清水含漱,如口腔卫生不佳,需进行洁牙。然后按照病人牙弓大小与形态,选择一副形态合适的有孔的平底托盘,为了防止印模滑脱,可在托盘边缘贴橡皮膏,托盘与牙弓内外侧面应有 3～4mm 间隙。

3. 制取印模　取适量藻酸盐印模材料和水调拌均匀后放在托盘内,印模材料不宜过多,事先用调刀取少量放入牙龈颊沟移行部,取印模时最好从下颌开始,因为取下颌印模时,一般印模材料不至流向咽部而引起恶心或呕吐,使病人放心和习惯。操作时,医生站在病人的右前方,右手持盛满印模材料的托盘,左手持口镜牵拉病人一侧口角,用旋转方式将托盘放入口内,同时令食指、中指保持在下颌双尖牙区使托盘稳定不动,待印模材料凝固后取出。用同样方法取上颌印模时,医生站在病人右后侧,取模时如病人有恶心等不适感,嘱病人呼气、双肩放松、头肩放松、头微向前伸和低头。印模完成取出后,检查印模是否清晰,伸展是否足够等。

4. 灌注模型　印模灌注之前,必须经指导教师检查,如果学生不能在课堂规定的时间内取好印模,可在课余时间练习。灌注模型初始,在盛有适量水的橡皮碗中,缓缓加入石膏,比例约为 1∶2,用石膏调刀调拌均匀,通过振盘,使石膏缓慢的沿印模边缘流入,自底部逐渐充满牙齿,继续灌注转置于堆积的石膏上,用手轻轻加压,使托盘底与玻璃板平行,托盘底面距玻璃板 30cm,修整周围多余的石膏。模型静置 0.5h 后,使模型和印模分离。

（二）石膏工作模型修整

应在模型干燥后进行，修整前要核对模型的咬合关系及记录牙齿具体敏感点，并用彩色铅笔做出具体标记。

(1) 修整上颌模型底面，使其与𬌗平面平行，模型座的厚度约为尖牙牙尖到前庭沟底总高度的1/2。

(2) 修整上颌模型座的后壁，使其与模型座的底面及牙弓的正中线相垂直，距离最后一个牙远中约1/2牙冠宽度。

(3) 修整上颌模型的侧壁，使其与双尖牙和磨牙的颊尖平行。

(4) 修整上颌模型的前壁，使呈尖形，其尖应对准上颌模型的中线。

(5) 完成上颌模型底的修整，将上颌模型座的后壁与两侧所形成的夹角磨去，使其形成一短段夹壁，并与原来夹角的平分线成垂直关系。

(6) 修整下颌模型底面与后壁，将上下颌模型按照咬合关系叠合，使下颌模型座的后壁与上颌在同一平面上，其底面与上颌模型的底面平行，上下颌模型叠合的总高度约等于上颌模型高度的两倍。

(7) 底面镂空，形成马蹄状上颌石膏工作模型。

(8) 以上颌模型为基准，修整下颌模型座的侧壁和夹壁，使之与上颌模型一致。修整下颌模型座的前壁，使其成弧型，与牙弓前部一致。

(9) 底面镂空，形成马蹄状下颌石膏工作模型。

(10) 在修整完成的工作模型上标清中线、咬合关系、病人姓名、性别、年龄、工作日期、工作编号等。

（三）牙颌套的制作

(1) 将已标记的牙齿敏感点模型处加彩色石膏堆起1～2mm厚度，覆盖敏感点。

(2) 采用热塑软膜材料，在热塑真空压膜机上加热、加压于牙齿模型上，形成热塑软膜牙颌套。

(3) 注意牙颌套边缘与牙龈间的距离，相应加厚部位则形成储药囊。

(4) 其他部位则与口腔相应部位紧密贴合，形成封闭区。

(5) 储药囊内的药物作用于相应牙齿敏感部分，并与外界隔绝。

(6) 牙颌套具有良好的固位力，保证在口腔内不脱落，并有防止牙齿移动的功能。

(7) 将回药脱敏凝胶置于牙颌套内的牙齿敏感的相应部位即贮药囊内，每个部分用中药脱敏凝胶体2～3ml，把牙颌套戴于牙列上。

四、注意事项

(1) 要用修整机制作的模型，需灌注较大较厚的石膏基座，以备选磨。

(2) 核对好𬌗关系，用彩色铅笔记录，一般在双侧上颌第一磨牙近中颊尖垂直向下画线至下颌磨牙。

(3) 一定要将牙齿敏感部位精确记录在石膏模型的相应部位上，并用彩色铅笔标记清楚具体部位及范围。

(4) 用调拌好的彩色石膏完全覆盖标记清楚的敏感部位，并有1～2mm的厚度。

(5) 注意牙颌套边缘是否与工作模型贴合密闭。

(6) 凝胶体不得有溢出泄露，防止疗效降低。

(张 佐)

实验三 坐骨神经阻滞的操作规范

一、实验目的

(1) 掌握坐骨神经的应用解剖和体表定位方法。

(2) 熟悉坐骨神经阻滞的适应证和禁忌证。

(3) 了解神经阻滞药物的作用机制。

二、实验仪器及试剂

1. 实验仪器 消毒剂和消毒用具、直尺和标记笔、无菌穿刺包。

2. 试剂 2%利多卡因溶液10ml、注射用水10ml、曲安奈德40mg。

三、实验内容及方法

(1) 复习坐骨神经的应用解剖。

(2) 阻滞治疗前所需药品、物品的准备。

(3) 体位摆放：坐骨神经阻滞，一般采用后方入路法。取患侧在上的侧卧位，患侧髋、膝关节略屈曲。

(4) 穿刺点的定位及标记：进针点位于髂后上棘与股骨粗隆连线中点的垂直下方3cm。

(5) 穿刺部位的消毒。

(6) 神经阻滞药物的配制：1%利多卡因溶液或0.25%布比卡因溶液10～20ml加曲安奈德40mg。

(7) 穿刺方向、深度：垂直刺入5～8cm一边进针一边寻找异感，当出现向小腿放散痛时停止进针，回吸无血后注药。

四、注意事项

(1) 了解病人既往有无心、肺、脑疾患。

(2) 观察穿刺部位有无创伤、感染情况。

(3) 有无急救设备、药品。

(陈夏平)

实验四 碳14尿素呼气试验

一、实验目的

(1) 掌握碳14尿素呼气试验的意义。

(2) 熟悉碳14尿素呼气试验的方法和步骤。

(3) 了解碳14尿素呼气试验的原理。

二、实验仪器与试剂

1. 实验仪器　CO_2吸收器、液体闪烁计数仪、稀释的闪烁液、吹气管、吸量管。

2. 试剂　甲醇、尿素、碳 14 胶囊。

三、实验内容与方法

(1) 受试者应清晨空腹或餐后 2h 接受测试。

(2) 嘱受试者以约 20ml 凉开水送服 0.75uCi 尿素碳 14 胶囊一粒，静坐 25min。

(3) 开启 CO_2吸收剂一瓶，插入一洁净的吹气管，受试者通过吹气管平静吹气，可以换气，严禁倒吸！当 CO_2吸收剂由红色变为无色时停止吹气，此即吸收 CO_2 2mmol。吹气时间约需 1～3min，若超过 5min 褪色不全，亦停止吹气，此时 CO_2吸收已饱和，但因唾液等进入干扰了非水滴定系统而影响变色，并不影响测试结果。

(4) 气体收集完毕，在瓶盖上做好标记编号(不可在瓶壁标记)，用经甲醇冲洗洁净的吸量管加入稀释闪烁液 4.5ml，加盖密封，用洁净卫生纸擦净瓶壁和瓶底。若加入闪烁液后有分层现象，再加数滴甲醇即可溶解。

(5) 于夜闪仪上作碳 14 放射性测试 2min。

(6) 结果判断^{14}C-UBT≥100dpm/mmol CO_2可判断为 Hp 阳性。

四、注 意 事 项

(1) 试验者必须停用抗生素和铋剂至少 30d。

(2) 试验者必须停用硫酸铝和质子泵抑制剂至少 2 周。

(3) 试验者禁食至少 6h。

(4) 正常值参考值应根据各实验室的机器性能，通过大量临床试验来决定。

(5) 目前设备获得的^{13}C 或^{14}C-CO_2测定值与幽门螺杆菌的感染程度无明确线性关系。

(6) 在肺功能不良的患者可能会影响碳呼出的峰时与呼出量。

(7) 孕妇、哺乳期妇女应避免作此项检查。

(司　岑)

实验五　气囊仿生助产技术

一、实 验 目 的

(1) 掌握 KCB-Ⅰ型全自动仿生助产仪的操作流程；气囊仿生助产术的类型及施术步骤。

(2) 熟悉 KCB-Ⅰ型全自动仿生助产仪的数码显示区与操作按键区的功能；气囊仿生助产术施术前的准备。

(3) 了解 KCB-Ⅰ型全自动仿生助产仪的性能指标及日常保养。

二、实验仪器及物品、药品准备

1. 实验仪器　仿生助产仪 1 台、充气管 1 个、灭菌手柄及一次性气囊 1 套、分娩模型 1 具、胎儿模型 1 具。

2. 无菌包 孔巾1块、腿套1副、纱布若干块、大棉球数个、手套1副、阴道窥器1个、宫颈钳1把、小头卵圆钳1把、治疗碗1个、细长穿刺针1枚。

3. 物品 一次性会阴垫1块、便盆1个、治疗碗1个、长镊子1把、消毒大棉球若干个、无菌大纱布2块、5ml注射器1具。

4. 清洁、消毒液 500ml温开水1瓶、消毒肥皂液、0.1%苯扎氯铵"新洁尔灭液"、5%碘伏溶液(或2%碘酊及75%乙醇溶液)。

5. 药品 2%利多卡因溶液5ml、阿托品溶液0.5mg/1ml(或6-542,即山莨菪碱5mg)、地西泮溶液10mg/ml。

6. 仪器设备

三、实验内容及操作流程

(一) KCB-Ⅰ型全自动仿生助产仪操作流程

1. 开机 打开仪器后板电源开关。

2. 预热 开机后进入预热状态(10s),窗口一对应显示预热时间。

3. 工作模式选定 通过按键选择"自动"或"手动"模式。

4. 参数设置 "自动"工作模式下,通过按键设定合适的"直径","速度","保持"参数;在"手动"工作模式下不需要设定参数。

5. 储气 按"气泵"键给仪器充气,当压力达到设定值后气泵停止工作,储气结束。

6. 充气

(1) 当仪器处于"手动"工作模式时,每按1次"开始"键,气囊就会充气1次,窗口二同时对应显示气囊直径。

(2) 当仪器处于"自动"工作模式时,按"开始"键气囊将按设定的参数充气,窗口二对应显示气囊直径。

(3) 当仪器处于"自动"工作模式时,可以通过按"直径","速度","保持"键查看当前仪器的设定工作参数。

7. 保持 在"自动"工作模式时,气囊按设定的参数进入保持状态,此时窗口二对应显示仪器保持时间。

8. 排气 在"自动"工作模式时,仪器进入排气工作状态,气囊与仪器内部气体自动排出,同时"窗口一"显示倒计时时间,重新进入下一次工作过程。

9. 暂停 在"自动"工作模式时,按"暂停"键仪器将停止工作,保持当时的工作状态,直到再次按"开始"键,仪器才会接着原来的程序继续运行。

10. 停止 仪器工作过程中遇到特殊情况需要紧急停止时,按"停止"键仪器将停止工作,并将气囊与仪器内部的气体排出,同时"窗口一"显示倒计时时间,重新进入下一次工作过程。

(注:按"仪器操作程序"进行,仪器工作时不要随意触动与当前工作无关的按键,避免对使用者和操作者及仪器产生危害。)

11. 关机 按"停止"键使储气管、气囊卸压(约10s);关闭仪器电源开关。

(二) 气囊仿生助产术操作流程

1. 心理安慰 向产妇及家属简单介绍气囊助产术的原理,以及在助产中可能会出现的一些症状(如腹胀、便意感、肛门松弛等现象,均属正常反应),以求得配合。

2. 产妇的准备 排空膀胱(必要时行导尿),取膀胱截石位。

3. 清洁与消毒　用消毒肥皂水棉球擦洗外阴部，顺序：大小阴唇→阴阜→大腿内上1/3→会阴及肛门周围；然后用温开水冲掉肥皂水，为防止冲洗液流入阴道，用消毒干纱布堵住阴道口，最后以0.1%苯扎氯铵液冲洗(或5%的碘伏涂擦消毒)；随后取下阴道口的纱布，用消毒干纱球按消毒顺序擦干外阴部，铺消毒巾于臀下。

4. 手术前准备　手术者按无菌操作常规洗手、泡手(或碘伏涂擦)、戴手套及穿手术衣，打开无菌包，铺巾、套腿套，窥阴器暴露宫颈，用5%碘伏行阴道及宫颈消毒；仪器开机预热并设定工作模式与调整参数，连接气囊、手柄与充气接管待充气。

5. 手术步骤

(1) 单扩法：用宫颈钳夹持宫颈前唇，于宫缩间歇期用细穿刺针刺破胎膜，待前羊水流出后取出宫颈钳，将灭菌的一次性气囊放置于阴道上段，并握持手柄固定，按设置的程序开始充气，先扩张阴道上段2次(气囊充气直径设置为8cm，保持3～5min)，排气后将气囊下移至阴道下段扩张1次(气囊直径设置6cm，保持3～5min)。可以缩短第一产程的后半期及第二产程，适用于初学者及助产士操作使用。

(2) 双扩法：分为三步法

第一步扩张宫颈：窥阴器扩张阴道(熟练操作后可直接放置)，暴露宫颈后再次进行消毒，用宫颈钳钳夹前唇，将气囊放置于宫颈管内口处，握持手柄固定开始充气。①"自动"法选择"低速"或"中速"充气法，气囊直径设置8cm，保持3～5min。一般1次扩张可将成熟的宫颈由2～4cm扩至6～8cm，当宫口被扩至5cm时电脑会自动控制暂停60s，然后再继续扩张至8cm；②"手动"法或"足踏"法充气分为"两步法"，首次将气囊扩至5cm时停止充气1～3min，然后再充气逐渐扩至8cm，保持3～5min。

第二步人工破膜：当宫颈扩张至≥5cm时，在宫缩间歇期用细穿刺针(或食指带特制破膜针)刺破羊膜囊，破膜后注意观察羊水的性状，如有胎粪污染，立即对症处理严密监护，必要时改为剖宫产术。

第三步扩张阴道：同单扩法。适用于有操作经验者，或需要紧急结束分娩者。

四、注 意 事 项

(1) 严格执行无菌技术操作规程，预防交叉感染。

(2) 一次性手柄及气囊灭菌后方可使用。

(3) 宫颈成熟度要求：宫颈变软，宫口略开，胎头最好固定。

(4) 气囊要准确放入宫颈内，防止过高或过低。

(5) 胎儿娩出后立即清理呼吸道，避免羊水吸入导致新生儿窒息和吸入性肺炎。

(6) 手柄与气囊连接处须用力拧紧。

(胡向莲)

实验六　臭氧治疗妇科生殖道感染技术

一、实 验 目 的

(1) 掌握妇科臭氧治疗仪的操作流程；运用妇科臭氧治疗仪治疗生殖道感染的施术步骤。

(2) 熟悉臭氧杀菌的机制及妇科臭氧治疗仪的使用注意事项；妇科臭氧治疗仪产品的特点。

(3) 了解妇科臭氧治疗仪的性能指标及日常保养。

二、实验仪器及物品、药品准备

1. 实验仪器 妇科臭氧治疗仪1台、一次性治疗棒(导气头)1个、一次性吸盘球1个、妇科模型1具。

2. 物品 会阴垫1块、便盆1个、1L陶瓷缸1个、凉开水1000ml、阴道冲洗器1个。

三、实验内容及操作流程

(一)妇科臭氧治疗仪的操作流程

(1)容器内盛装1L温开水备用。

(2)将导气管、接驳器、治疗头依次和主机连接。

(3)接通电源后绿色指示灯亮,使仪器处于待机状态。

(4)按“开机”按钮,红色指示灯亮,听到机器的工作声。

(5)治疗棒(导气头)处闻到淡淡的鱼腥气味(臭氧的气味),表明仪器处在工作状态。

(6)将治疗棒(导气头)置于盛有约1L凉开水的容器内(容器干净),开机5min后臭氧便溶入水中制成清洗液,同时清洗消毒治疗棒(导气头)或吸盘球。

(二)妇科臭氧治疗仪治疗生殖道感染的施术步骤

(1)嘱患者排空膀胱,换上干净、宽松的内裤。

(2)向患者简单介绍治疗过程,以缓解其紧张情绪。

(3)受术者脱去1条裤腿,取膀胱截石位,用冲洗器吸取制备好的清洗液,将阴道分泌物冲洗干净,擦干外阴部的水迹。

(4)患者取舒适的体位,设定仪器工作时间,按“开机”键,治疗棒(导气头)闻到有鱼腥味后将其送入阴道,并作上下左右运动,不宜用力过大,使活性气体扩散达到最佳治疗效果,每次10~20min为佳。

(5)阴道内治疗完毕后,将治疗棒(导气头)放在内裤里,对着外阴表面和内裤吹拂5min,杀灭外阴部和内裤里的病菌。

(6)结束治疗,关闭仪器。

(胡向莲)

实验七 紧急避孕技术

一、实验目的

(1)掌握各种类型口服紧急避孕药的服用方法;T型、V型、母体乐等常用宫内节育的放置方法。

(2)熟悉紧急避孕药的副反应及处理;放置宫内节育器的并发症及防治。

(3)了解宫内节育器放置术记录;术后随访记录。

二、实验仪器与物品

1. 实验仪器 计划生育模型;器械台、立灯、节育器放置包(阴道窥器、扩宫器1~6号、子宫探针、宫颈钳、上环叉、取环钩、洞巾)、宫内节育器、无菌持物钳及消毒钳(浸泡在消毒液内)。

2. 试剂　各种类型紧急避孕药物、75％乙醇溶液、2.5％碘酊（或碘伏）、0.1％苯扎溴铵溶液。

三、实验内容及操作流程

1. 相关讲解及介绍　口服紧急避孕药的使用方法及健康指导。回顾其避孕机制、注意事项，讲解服用方法。

2. 放置宫内节育器的操作流程

（1）术前准备：详细询问病史，妇科检查，检查白带，必要时行宫颈刮片，排除禁忌证及早孕；向受术者介绍节育器避孕原理、手术简要过程及术中配合要求，解除其思想顾虑。受术者排尿后，协助其取膀胱截石位；术者穿无菌手术衣，戴口罩、帽子及消毒手套。

（2）清洁与消毒：外阴、阴道常规清洁与消毒，铺无菌洞巾；排列所用器械。

（3）妇科检查：明确子宫大小、位置以及附件情况。

（4）暴露阴道、宫颈：用阴道窥器暴露阴道与宫颈，常规消毒宫颈及颈管。

（5）探测宫腔：以宫颈钳夹持宫颈前唇，轻轻向外牵拉，用探针顺子宫屈向探测宫腔深度（从宫颈外口至宫底的长度），选择宫内节育的类型及型号。

（6）扩张宫颈：按顺序用宫颈扩张器依次扩张宫颈至6号。

（7）放置宫内节育器：用放置器将节育器推送至宫底后缓缓退出，带有尾丝的节育器在距宫颈外口2cm处剪断。放置金属环时用放环叉将环托起，沿宫腔方向轻轻送至宫底，将放环叉贴子宫后壁慢慢退至宫颈内口处，再向内轻退节育环的下缘使其位于宫底部，然后取出放环器。

（8）取出宫颈钳及阴道窥器。

四、放置宫内节育器的注意事项

（1）严格无菌操作，在放置IUD的过程中，避免进入宫腔的器械和IUD等接触阴道壁。

（2）遇宫颈较紧或需要扩张宫口的IUD时，均须扩张宫口不能勉强行事。

（3）动作轻柔，以防心脑综合反应。对高危型妇女更宜小心，以防子宫损伤。

（4）放置过程中如感到IUD未放至宫腔底部时，应取出重新放置。

（5）放置环型IUD时，放环叉应避开环的接头。

（6）手术过程中，如遇多量出血、器械落空感、宫腔深度异常、受术者突感下腹疼痛等，应立即停止操作，进一步检查原因，采取相应措施。

（胡向莲）

实验八　西部地区儿童营养不良防治技术
学龄前儿童1日营养食谱制作(1)

一、实验目的

（1）掌握学龄前儿童食谱的制作方法。

（2）熟悉学龄前儿童食谱的评价方法。

二、学龄前儿童营养食谱的编制原则

将每日各餐主、副食品的种类、数量和烹调方法排列成表即成为食谱。根据合理膳食的原则，把1或1周各餐中主、副食的品种、数量、烹调方式、进餐时间作详细的计划并编排成表格形式，称为食谱编制。编制食谱的目的是为了把“膳食营养素参考摄入量”和膳食指南的原则与要求具体化，并落实到用膳者的一日三餐中，使其按照人体的生理需要摄入适宜的热能和营养素，以达到合理营养、促进健康的目的。

1. 满足儿童能量和各种营养素的需要 不仅食物品种要多样，而且数量要充足，膳食既满足需要又要防止过量。

2. 各营养素之间比例要适宜 能量来源和分配比例要合理，蛋白质供能占总能量的14%～15%，且优质蛋白质应占1/2以上，脂肪供能占总能量的30%～35%，碳水化合物供能占总能量的50%～60%。

3. 合理选择食物 各类食物有各自的营养特点，食物要多样化，注意主食与副食、杂粮与细粮、荤菜与素菜的平衡搭配。

4. 合理的餐次分配 一日三餐两点为宜。早餐要有营养，早餐加早点占全天能量的30%；午餐要丰盛，午餐加午点占总能量的40%；晚餐要清淡，占总能量的30%。

5. 合理烹调方法 宜选用蒸、煮、炖；注意饭菜的色香味形和品种。

三、学龄前儿童营养食谱编制步骤

1. 确定全天能量需要 根据儿童年龄、性别查《中国居民膳食营养素参考摄入量》表，确定就餐儿童能量的推荐摄入量。以5岁男孩为例，其热能推荐摄入量为1600kcal。

2. 计算三种产能营养素的每日需要量 学龄前儿童宏量营养素能量比按蛋白质占14%、脂肪占30%、碳水化合物占56%，计算全天宏量营养素的摄入量。

蛋白质	1600×14%/4=56g
脂肪	1600×30%/9=53g
碳水化合物	1600×56%/4=224g

3. 计算三种产能营养素的每餐需要量

早餐加早点：	蛋白质	56×30%=17g
	脂肪	53×30%=16g
	碳水化合物	224×30%=67g
午餐加午点：	蛋白质	56×40%=22g
	脂肪	53×40%=21g
	碳水化合物	224×40%=90g
晚餐：	蛋白质	56×30%=17g
	脂肪	53×30%=16g
	碳水化合物	224×30%=67g

4. 计算主副食品的种类和数量

(1) 主食品种、数量确定：依据米、面等谷类食物中碳水化合物的含量，确定其数量。

米、面中平均含碳水化合物以76%计算。

米面需要量(g)：224×100/76=295g。

(2) 副食种类和数量确定：依据学龄前儿童平衡膳食宝塔推荐量。肉禽 30～40g；鱼虾类 40～50g；蛋类 60g；奶及奶制品 200～300g；大豆及豆制品 25g；蔬菜类 200～250g，一半绿叶菜、品种越多越好；水果类 150～300g，新鲜卫生；油 25～30g，盐或酱油少许。

5. 编制食谱　按照产能营养素在各餐中的数量，结合各类食物所含的营养素，将各类食物合理分配于各餐中。

6. 食谱的评价与调整　根据以上步骤设计食谱后要与营养素参考摄入量比较，已确定所制定的食谱是否合理。食谱评价时应考虑以下几个方面：五大类食物是否齐全、多样化；各类食物量是否充足；营养素量是否适宜；三餐能量分配；蛋白质质量及供热比例等。

7. 编制 1 周食谱　1 日食谱确定后（表 8-1），在同类食物中更换品种和烹调方法，编制 1 周食谱。

表 8-1　学龄前儿童 1 日营养食谱举例

餐次	饭菜名称	食物种类及数量(g)
早餐	花卷	面粉 50g
	牛奶	纯牛奶 200ml
	煮鸡蛋	鸡蛋 1 个 50g
早点	苹果 75g，小蛋糕 50g	
午餐	米饭	大米 50g，小米 50g
	清炖羊肉	青萝卜 50g，胡萝卜 50g，羊肉 80g，植物油 10g
	豆腐汤	豆腐 30g，西红柿 20g，鸡蛋 10g
午点	梨 100g，饼干 20g	
晚餐	汤面条	面条 50g，西红柿 20g，土豆 20g，蘑菇 10g，豆腐 30g
	凉拌小白菜	小白菜 30g
		植物油 10g

四、实验内容

为 6 岁女童编制 1 日营养食谱，依据食物成分表，进行能量和营养素含量的计算并评价食谱是否合理（表 8-2～表 8-4）。

表 8-2　学龄前儿童 1 日食谱

餐次	饭菜名称	食物种类及数量(g)
早餐		
早点		
午餐		
午点		
晚餐		

表 8-3 三餐能量分配比例(%)

餐次	能量(kcal)	能量比(%)	标准能量比(%)
早餐、早点			
午餐、午点			
晚 餐			
合 计			

表 8-4 产能营养素供热比例(%)

营养素	摄入量(g)	产生能量(kcal)	占总能量比例(%)
蛋白质			
脂 肪			
碳水化合物			
合 计			

五、实验考核评价

每人书写 1 份实验报告。主要内容包括实验目的、儿童 1 日食谱、食谱的评价。

学龄前儿童营养状况调查(2)

一、实验目的

(1) 掌握学龄前儿童身高体重的测量方法。

(2) 熟悉学龄前儿童营养不良的判断方法。

(3) 熟悉血红蛋白仪的使用方法。

二、实验仪器与试剂

1. 实验仪器 身高计、电子体重秤(精确到 0.1kg)、血红蛋白仪、20μl 微量毛细管、5ml 塑料试管、消毒棉签、刺血针。

2. 试剂

(1) 配套试剂盒:氰化高铁血红蛋白标准液、文齐液。

(2) 储备液:取文齐液用新鲜的蒸馏水进行 50 倍稀释,储存在棕色试剂瓶中备用(储备液在 20℃可存放 1 个月,最好按样品使用量配制,原液保存相对时间较长)。按测定数量将准备好的每个 5ml 试管中加 5ml 储备液待用。

三、实验内容与方法

选择 1 个幼儿园,以该园 3~6 岁学龄前儿童为对象,随机抽取部分儿童进行调查。调查内容有身高、体重测量和血红蛋白测定。

(一) 儿童体重测定步骤与方法

1. 准备 晨起,空腹(若不能在晨起时测量,则应在进食后 2h 测量),排尿。脱去鞋帽及外衣(仅穿短裤,衣服不能脱去时应减去衣服重量)。

2. 称重　小儿两手自然下垂，站立于电子秤中央。称量时小儿不可接触任何物体，或者摇摆活动。

3. 称重　准确读出体重数，精确至 0.1kg。

（二）儿童身高测定步骤与方法

1. 准备　待测小儿脱去帽子、鞋子及外衣。

2. 测定　小儿背靠身高计的立柱，两眼正视前方，挺胸抬头，腹微收，两臂自然下垂，手指并拢，脚跟靠拢，脚尖分开约 60°，使两足后跟、臀部及肩胛间同时接触立柱。测量者移动身高计头顶板，与小儿头顶接触，板呈水平位时读立柱上数字，精确至 0.1cm。

（三）血红蛋白测定步骤与方法

1. 血样的采集　碘伏消毒左手无名指端后，刺血针刺破手指，棉签擦去第 1 滴血，取用第 2 滴血，用毛细管吸 20μl 末梢血。

2. 比色定理　毛细管置于盛有 5ml 储备液的试管中，立即振荡，使毛细管内的血液与试剂充分混匀，放置 5min 后，用血红蛋白仪比色定量。

四、注 意 事 项

(1) 体重秤摆放于水平位置，平稳而不活动，避免受到撞击。

(2) 保持体重秤清洁，经常校正，保持读数准确无误。

(3) 身高计清洁，若变形或损坏则不能使用。

(4) 血红蛋白测定：①采血统一左手无名指第 2 滴血；②按照仪器说明书认真操作，尤其是测试前的调试和校准；③样品采集后应尽快测定，如不能现场比色，将试管封好放入 4～8℃冰箱保存，最好在当天完成样品测试；④毛细管内血样要够量，不得有气泡，确保测定的准确性。

五、实验考核评价

每人一份实验报告。总结儿童体检结果，根据 WHO 制定的儿童生长发育 Z 评分标准和贫血的诊断标准，对每个学龄前儿童的营养状况进行评价。

（赵伟明）

实验九　微创埋线技术与临床应用

一、实 验 目 的

(1) 掌握微创埋线技术各种进针和植线方法。掌握临床常见病症的临床表现、诊断及微创埋线治疗方法。

(2) 熟悉微创埋线技术的治疗原则、处方配穴。

(3) 了解常见病症的病因病机。

二、实 验 材 料

一次性微创埋线针、PGLA 高分子埋植线、75％乙醇溶液或碘伏、消毒棉签、剪刀、镊子。

三、实验内容与方法

教师演示各种微创埋线操作方法，学生练习，教师指导。

（一）一般操作技术

1. 准备针具 检查针管针芯配合状态。

2. 定位、消毒

3. 准备 用小镊子取一段线体，置于埋线针针管的前端，用镊子将线体轻轻推入针管。注意线体一定要完全置入针内，不可露在针尖外面。

4. 进针 根据进针部位不同，左手拇、食指绷紧或提起进针部位皮肤，右手拇指和食指、中指捏持针柄，迅速用腕力将针刺入皮下，并进针到穴位适宜深度。

5. 埋线 右手食指轻轻推动针芯，将线体完全植入穴位内，同时拇指和中指捏持针柄轻轻退出针体。

6. 退针 将针尖退出皮肤，同时立即用干棉签压迫针孔片刻，并敷医用输液胶贴。

（二）常用进针方法

1. 垂直进针法 左手食指和中指绷紧穴区皮肤，右手持针柄，将针体垂直刺入皮肤，针体与皮肤呈90°角。

2. 提捏进针法 用左手拇食二指捏起穴位处的皮肤，右手持针从提起部的上端刺入。

3. 斜刺进针法 用左手拇食指固定穴位处皮肤后，将针体与皮肤呈45°角左右倾斜刺入皮肤。

（三）微创埋线的植线技术

1. 垂直植线法 将针垂直刺入一定深度或取得针感后，边推针芯，边退针管，将线体留置在穴位内。

2. 一针多线法 将多根线体依次放入针管内（一般2～3根），将针刺入皮肤到达一定深度后，推出1根线体，然后稍稍退针，再沿另一角度刺入一定深度，推出第2根线体，同法植入第3根线体。

3. 皮下扫散植线法 在距穴位2～3cm处进针，方向刺向痛点或穴位，使针停留在皮下，勿使过深，然后手持针柄在皮下摆动数次后，植入线体。

4. 三部植线法（浮中沉） 将所刺腧穴的深度分为浮中沉三部。首先将3根线体装入针内，然后将针刺入沉部，将第1根线体植入；提针到中部，植入第2根线体；再继续提针相当于皮下肌层的浮部，将第3根线体植入，退出埋线针，按压针孔。

5. 透穴植线法 将一根较长的线体或两根线体放入针体，从一个穴位处进针，刺向另一穴位，到达目的位置后，逐渐推出线体并缓缓退出，将线体留在两个穴位处。

6. 围线法 对于部位固定的痹症，可以从痹症位置周围不同的角度进针植线，进针方向均指向痹症中心，植入多根线体。

7. 排线法 对于面积较大的痹症，可以将多根线体平行植入相应的部位，线体可以位于同一层次，加强对病变部位的刺激。

四、注意事项

（1）严格无菌操作。

（2）多次尝试放入线体，线体前端可能变得毛糙，难以将线体置入针体前端，可以用无菌剪刀剪去线体前端膨大的部分1～2mm,然后再置入针管中或弃之不用,重新换线。

(3) 当推针芯遇到阻力时,不可强推。

(4) 由于操作不当线体未能完全植入皮下时,应立即用镊子取出线体,重新埋线。

(5) 手法熟练,受试者体位舒适,防止晕针。

五、实验考核评价

考核前教师准备考核卡片,学生抽题。考核卡片内容包括:

1. 操作内容 1个穴位、1种进针方法、1种植线方法。

2. 提问内容 1个常见病症的临床表现、微创埋线治疗处方。要求口述临床表现、处方、进针、植线方法。演示处方中穴位的定位。

(杨 桦)

实验十 平衡针灸针刺肩痛穴治疗肩痛技术

一、实验目的

(1) 掌握肩痛穴的定位、针刺方法。

(2) 熟悉肩痛穴的临床配穴。

二、实验材料

75%医用酒精、消毒医用棉签、28号3寸、2寸一次性针灸针。

三、实验内容与方法

教师讲解并演示平衡针灸针刺肩痛穴治疗肩痛的操作过程及临床配穴定位,学生分组练习,教师指导。

(一) 针刺肩痛穴的操作过程

1. 肩痛穴定位

2. 消毒

3. 进行操作 进针,直刺,约2.5寸,行上下提插手法,待出现针感即可出针,整个针刺时间应控制在3s内。

(二) 临床配穴定位

1. 肘痛穴 位于髌骨与髌韧带两侧的凹陷中。

2. 腕痛穴 位于足背踝关节横纹的中央,旁开1寸处。

3. 颈痛穴 位于手背部,握拳第四掌骨与第五掌骨之间,即指掌关节前凹陷中。

4. 降压穴 位于足弓,划一个十字,交点即为此穴。

5. 降糖穴 位于前臂掌侧,腕关节至肘关节的下1/3。

6. 胸痛穴 位于前臂背侧,尺桡骨之间,腕关节与肘关节连线的下1/3处。

7. 胃痛穴 位于口角下一寸或下颌正中点旁开3cm(1.5寸)。

8. 偏瘫穴 位于耳尖上3cm。

四、注意事项

(1) 注意无菌操作。

(2) 为防止出现晕针,针刺时受试者以卧位为宜。

(杨　桦)

实验十一　隔药灸治疗溃疡性结肠炎技术

一、实验目的

(1) 掌握隔药灸治疗溃疡性结肠炎技术。

(2) 熟悉隔药灸治疗溃疡性结肠炎技术的实验指导。

二、实验器械

附子、肉桂、丹参、红花、木香、黄连等药末、黄酒、艾条、剪刀、无菌敷料、废物缸、甲紫、消炎膏、药饼模具等。

三、实验内容

(一) 药饼制备

1. 药物配方　按药物的配方把药末分成两类:①脾胃虚弱型、肝郁脾虚型、脾肾阳虚型均以附子为主药,配以适量肉桂、红花、丹参、木香等药粉;②湿热蕴结型以黄连、丹参、红花等为主药,配以适量木香粉。

2. 药饼制作　每只药饼含药粉 2.5g,加黄酒 3g 调拌成厚糊状,用药饼模具按压成直径 2.3cm,厚度 0.5cm 大小。

(二) 艾炷

把清艾条剪成 1.5cm 左右艾段作为艾炷以备用。

(三) 选穴

1. 主穴　中脘、天枢、气海

2. 配穴　湿热蕴结型加上巨虚;肝郁脾虚型加肝俞;脾胃虚弱型加足三里;脾肾阳虚型加关元。

(四) 体位

患者取仰卧位为主。

(五) 操作

暴露施灸部位,将做好的药饼放在待灸穴位上,点燃艾段上部后置于药饼上施灸。

四、注意事项

(1) 严格操作规范,药饼的放置应当平稳,移动时要小心谨慎。

(2) 注意患者对温热刺激的接受程度,如感到烧灼,应当及时处理,以防烧伤的发生。

(3) 若皮肤烫伤起泡，可涂甲紫药水，外用敷料保护；溃烂者可涂红霉素软膏预防感染。

（杨丽美）

实验十二　天灸疗法防治支气管哮喘技术

一、实验目的

(1) 掌握天灸疗法防治支气管哮喘的技术。

(2) 熟悉天灸疗法防治支气管哮喘技术的实验指导。

二、实验器械

白芥子、细辛、甘遂、延胡药末、生姜汁、医用胶布、无菌敷料、消毒针具和镊子、废物缸、甲紫、消炎膏等。

三、实验内容

（一）药物制备

将白芥子、细辛、甘遂、延胡药沫，按 4∶4∶1∶1 配制好，约 8g 药粉加入 9ml 姜汁，调和成 1cm×1cm×1cm 的药饼。将医用胶布剪成约 $5cm^2$ 见方以备用。

（二）操作步骤

1. 分组　学生按三组天灸治疗支气管哮喘的穴位分组。

2. 选穴　定取穴位。

3. 体位　选择合适的体位，坐位、仰卧位或俯卧位。

4. 敷药　将药物贴于穴位上。

5. 固定　用胶布贴紧固定。

四、注意事项

(1) 在贴药当日戒烟酒、辛辣、海鲜、牛肉、韭菜及易致化脓食物，避免进食生冷及进行冷水浴。

(2) 敷贴药物即做即贴，保证药物有效成分少挥发。做完药物马上使用，30min 后弃用。

(3) 把握贴敷时间，以 1h 左右为宜。

(4) 对一般胶布过敏者应选用抗过敏胶布。

(5) 灸后处理。

(6) 灸后现象和处理。

1) 正常现象：红晕、轻度红肿、小水泡、轻度热痛感。

2) 可能的不良反应：局部皮肤严重红肿、大水泡、溃烂、疼痛、皮肤过敏、低热。

敷药后，敷药部位会渐渐发热、有少许疼痛（因个人局部皮肤情况不同时间有所不同）。随着时间推移，病人感局部灼痛感，蚁走感，皮肤潮红，当灼痛感强时，将所敷的药取下。如见局部皮肤红肿，无明显不适可不予处理，但自觉瘙痒、灼痛等明显不适，可外涂皮炎平霜、皮宝霜、皮康霜等减缓刺激;小泡不必特殊处理或涂甲紫;大泡用消毒针具刺破水泡底部,轻轻挤压或抽出水泡里面的液体,后涂以甲紫;溃破的水泡以普通的消炎软膏涂敷,外用无菌敷料包扎。

(杨丽美)

实验十三 耳尖放血疗法治疗高血压病肝阳上亢证技术

一、实验目的

(1) 掌握耳尖放血疗法治疗高血压病肝阳上亢证技术。

(2) 熟悉耳尖放血疗法治疗高血压病肝阳上亢证技术的实验指导。

二、实验材料

一次性无菌采血针、2%碘酊、75%乙醇溶液、消毒干棉球(签)、止血钳、无菌指套或手套。

三、实验内容

(一) 体位

选择舒适的体位,以坐位为佳。

(二) 取穴

取耳尖穴。耳尖穴是耳穴之一,在耳廓的上方,当折耳向前,耳廓上方的尖端处。

(三) 操作

1. 按摩耳廓 先用手指按摩耳廓使其充血。

2. 消毒 双手消毒后戴上无菌指套或手套后(指套一般只戴接触穴位的指头即可),先用棉球蘸取碘酊仔细擦拭耳尖穴及其四周,再用酒精棉球擦拭以严格消毒。

3. 针刺手法(点刺) 左手固定耳廓,右手持一次性采血针对准穴位迅速刺入约1～2mm深,随即出针。

4. 放血 先轻轻挤压针孔周围的耳廓,使其自然出血,然后用消毒干棉球或棉签吸取血滴。出血量一般根据患者病情、体质而定。每次放血约5～10滴,每滴如黄豆大小,约5mm直径大小。

四、注意事项

(1) 局部要严格消毒,防止感染。

(2) 针刺前要先对病人的耳廓进行揉按,使其充分充血;刺入时要迅速,以防疼痛;注意进针的深度,进针过浅则出血困难,过深则创伤较大,以刺入皮肤1～2mm深为宜,尽量使其自然出血,而又不损伤其他组织。

(3) 放血量要恰当。

(4) 挤压时要注意方法,不能局限于耳尖局部,应从较远的范围向耳尖进行轻微的挤按,尽可能减轻或消除疼痛等不良反应的发生。

(5) 当有血肿发生时要及时按压,用消毒干棉球按压出血点 1min 左右,以防血肿扩大。

(杨丽美)

实验十四　电针加手法针刺治疗女性尿道综合征技术

一、实验目的

(1) 掌握电针加手法针刺治疗女性尿道综合征技术。

(2) 熟悉电针加手法针刺治疗女性尿道综合征技术的实验指导。

二、实验材料

0.35 mm×75mm、0.35 mm×50mm、0.35 mm×40mm 一次性毫针,G6805 型电针仪、碘伏等消毒液、消毒的干棉球和棉签、废物缸等。

三、实验内容

(一) 穴位选择

准确定取两组穴位的位置:①关元、大赫、水道、三阴交;②肾俞、会阳、中膂俞、委中。

(二) 操作

1. 进针得气　腹部、骶部穴位在膀胱排空后进针,肾俞直刺 25mm 以局部产生针感为度,中膂俞直刺 40～50mm,使针感持续传至膀胱及会阴、尿道部位,会阳向外上 45°斜刺进针 40～50mm,并使针感持续传至会阴及尿道部位;腹部穴位采用向下 45°斜刺 25～40mm,使针感持续传至膀胱、会阴及尿道部位;下肢穴位进针 25～40mm,以局部酸胀为度。

2. 针刺手法(捻转补法)　得气后,顺时针方向捻转 45°,频率 10/min,捻针 1min,然后留针。

3. 电针　在捻针 1min,分别接通电针疏密波治疗,频率恒定为疏波 4Hz、密波 20Hz,电针强度以患者舒适为度,下肢穴位进针后以局部酸胀为度,留针 20min。

4. 出针　将电针各旋钮转至零位,从毫针的上取下导线,关闭电源,拔出毫针,用消毒干棉球或棉签按压针孔。

四、注意事项

(1) 严格消毒,以防感染。

(2) 腹部、骶部穴位应在膀胱排空后针刺,注意预防针刺意外。

(3) 针具使用前要严格检查,电针仪的使用要注意安全。

(4) 针刺时和针刺后均要注意观察被操作者情况,及时调整针刺方向和刺激强度。

(杨丽美)

实验十五　推拿治疗腰骶部痛(慢性腰肌劳损)技术

一、实验目的

(1) 掌握推拿治疗腰骶部痛(慢性腰肌劳损)技术的操作。
(2) 熟悉推拿治疗腰骶部痛(慢性腰肌劳损)技术的实验指导。

二、实验设备

多媒体设备、方凳。

三、实验内容与方法

(一) 预习操作

通过观看多媒体、示范操作及实体练习,掌握推拿治疗腰骶部痛技术。

(二) 详细操作步骤

(1) 患者取坐位,医者坐于患者后面以双手拇指触诊患者腰后部及骶骨后侧,再触摸两侧臀后部查找痛点。首先从腰部开始,当触摸到痛点时拇指按压痛点处,同时嘱患者腰部前屈,然后令患者背伸腰部,在患者背伸的同时拇指用力向前顶按,由腰部开始逐渐进行一直到骶尾部。

(2) 患者取坐位,医生用双手拇指触摸第一腰椎棘突,然后双手拇指置于棘突两侧继续让患者前屈、背伸,当患者腰部背伸时双手拇指向前下方用力顶按,依次进行至骶尾部。

(3) 患者取坐位,医者用双手拇指分别置于骶骨末端两侧及臀部后侧寻找压痛点及条索样物,然后拇指置于该处,让患者腰部前屈、背伸,当腰部背伸时,拇指向前向外用力顶压,反复进行数次即可。

四、注意事项

(1) 腰骶部痛(慢性腰肌劳损)的诊断要明确。
(2) 拇指顶按的痛点要准确并把握用力方向。
(3) 操作中拇指顶按要与腰部活动同时进行。

(田　彤)

实验十六　仰卧拔伸手法治疗神经根型颈椎病技术

一、实验目的

(1) 掌握仰卧拔伸手法治疗神经根型颈椎病技术的操作。
(2) 熟悉仰卧拔伸手法治疗神经根型颈椎病技术的实验指导。
(3) 了解仰卧拔伸手法治疗神经根型颈椎病技术的背景。

二、实验设备

普通治疗床、方凳。

三、实验内容与方法

（一）预习操作

通过观看多媒体、示范操作及实体练习，掌握仰卧拔伸手法治疗神经根型颈椎病技术。

（二）详细操作步骤

(1) 患者取俯卧位，以一指禅推法、滚法和按揉法在颈项、肩及上背部常规操作 10min。

(2) 患者取仰卧位，术者立其头端，双手重叠自第 3、4 颈椎下将颈部稍微托起，与水平方向呈 15°～20°角拔伸，着力点位于棘突之间，持续时间不少于 1min，反复 5 遍。

(3) 以食、中、环三指指腹着力，由下而上沿直线平推，两手协同，交替进行，包括督脉和两侧膀胱经的颈段，每条线各 6 遍，共 12 遍。

(4) 以中指指腹着力，以中等强度力量沿项韧带及其两旁自下而上弹拨，两手交替进行，反复 5 遍。

(5) 以中等强度力量勾揉风池、风府穴、阿是穴，按揉肩井穴各 2min。

(6) 在拔伸状态下左右旋转颈椎至极限位(约 45°左右)，反复 5 遍，必要时可加做扳法。

(7) 自颈根部将颈椎微微托起，然后边拔伸，两手边向头部滑移至发际，反复 5 遍。

四、注意事项

(1) 拔伸前要充分放松颈肩部肌肉。

(2) 操作时施力方向与力的作用点把握。

(3) 必要时在皮肤表面涂以少量介质，以免损伤皮肤。

（田　彤）

实验十七　提拉旋转斜扳法治疗腰椎间盘突出症技术

一、实验目的

(1) 掌握提拉旋转斜扳法治疗腰椎间盘突出症技术的操作。

(2) 熟悉提拉旋转斜扳法治疗腰椎间盘突出症技术的实验指导。

(3) 了解提拉旋转斜扳法治疗腰椎间盘突出症技术的背景。

二、实验设备

多媒体设备、普通治疗床。

三、实验内容与方法

（一）预习操作

通过观看多媒体、示范操作及实体练习，掌握提拉旋转斜扳法治疗腰椎间盘突出症技术。

（二）详细操作步骤

(1) 病人健侧侧卧于诊床上，肩下垫一厚的软枕头，患侧下肢屈膝 90°角以上，膝部伸出床边，健侧下肢伸直。

(2) 病人的健侧上肢由助手从胸前准备向天花板方向提拉，掌心对患者鼻尖，患侧的上肢环抱在头上。

(3) 术者双手掌压住患者患侧臀部的上半部，助手将患者的健侧上肢向天花板方向拉提，使患者保持上身离床悬空，健侧下肢伸直及骨盆贴于治疗床的架势(脊柱与床面的夹角约 35°)，这样可使患者躯干旋转作用力于痛点。

(4) 此时术者以肘压患者臀部，向下有节奏地施压，使患者躯干部旋转角度逐渐加大，脊柱旋转角度最大不超过 45°，这样下压及扳动 7 次，术中可听到扳动脊柱时的“咯挞”声。

(5) 手法结束后检查椎旁压痛，脊柱侧弯，直腿抬高情况。

四、注意事项

(1) 助手拉提用力要求稳健。

(2) 脊柱与床面的夹角约 35°，患者要无特殊不适。

(3) 术者下压力应逐渐加大，忌粗暴。

(田　形)

实验十八　冉氏“益气通经”指针法治疗腰椎间盘突出症技术

一、实验目的

(1) 掌握冉氏“益气通经”指针法治疗腰椎间盘突出症技术。

(2) 熟悉冉氏“益气通经”指针法治疗腰椎间盘突出症技术的实验指导。

(3) 了解冉氏“益气通经”指针法治疗腰椎间盘突出症技术的背景。

二、实验设备

多媒体设备、普通治疗床、椅子。

三、实验内容与方法

(一) 预习操作

通过观看多媒体、示范操作及实体练习，掌握冉氏“益气通经”指针法治疗腰椎间盘突出症技术。

(二) 详细操作步骤

(1) 先让病人仰卧床上，医者坐在患者床边的椅子上，面对患者。将食指(或中指)放于气海穴上，顺时针旋转点按 40min。指针力度以病人全身放松、舒适为准。

(2) 依次点按双侧风市、阳陵泉、足三里、丘墟、太冲穴，每穴逆时针点按 30s。

(3) 让患者俯卧，以腰部压痛点为准，取上、下各相隔 3 椎为起、止点，用双手食指、中指同时点按各椎棘突下旁开 1.5 寸处，每穴 30s，虚证顺时针点按，实证逆时针点按。之后重点指针阿是穴(压痛点处)。

(4) 依次点按双侧环跳、委中、承筋、承山、昆仑，每穴逆时针点按 30s。点按力度均以病人能耐受为佳。

(5) 让患者侧卧,握拳捶打环跳穴 8 下后,让病人慢慢起身、下床活动 5min。

四、注 意 事 项

(1) 穴位选取要准确。

(2) 掌握指针气海穴的力度、频率和时间,其力度在 6.11～7.51g 之间,平均 6.82g;频率在 146～159/min 之间,平均 157/min,一般是 40min。

(3) 点按腰部和腿部的辅穴时间不宜长,一般每穴 30s(约 60 次)。

(4) 治疗结束后,嘱患者要及时下床行走活动。

(田　彤)

实验十九　董氏手法治疗腰椎间盘突出症技术

一、实 验 目 的

(1) 掌握董氏手法治疗腰椎间盘突出症技术。

(2) 熟悉董氏手法治疗腰椎间盘突出症技术的实验指导。

(3) 了解董氏手法治疗腰椎间盘突出症技术的背景。

二、实 验 设 备

多媒体设备、普通治疗床。

三、实验内容与方法

(一) 预习操作

通过观看多媒体、示范操作及实体练习,掌握董氏手法治疗腰椎间盘突出症技术。

(二) 详细操作步骤

操作步骤见第 20 章第 3 节相关内容。

实验二十　三部推拿法治疗心脾两虚型不寐的技术

一、实 验 目 的

(1) 掌握三部推拿法治疗心脾两虚型不寐的操作步骤,掌握治疗中所取穴位的定位以及各种手法的操作。

(2) 熟悉本技术的注意事项。

(3) 了解心脾两虚型不寐的病因病机。

二、实 验 材 料

按摩床、按摩巾。

三、实验内容

教师讲解并演示三部推拿法治疗心脾两虚型不寐的操作过程，学生练习，教师指导。

（一）头部

患者取仰卧位。

(1) 医者双手用拿法施于头部两侧 10～20 次左右。

(2) 按揉印堂 1min，再由印堂以两拇指交替直推至神庭 5～10 次，拇指由神庭沿头正中线(督脉)点按至百会穴，指振百会穴约 1min。

(3) 双手拇指分推前额、眉弓至太阳 3～5 次。指振太阳穴约 1min。

(4) 侧击头部，掌振两颞、头顶，约 2min。

上述操作以患者有深沉力透感和轻松舒适感为宜。

（二）腹部

患者取仰卧位。

(1) 掌摩腹部 6min 左右，逆时针方向操作，顺时针方向移动。

(2) 按揉或一指禅推法施于中脘、神阙、气海、关元各 1min，指振各穴 1min，手法轻柔。

(3) 双掌自肋下至耻骨联合，从中间向两边平推 3～5 次。

(4) 掌振腹部 1min。

（三）背部

患者取俯卧位。

(1) 由内下向外上，提拿两肩井 1min，使患者有轻松舒适感为宜。

(2) 直推背部督脉及两侧太阳经，每侧推 10 次，手法要深沉有力，速度均匀和缓。

(3) 双手拇指分置于两侧华佗夹脊穴，同时用力，由轻到重，由上到下，逐个点按，以局部酸胀为度，施术 3～6 次。

(4) 双掌大鱼际由上向下按揉背部太阳经，以微热为度。

(5) 按揉心俞、脾俞、胃俞、肾俞，每穴 1min，由轻到重，以酸胀为度。

(6) 双掌交替轻轻叩击背部两侧太阳经。

四、注意事项

(1) 清洁双手，指甲修剪平齐，温暖双手。

(2) 手法柔和、有力、均匀、深透。不可使用暴力。

（杨　桦）

实验二十一　高氏揉捏法治疗小儿伤食泻技术

一、实验目的

掌握高氏揉捏法治疗小儿伤食泻的具体操作步骤。

二、实验材料

按摩床、一次性床单、滑石粉。

三、实验内容与方法

教师演示讲解高氏揉捏法治疗小儿伤食泻的操作步骤，学生练习，教师指导。

（一）揉腹

患儿仰卧。医者中指放于神阙、天枢穴，食指放于中脘穴，力度以皮肤凹陷 3～5mm 为宜，顺时针方向揉腹 5～6min。

（二）揉足三里

患儿仰卧，双下肢微屈。医者以两拇指指腹放于患儿两侧足三里穴，力度以皮肤凹陷 2～3mm 为宜，左手逆时针、右手顺时针方向旋揉 2～3min，频率每分钟 80～100 次。

（三）揉背俞穴

患儿俯卧。医者食指、中指、无名指并拢分别放于脾俞、胃俞、三焦俞，力度以皮肤凹陷 1～2mm 为宜，点揉 2～3min，先左侧，后右侧。

（四）捏脊

患儿俯卧。医者两手拇指桡侧顶住其脊柱两侧皮肤，食指和中指前按与拇指相对捏起皮肤，随捏随提，双手交替捻动并向前推进。先从大杼穴开始向下至下髎穴重复捏提 6～9 遍，一般捏提 3 遍后，在脾俞、胃俞、三焦俞处提 1 下；再从下髎穴向上至大杼穴处重复捏提 3～6 遍，捏提 3 遍后，在脾俞、胃俞、三焦俞处提 1 下，结束治疗。操作结束后，可用揉法放松背部，以缓解皮肤的不适。

四、注意事项

（1）双手洗净、温暖，指甲修剪平齐。

（2）注意手法灵活、轻重适宜，勿损伤皮肤及皮下组织。

（杨　桦）

参考文献

陈廷明．2007. 颈肩腰背痛非手术治疗．北京：人民卫生出版社

成虹，胡伏莲，谢勇等．2007. 中国幽门螺旋杆菌耐药状况以及耐药对治疗的影响——全国多中心临床研究．胃肠病学，12(9)：525-530

戴秀英，崔学光．2010. 农村卫生适宜技术应用及基层医生合理用药指南．北京：人民卫生出版社

樊明文．2008. 牙体牙髓病学．第3版．北京：人民卫生出版社

国家癫痫项目办公室．2009. 农村癫痫防治管理项目培训教材．北京：人民卫生出版社

国家癫痫项目办公室．2010. 中央补助地方农村癫痫防治管理项目培训教材．北京：人民卫生出版社

国家药典委员会．2010. 中华人民共和国药典一部．北京：中国医药科技出版社

黄宇光．2009. 疼痛治疗决策．北京：北京大学医学出版社

贾建平．2011. 神经病学．第6版．北京：人民卫生出版社

乐杰．2008. 妇产科学．北京：人民卫生出版社

李春盛．2011. 急诊医学．北京：高等教育出版社

李锦平．2007. 医学创新与人类健康．银川：宁夏人民出版社

孟焕新．2009. 牙周病学．第3版．北京：人民卫生出版社

沈洪．2008. 急诊医学．北京：人民卫生出版社

世界胃肠病学组织(WGO-OMGE)临床指南——发展中国家幽门螺旋杆菌感染．2007. 胃肠病学，12：40～52

田扬顺．2008. 促进自然分娩新技术．北京：人民军医出版社

王锋，宋岘．2008. 中国回族科学技术史．银川：宁夏人民出版社

王启才．2008. 针灸治疗学．北京：中国中医药出版社

于学忠．2011. 协和急诊医学．北京：科学出版社

张晓岩，林江涛．2007. 支气管哮喘发病的危险因素．中华哮喘杂志(电子版)，1(1)，1～4

张佐，黄梅兰，腾新梅等．2011. 牙齿洁治术前应用回药脱敏凝胶缓解牙本质敏感症状效果评价．宁夏医学杂志，33(9)：859～860

赵德禄，杨立山，崔学光．2008. 有机磷农药及常见毒物中毒．银川：宁夏人民出版社

赵永清．2008. 回医回药产业发展论著．北京：科学技术文献出版社

中国高血压指南基层版编纂委员会．2010. 中国高血压防治指南基层版．中国高血压杂志，18(1)

中国高血压指南修订委员会．2011. 中国高血压防治指南．中华心血管病杂志，39(7)：579～616

中国营养学会妇幼分会．2008. 中国孕期、哺乳期妇女和0～6岁儿童膳食指南．北京：人民卫生出版社

中华口腔医学会牙本质过敏症专家组．2009. 牙本质过敏症的诊断和防治指南．中华口腔医学杂志，44(3)：132～134

中华医学会．2009. 临床诊疗指南-急诊医学分册．北京：人民卫生出版社

中华医学会儿科学分会呼吸学组，《中华儿科杂志》编辑委员会．2008. 儿童支气管哮喘诊断与防治指南(2008修订)．中华儿科杂志，46(10)：745～753

中华医学会消化病学分会幽门螺旋杆菌学组/全国幽门螺旋杆菌科研协作组．2007. 中国幽门螺旋杆菌耐药状况以及耐药对治疗的影响——全国多中心临床研究．胃肠病学，12：525～530